CÂNCER
O PODER DA ALIMENTAÇÃO NA PREVENÇÃO E TRATAMENTO

Noções gerais sobre a doença, descrição e tabelas de composição química e 28 dietas vegetarianas com mais de 400 receitas

Caroline Bergerot (Sefira)
Paulo Gustavo Bergerot

CÂNCER
O PODER DA ALIMENTAÇÃO NA PREVENÇÃO E TRATAMENTO

Noções gerais sobre a doença, descrição e tabelas
de composição química e 28 dietas vegetarianas
com mais de 400 receitas

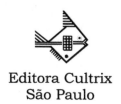

Editora Cultrix
São Paulo

Copyright © 2006 Caroline Bergerot e Paulo Gustavo Bergerot

Para contato:
reestruturacaoalimentar@gmail.com

Capa:
Detalhe da obra de V. Bergerot

Dados Internacionais de Catalogação na Publicação (CIP)
(Câmara Brasileira do Livro, SP, Brasil)

Bergerot, Caroline
    Câncer : o poder da alimentação na prevenção
e tratamento : noções gerais sobre a doença,
descrição e tabelas de composição química e 28
dietas vegetarianas com mais de 400 receitas /
Caroline Bergerot, Paulo Gustavo Bergerot. --
São Paulo : Cultrix, 2006.

    ISBN 85-316-0928-3

    1. Câncer - Aspectos nutricionais 2. Câncer -
Diagnóstico 3. Câncer - Dieta terapêutica
4. Câncer - Prevenção 5. Câncer - Tratamento
6. Saúde - Promoção I. Bergerot, Paulo Gustavo.
II. Título.

06-1470

CDD-616.9940654
NLM-QZ 200

Índices para catálogo sistemático:

1. Alimentação e câncer : Prevenção e
    tratamento : Medicina 616.9940654
2. Câncer e alimentação : Prevenção e
    tratamento : Medicina 616.9940654

O primeiro número à esquerda indica a edição, ou reedição, desta obra.
A primeira dezena à direita indica o ano em que esta edição, ou reedição, foi publicada.

Edição
1-2-3-4-5-6-7-8

Ano
06-07-08-09-10

Direitos reservados
EDITORA PENSAMENTO-CULTRIX LTDA.
Rua Dr. Mário Vicente, 368 — 04270-000 — São Paulo, SP
Fone: 6166-9000 — Fax: 6166-9008
E-mail: pensamento@cultrix.com.br
http://www.pensamento-cultrix.com.br

Impresso em nossas oficinas gráficas.

"A nossa saúde é determinada sobretudo pelo nosso comportamento; a origem das doenças deve ser procurada numa composição de diversos fatores causais".

Margaret Lock
Antropóloga Médica

Sumário

APRESENTAÇÃO 11

PREFÁCIO 13

INTRODUÇÃO 15

O PROPÓSITO DESTE LIVRO 17

CONVERSA INICIAL 21

CAPÍTULO I
O que é o câncer 27

CAPÍTULO II
Causas do câncer 33
• Genética 34
• Alimentação: 36
• Fumo 38
• Vírus 39
• Reposição Hormonal 39
• Perturbações emocionais (estresse) 40
• Raios ultravioleta por exposição solar 41
• Raio X 42
• Ociosidade 42

CAPÍTULO III
O que são radicais livres? 43

CAPÍTULO IV
Tipos de câncer 47
• de boca, garganta e esôfago 47
• de estômago 51
• de colorretal 57
• de pulmão 58
• de mama 58
• de colo de útero 62
• de próstata 63
• de pele 64

CAPÍTULO V
A influência dos macronutrientes 67
- Proteínas 69
- Carboidratos 71
- Gordura 76

CAPÍTULO VI
Micronutrientes (Antioxidantes) 83
- Vitamina A...85
- Vitamina C...88
- Vitamina E...89
- Vitamina B6...91
- Ácido Fólico...92
- Vitamina D 93
- Glutationa..94
- Ubiquinona (Coenzima Q10)..95
- Sais minerais 95
- Selênio...96
- Cálcio...97
- Zinco..99

CAPÍTULO VII
Alimentação e a suplementação dietética...101

CAPÍTULO VIII
A soja na alimentação 105

CAPÍTULO IX
Fibras...109

CAPÍTULO X
Tabelas dos principais alimentos que ajudam na prevenção
e tratamento do câncer 115

CAPÍTULO XI
Receitas básicas 133

CAPÍTULO XII
Dietas e receitas..147
- Cardápio 1...151

- Cardápio 2 165
- Cardápio 3 179
- Cardápio 4 193
- Cardápio 5 207
- Cardápio 6 219
- Cardápio 7 233
- Cardápio 8 245
- Cardápio 9 257
- Cardápio 10 269
- Cardápio 11 281
- Cardápio 12 295
- Cardápio 13 309
- Cardápio 14 321
- Cardápio 15 333
- Cardápio 16 345
- Cardápio 17 357
- Cardápio 18 371
- Cardápio 19 383
- Cardápio 20 395
- Cardápio 21 409
- Cardápio 22 421
- Cardápio 23 433
- Cardápio 24 445
- Cardápio 25 457
- Cardápio 26 469
- Cardápio 27 483
- Cardápio 28 495

BIBLIOGRAFIA 505

APRESENTAÇÃO

Dr. Antônio Cruz*

Vem de longe o interesse pelo efeito dos alimentos na saúde do homem. É cada vez maior a certeza – baseada em evidências – da participação dos mesmos na prevenção, manutenção e tratamentos das diversas enfermidades. Uma intensa relação causa/efeito ou saúde/doença é sempre estabelecida desde a fase embrionária, continuando por toda a vida, tendo como coadjuvante o que se come.

Numa visão integral e verdadeira do ser, pode-se colocar a alimentação como um dos requisitos básicos para a busca da saúde, desenvoltura do organismo como um todo e o equilíbrio bioquímico nutricional celular.

Sabe-se que bons hábitos de vida, aliados a uma alimentação saudável, assim como a prática regular de exercícios físicos e mente relaxada, se constituem numa maneira de prevenir a instalação de células cancerosas em qualquer parte de nosso organismo.

Assim, é oportuno e bem-vindo a todos nós, profissionais diretamente ligados à saúde ou não, portadores ou não de qualquer enfermidade e, em particular, àqueles com algum tipo de câncer, o rico conteúdo desta obra tão bem elaborada pela autora.

Caroline Bergerot não poupou sua experiência de muitos anos praticando, lidando e escrevendo sobre alimentação saudável.

Os autores se preocuparam com o conteúdo científico, a riqueza e qualidade da informação, discorrendo sobre os nutrientes e elaborando, de modo prático, detalhado e eficaz, receitas variadas para o dia-a-dia. Incluiu até, como sugestão, um estimulante programa terapêutico com alimentos diversos, combinados.

Em *Câncer, O Poder da Alimentação na Prevenção e Tratamento*, os autores abordam a fundo um tema não tão simples – por vezes complexo – pela sua própria natureza multifatorial.

---

* Dr. Antônio Cruz
Médico clínico, cardiologista, nutrólogo e bioquímico.

PREFÁCIO

Dr. Clayton de Souza*

Nas sociedades ocidentais, o câncer tem se transformado num dos maiores problemas de saúde pública. Trata-se atualmente da principal causa de mortalidade nos Estados Unidos e na França, onde ocupa o primeiro lugar entre os homens e o segundo entre as mulheres.

O estudo de populações de imigrantes tem permitido precisar o papel do envolvimento social e cultural na carcinogênese. Atualmente, estima-se que aproximadamente 80% das neoplasias se relacionam com este envolvimento: 75% com o modo de vida individual e 5% com o meio ambiente.

O debate sobre a influência da alimentação está aberto desde que se demonstrou o papel cancerígeno direto em animais de laboratório, apesar de várias hipóteses e algumas ainda pouco conhecidas. Como exemplo, alguns estudos indicam que o aumento de consumo de carne e gorduras animais aumenta o risco de câncer de cólon. Todavia não se sabe determinar se trata de uma ação direta das gorduras ou dos produtos associados (proteínas ou produtos cancerígenos derivados do processo de cocção). Também, os estudos de coortes sobre o consumo de fibra alimentar são menos claros.

Assim, torna-se imperioso o conhecimento sobre as propriedades dos alimentos, e seus reais benefícios para o organismo humano, já que os processos de envasamentos e preservação hoje utilizados envolvem substâncias às vezes pouco conhecidas por nós, e o aumento populacional imprime esta necessidade.

Acredito que ainda podemos nos preservar, do ponto de vista nutricional, e por que não, complementar um tratamento anti-neoplásico e até mesmo tratar patologias diversas, e para isto necessitamos de orientação para o aprendizado e para o resgate de uma boa condição alimentar, baseada no que o nosso meio ambiente nos fornece.

Este livro aborda este resgate, baseando-se em estudos comprovados e conhecimentos adquiridos, aliando uma forma prática de confecção de pratos compostos por alimentos específicos ou recomendados para algumas situações patológicas.

Fico muito contente quando jovens valores como a Dra. Caroline exprimem sua preocupação com o nosso bem-estar, nos premiando com esta obra, que, a meu ver, deve estar em prateleiras de todos os serviços de saúde e nas mãos daqueles vitimados pelo infortúnio de tão avassaladora patologia.

---

* Dr. Clayton de Souza
Médico formado pela Faculdade de Medicina da Universidade Federal de Goiás (Brasil).
Especializado em Anatomia Patológica pelo Hospital das Clínicas da Faculdade de Medicina da UFGo. e em Acupuntura pela Sociedade Médica Brasileira de Acupuntura.

INTRODUÇÃO

*Cristiane Sant'Anna Decat**

Pude encontrar nesta obra uma excepcional contribuição tanto para a minha quanto para outras especialidades, sendo esta de grande auxílio para muitas pessoas que se interessam por esse assunto. O teor deste livro aborda a nutrição direcionada à prevenção do câncer e para pessoas em tratamento oncológico, contendo informações sobre os tipos mais comuns da doença, de maneira direta, numa agradável conversa entre autores e leitores.

Numa linguagem objetiva, é facilitada a compreensão dos distintos tipos de neoplasia, estabelecendo as dietas com orientações e esclarecimentos, organizando e esquematizando aquilo que melhor se enquadra em cada caso. A obra entrelaça de forma admirável a interação entre ciência e arte que caracteriza a especialidade.

Como psicóloga, trabalhando na área de oncologia e acompanhando diariamente pacientes, vejo com freqüência a relevância de esclarecimentos como os aqui apresentados, de forma a desmistificar as crenças que foram estabelecidas e aceitas sem questionamentos, auxiliando o desenrolar do tratamento, minimizando seus efeitos.

Acredito que o câncer traz uma oportunidade de nos conhecermos melhor, de entrarmos em contato com a realidade do que somos, fazendo-nos vivenciar um processo de mudanças consentidas. É nesse momento que são reelaboradas as necessidades essenciais e se conquista novos patamares de consciência e auto-realização. Nessa fase o paciente repensa sua vida, seus comportamentos e hábitos, ante o estigma tão forte dessa doença.

Estamos vivendo numa época que requer de cada um de nós reações automáticas, não havendo mais a vida individual, onde cada um deixa-se levar por hábitos e facilidades que a correria do dia impõe. Este livro ressalta a necessidade de nos cuidarmos um pouco mais, a começar por nossa alimentação.

Como o objetivo da psicologia está muitas vezes voltado para o comportamento das pessoas em diversos contextos normais da vida, mormente para aqueles que dizem respeito à saúde e à doença, chamo a atenção para os hábitos alimentares e nutricionais, pois eles influenciam de maneira inegável nossa saúde. Adquirir sabedoria não é ato, nem resultado da ciência e do conhecimento, mas é experiência e reflexão, exercício do pensar. Convidamos todos a lerem essa obra, estando abertos para desenvolver novos hábitos, repensar os velhos estabelecidos na infância e juventude, de forma a questionarmos e identificarmos os mais saudáveis.

---

* Cristiane Sant'Anna Decat
Psicóloga, Especialista em Psicologia da Saúde e Hospitalar e Psico-Oncologista.

O PROPÓSITO DESTE LIVRO

Este livro foi escrito para quem quer ou necessita de sugestões para melhorar ou mudar seus hábitos alimentares.

As dietas aqui contidas estão voltadas para a prevenção ou tratamento do câncer – podendo ser indicadas para qualquer ocasião.

Ao prepararmos este trabalho não pensamos estar descobrindo ou inventando algo novo, pois já existe uma vasta literatura de excelente qualidade que aborda o assunto em profundidade. O objetivo foi fazer um apanhado das informações existentes de forma prática e objetiva, relacionando os tipos de alimentos vegetais que com seus maravilhosos nutrientes auxiliarão na prevenção, bem como no tratamento do câncer. A alimentação é a medicina alternativa mais barata, melhor e mais confiável, evidentemente quando administrada com critério, sendo portanto um excelente suporte nos tratamentos do câncer, desde que feita com acompanhamento médico-nutricional.

Alimentação adequada e exercícios orientados é o que deve ser feito. Há porém o que não deve ser feito, e aí estão incluídos certos estilos de vida, alguns vícios alimentares e hábitos prazerosos porém pouco saudáveis.

Os alimentos sugeridos encontram-se entre os mais saudáveis e, se convenientemente preparados, tornam-se muito saborosos. Evidentemente uma alimentação como a que abordamos neste livro beneficia e ajuda no tratamento de outras doenças que não estarão sendo aqui mencionadas para não desviarmos nossa atenção do assunto proposto.

Uma boa parte dos médicos está de acordo quanto à existência de alimentos e hábitos alimentares que podem provocar ou acelerar o progresso de certas doenças – desde as mais simples até as mais sérias. Nem sempre, entretanto, é enfatizada suficientemente a urgência da mudança nos hábitos alimentares e os benefícios que se pode extrair disso.

É claro que prevenir é sempre melhor, e a alimentação bem cuidada, assim como o cultivo de hábitos saudáveis, ajudarão a reduzir razoavelmente as probabilidades de se contrair algum mal. O ser humano, porém, salvo louváveis exemplos, acomoda-se a certas formas de comportamento que ainda não lhe tenham visivelmente prejudicado, mesmo quando reconhecidamente não sejam recomendáveis, como o abuso do álcool, o uso do fumo, alimentos gordurosos, ociosidade, falta de exercícios físicos, etc. É bastante freqüente o pensamento de que enquanto nenhum mal se manifesta é porque aquelas atitudes (mesmo sabidamente agressivas à saúde) não estão, de fato, prejudicando. Só depois de uma doença detectada é que há – e ainda assim, às vezes, com relutância – uma resignada aceitação de mudanças naqueles hábitos que provocaram, ou facilitaram, aquele mal. A dieta, nesse caso, virá tardiamente, como socorro, pois o corpo já está doente. O trabalho a ser realizado, quando envolto em descrédito, fica bastante dificultado, pois a predisposição do indivíduo pode exercer efeito potencializador tanto para o positivo como para o negativo.

Para os que neste momento encontram-se incluídos no numeroso grupo dos que despreocupadamente se auto-agridem, fica aqui uma sugestão que, convenhamos, não é muito difícil de ser atendida: incluir um copo de suco de laranja no seu dia, assim como a ingestão de uma maçã e uma cenoura crua, e, nas refeições, uma salada verde contendo brócolis, repolho e espinafre. Talvez seja pedir muito, mas... lá vai: se possível, reduzir o número de cigarros que habitualmente fuma e, quem sabe, reduzir também a quantidade de álcool consumido. Se isso então for possível, com certeza também o será a inclusão de uma pequena caminhada diária – por menor que seja, é melhor que nada, e, por menor que seja o cuidado com a saúde, é sem dúvida melhor que nenhum.

> O começo da melhora é não piorar. Abandone o cigarro, o álcool, as gorduras e carnes. Porém atenção: não faça disso um drama. O verdadeiro drama é outro.

CONVERSA INICIAL

Pensar na cura do câncer de uma maneira individual, analisando exclusivamente o órgão ou mesmo a região do corpo ou o órgão afetado é uma prática que aos poucos vem caindo em desuso. Mesmo a visão aprofundada nas descobertas das correlações genéticas, nas quais os pesquisadores vêm se dedicando com impressionante rapidez, tem sido permeada por elementos de outros campos do conhecimento. Isso, segundo as comunidades médico-científicas, tem apresentado resultados incrivelmente satisfatórios, tanto no campo do tratamento e cura, como – e principalmente – no campo da prevenção do câncer.

Inicialmente é essencial que se veja o câncer não como uma doença, mas como um fenômeno que pode ser desencadeado por uma série de possíveis causas. Muitos pesquisadores e médicos definem o câncer como sendo uma doença de DNA ou uma doença genética, porém com a classificação de uma doença genética multifatorial. Não se encontrou ainda qualquer elemento ou fator que, isoladamente e sem a presença de outros fatores coadjuvantes, seja certamente cancerígeno, mas sim, circunstâncias, conjunturas e inter-relações.

Essa visão acerca do câncer veio surgindo aos poucos, à medida que a ciência foi mergulhando e se aprofundando nesse campo. A fisiologia foi descobrindo e constatando a presença de inúmeras correlações enzimáticas e hormonais como condições para o surgimento de um tumor; ao mesmo tempo a genética também foi verificando que é necessário que uma série de acontecimentos específicos ocorra para possibilitar o aparecimento de certas mutações que originassem um tumor e um outro número de acontecimentos para que este se transformasse em um tumor maligno, isto é, um câncer. Paralelamente, os estudos epidemiológicos da doença foram fornecendo os dados de hábitos e costumes em diferentes pessoas e populações que permitiram também a identificação de inúmeros fatores de risco e condições que predispõem um organismo ao câncer.

Mais recentemente vem surgindo um grande número de estudos que correlacionam a biologia do câncer a outros aspectos não biológicos como, por exemplo, os aspectos psíquicos. Aí se tem observado um campo vastíssimo de pesquisas que atualmente apresentam resultados de grande significado. A existência da relação entre certos estados psicológicos e o surgimento de doenças como o câncer tem sido satisfatoriamente explicada, em muitos casos, pela medicina e pela biologia. Características da personalidade da pessoa são elementos seriamente considerados, mas os elementos psíquicos que mais claramente têm se mostrado são as situações de choques e traumas psíquicos como grandes perdas ou frustrações muito intensas.

Dentro dessa mesma linha de pensamento é observado que a pessoa que tenha uma personalidade bem disposta, calma e alegre, ou seja, equilibrada, é capaz de elevar o nível e a eficiência do seu sistema imunológico consideravelmente. Dessa maneira, mesmo quando toda a conjuntura de acontecimentos (moleculares, biológicos, fisiológicos e até mesmo patológicos) se encontra num arranjo ideal para o surgimento de células cancerosas, o sistema imunológico dessa pessoa se encontrará capaz de impedir ou dificultar este acontecimento.

Alguns fatores capazes de gerar este estado de bem-estar que vêm sendo estudados: o ambiente familiar, a sociabilidade do indivíduo, a capacidade que ele tem para lidar com situações de estresse agudas e crônicas e ainda, tida como muito importante, a religiosidade e a espiritualidade da pessoa. Entenda-se, entretanto, como religiosidade e espiritualidade, não o credo específico do indivíduo com as suas práticas características, mas o grau de bem-estar e a paz interior que ele consegue alcançar por meio dessas práticas. Esse campo de estudos que vem crescendo enormemente e enfoca o estudo das inter-relações no eixo mente-corpo é chamado de Psiconeuroimunologia

Um dos pontos que têm chamado muito a atenção é a capacidade que a pessoa apresenta em aceitar e se adaptar ao novo. Pessoas com personalidade muito rígida e com pouca flexibilidade estão mais propensas a sofrer, mais agudamente, frustrações e perdas grandes e entrar assim num perigoso quadro de depressão que pode causar uma diminuição imunológica, aumentando assim a predisposição a doenças como o câncer. Além disso, demonstram maior resistência a adotar novos hábitos que promovam sua saúde ou que, pelo menos, as afastem mais dos chamados comportamentos de risco para o câncer. Na verdade essa é uma das maiores dificuldades que se tem hoje em relação ao controle do crescimento dos números estatísticos relativos à epidemiologia da doença.

Hoje já existem tratamentos capazes de curar definitivamente alguns tipos de câncer com altas taxas de sucesso na erradicação completa desse mal. Todavia, mesmo durante um tratamento, seja ele qual for (quimioterapia, radioterapia, cirurgia, etc.), percebe-se a necessidade de um conjunto de mudanças de hábitos e costumes; nesses casos as mudanças são sempre mais drásticas, violentas e, conseqüentemente, desagradáveis do que uma mudança adaptativa de um modo de vida visando uma prevenção. O que deveria ser entendido é que o médico e o medicamento desempenham um papel imprescindível, porém, se não existirem mudanças de hábitos (mudanças tão drásticas quanto a gravidade da doença), terão sua eficácia, em muito, reduzida. Vale sempre lembrar que o melhor tratamento para o câncer é a prevenção, que age no sentido de minimizar a ação dos mecanismos dos fatores ambientais.

Como vimos, o câncer seria o resultado de uma série de eventos. Tais eventos seriam causados por três tipos básicos de fatores predisponentes ao câncer:

Fatores ambientais nos quais se destacam a dieta, os vícios, hábitos, infecções, exposição a fontes de radiação, etc.;

Fatores do hospedeiro, ou seja, da própria pessoa como personalidade e mundo psíquico, fisiologia própria do indivíduo, malformações orgânicas, etc.;

Fatores genéticos, onde teríamos a história familiar, a presença de síndromes específicas, etc. É justamente da interação destes fatores e suas inter-relações que surge a possibilidade de uma célula sofrer uma mutação transformando-a em uma célula cancerígena.

Dentre os fatores citados, os mais expressivos são, comprovadamente, os fatores ambientais. Um indivíduo com forte tendência genética para um determinado tipo de câncer pode nunca vir a tê-lo, dependendo do tipo de estímulos ambientais a que se exponha durante sua vida. Os hábitos alimentares são cruciais neste processo por uma série de motivos que serão bastante discutidos mais adiante. Certos vícios como fumo, considerado um campeão na formação de cânceres de diversos tipos, e várias outras espécies de drogas, exposição à poluição, estresse, etc. são as principais ferramentas que possibilitam que um mecanismo de formação tumoral seja deflagrado.

É, portanto, importantíssimo que se tenha consciência de que o câncer não é, na maioria dos casos, uma fatalidade herdada geneticamente. Nossas ações, hábitos, maneira de pensar e de interagirmos com o mundo que nos cerca são fundamentais nesse processo.

> **O melhor tratamento para o câncer é a prevenção.**

A grande maioria das pessoas, atualmente, tem seus médicos ou nutricionistas como simples confidentes. A ida ao consultório também faz com que se sintam com o dever cumprido como bons livros na estante. De início, durante alguns dias, o paciente segue o que lhe é prescrito. Com o tempo, porém, começa a diminuir o ritmo, até voltar aos hábitos anteriores. Para o paciente, geralmente os remédios, assim como os médicos, são os únicos responsáveis pela cura de qualquer doença existente e é bastante comum os remédios servirem como algo que autoriza a pessoa a continuar livremente com as mesmas atitudes e vícios alimentares, uma vez que os remédios as aliviam em parte do desconforto ou atenuam os efeitos negativos da doença.

CAPÍTULO I

O QUE É O CÂNCER

Câncer é um termo comum para todas as neoplasias ou tumores que se apresentem com características de malignidade e que se formam em vários locais do tecido do organismo[51]. Neoplasia significa literalmente o processo de um "novo crescimento" de algum tecido do organismo. Já o termo tumor foi empregado, em princípio, para designar qualquer aumento de volume que fosse identificado em algum tecido, normalmente a edemas ou "inchaços" causados por uma inflamação. Mas atualmente a palavra tumor quase não é mais utilizada no sentido de designar um inchaço não-neoplásico e é, portanto, praticamente equivalente ao termo neoplasma. A palavra câncer provavelmente se origina do termo em latim para caranguejo (câncer) presumivelmente porque um câncer "agarra-se de uma maneira obstinada a qualquer parte de que se apodera, como o caranguejo"[95]. Outra provável associação do quadro patológico (o câncer doença) com o animal caranguejo se dá pelo padrão de crescimento das células tumorais que mostra filas de células que penetram e se infiltram por estruturas adjacentes à semelhança de um caranguejo[95].

TUMORES BENIGNOS E TUMORES MALIGNOS

Nem todo neoplasma ou tumor é maligno. Existem os chamados "tumores benignos" que na realidade não são cânceres. Apresentam algumas características semelhantes e comuns ao câncer, mas não são de todo iguais e essas diferenças acabam por torná-los dignos de uma classificação de "inofensivos". Uma neoplasia, seja ela benigna ou maligna (câncer), apresenta-se como uma massa anormal de tecido, cujo crescimento ultrapassa e não é coordenado com o dos tecidos normais e persiste na mesma maneira excessiva mesmo depois de interrompidos os estímulos que deram origem à mudança.

Sabe-se que essa persistência de um crescimento acelerado, ininterrupto e desobediente aos organizados ciclos da fisiologia de um organismo que caracterizam os tumores (mesmo depois de passados os estímulos que originaram o processo neoplásico), resulta de alterações genéticas hereditárias que vão desde a progênie das células tumorais. Convém ressaltar que o termo "hereditário", usado aqui, se refere à hereditariedade vista em um nível celular, no qual uma mutação ou alteração genética específica pode ser passada de uma célula alterada para uma célula-filha dentro de um mesmo organismo, e não, necessariamente, à hereditariedade vista em seu aspecto de descendência entre pais e filhos como será visto mais adiante.

É importante que se entenda que toda a população de células dentro de um tumor surge de uma célula isolada que sofreu uma alteração genética e prosseguiu seu processo de reprodução (divisões mitóticas) gerando assim uma população de clones dessa célula alterada. Essas alterações genéticas permitem uma proliferação excessiva e não regulada que se torna autônoma, ou seja, independente dos estímulos fisiológicos do crescimento. E apesar dessa independência adquirida por mutação genética, os tumores permanecem dependentes do organismo hospedeiro para sua nutrição e aporte sangüíneo [95].

A EVOLUÇÃO DE UM TUMOR MALIGNO

Para que possamos compreender melhor a história natural de um tumor maligno podemos dividir o processo todo de evolução do tumor em quatro fases bastante distintas. O primeiro passo deste processo seria a alteração maligna da célula-alvo, também chamada de transformação. A célula cancerosa se origina de uma célula normal, que perde o controle sobre a reprodução celular. O desenvolvimento do câncer celular ocorre via mutação, carcinógenos, radiação e vírus oncogênicos. Ele é ainda influenciado por vários fatores epidemiológicos, como a dieta, o álcool, o fumo, além de fatores estressantes físicos e psicológicos[3].

Em seguida observa-se o crescimento da célula transformada. À medida que este crescimento vai ocorrendo, tem-se uma terceira fase que é a da invasão local. É a partir dessa terceira fase que se pode observar um comportamento diferenciado entre um tumor benigno e um maligno. Um tumor benigno cresce como uma massa expansiva e coesa, normalmente envolta por uma cápsula fibrosa que a separa do tecido hospedeiro, permanecendo localizada em seu sítio de origem. Não tem a capacidade de se infiltrar, invadir ou metastatizar para locais distantes como um tumor maligno. O tumor maligno, em geral, é mal demarcado, o que faz que seu crescimento seja acompanhado por infiltração, invasão e destruição progressivas do tecido adjacente.

E, finalmente, a última fase de metástases à distância, na qual algumas células do tumor adquirem a capacidade de migrar através do crescimento infiltrativo e invasivo nos tecidos adjacentes até algum vaso mais importante, artéria, veia ou vaso linfático e caindo assim na circulação. Dessa forma os clones tumorais poderão se implantar nos tecidos de algum outro órgão (fígado, pulmão, cérebro, ossos, são os mais comuns).

E por que as células cancerosas matam?

A resposta a essa pergunta é, em geral, muito simples. O tecido canceroso compete com os tecidos normais por nutrientes. Dado que as células cancerosas continuam a proliferar indefinidamente, seu número se multiplicando dia a dia, pode-se, facilmente, compreender que as células cancerosas demandem, em essência, toda a nutrição disponível para o corpo, ou para a parte essencial do corpo. Como resultado, os tecidos normais, gradualmente, sofrem morte nutricional[74]. Como já vimos, o termo câncer se aplica aos tumores que assumem algumas características de malignidade, dentre as quais está a capacidade de invasão, ou seja, a capacidade de ir invadindo o espaço de um outro tecido qualquer. Os tumores malignos realizam este processo de maneira comum e muito peculiar. As células cancerosas, à medida que vão se proliferando, passam a secretar substâncias (enzimas) capazes de destruir o tecido que as circunda, passando assim a ter um campo livre para a sua expansão reprodutiva. Em se tratando de um órgão vital (rim, pulmão, fígado, etc.) essa substituição vai diminuindo progressivamente a área funcional do órgão ou tecido, o que acarretará em um prejuízo crescente para todo o organismo. Como as células cancerosas não obedecem às ordens de controle de crescimento e reprodução dada pelo organismo, este processo tende a continuar até um desaparecimento praticamente completo do tecido do órgão em questão. Além disso, muitas vezes pode ocorrer de uma massa tumoral crescer em uma região específica de maneira a obstruir, por exemplo, uma importante via circulatória de algum órgão vital, privando assim suas células constituintes do aporte de oxigênio e nutrientes necessários ao seu funcionamento.

Carcinoma: um novo crescimento maligno, composto por células epiteliais, que se infiltra no tecido circunjacente e se dissemina a outras partes do organismo.
Sarcoma: um tumor, normalmente maligno, que surge a partir do tecido mesenquimal (do grego sar = carnoso).

Fonte: 51

> **Agentes neoplásicos:** agentes químicos (citotóxicos, preparações imunológicas, hormônios) ou medicações utilizadas para tratar o câncer.
> **Neoplasia:** formação nova e anormal de tecido que não serve a nenhuma função útil.
> **Metástase:** crescimento de tecido maligno que se propaga para os tecidos circundantes.

Fonte: 32

A American Cancer Society sugere que dois terços da totalidade dos casos de câncer dos Estados Unidos são ocasionados por apenas dois fatores: fumaçã inalada e alimentos ingeridos[51].

A causa básica para os cânceres é a perda fundamental do controle sobre a reprodução normal das células. Os pesquisadores descobriram várias causas inter-relacionadas que contribuem para essa perda de controle da célula.

A transformação da célula normal em cancerosa se dá por alteração do seu DNA, com a participação de vírus, substâncias químicas do ambiente, etc.

O câncer pode ser considerado uma doença das células corpóreas. Seu desenvolvimento envolve lesão ao DNA celular; com o tempo, esta lesão se acumula. Quando essas células lesadas escapam dos mecanismos, que se encontram em posição para proteger o organismo do crescimento e disseminação de tais células, é estabelecida uma neoplasia. A classificação de tumores é baseada no tecido de origem, propriedades de crescimento e invasão de outros tecidos. O crescimento de uma neoplasia maligna geralmente destrói o tecido circundante, podendo, eventualmente, disseminar-se para tecidos distantes, um processo conhecido como metástase[32].

CAPÍTULO II

CAUSAS DO CÂNCER

Genética - Alimentação - Fumo - Vírus - Reposição Hormonal - Perturbações Emocionais (estresse) - Raios Ultravioleta (exposição solar) - Raio X - Ociosidade

É muito difícil precisar qual seria a causa do câncer. Atualmente temos conhecimento sobre inúmeros fatores, produtos, substâncias e circunstâncias que predispõem o organismo ao desenvolvimento de um tumor maligno. E, mesmo assim, existe uma variedade de tipos tumorais tão grande que torna-se praticamente impossível definir alguma causa que seja comum a todos eles. O que se sabe, de fato, é que o câncer é uma "doença de DNA". Isto quer dizer que em algum momento da vida de uma célula, ocorre a interferência de algum agente externo a ela que ocasione uma lesão específica no DNA dessa célula – normalmente pelos chamados "radicais livres". Pode ser que aconteça também, durante o processo natural de reprodução dessa célula, alguma falha no processo de "cópia" ou replicação da molécula de DNA numa região específica (gene), que seja responsável pelo controle da divisão celular, de maneira que este processo fuja aos padrões de controle normais do organismo. O resultado é uma divisão celular desenfreada gerando um tumor que, quando adquire características de malignidade, torna-se um câncer.

Replicação: processo de duplicação da molécula de DNA através da cópia de um molde já existente.

Todavia, sabe-se que a maior parte das causas de lesões no DNA que originam os cânceres, estão associadas ao modo de vida e às escolhas pessoais de cada um. Trata-se de um fato que reforça aquela verdade básica de que a melhor cura para o câncer é a prevenção. Dentre as causas relacionadas ao modo de vida citamos: fumo, álcool, gordura animal saturada (carnes e laticínios), gordura total, predisposição genética, obesidade, sedentarismo, exposição a raios ultravioleta, etc.[2]

Dentre as principais causas citadas temos:

GENÉTICA (herança familiar)[44]

A hereditariedade é um importante fator, porém pode ser potencializado ou retardado, dependendo do modo de vida da pessoa.

Existem famílias que apresentam forte tendência hereditária para algum tipo de câncer. Isso resulta do fato de que a maioria dos cânceres necessita não de uma mutação, mas de duas ou mais mutações antes que eles ocorram. Nas famílias especialmente predispostas ao câncer, presume-se que um ou mais dos genes já estejam mutados no genoma (conjunto de cromossomos que armazenam em si todas as informações genéticas) herdado. Por conseguinte, um número bem menor de mutações pode ocorrer nessas famílias antes que um câncer comece a aparecer.

O câncer humano se desenvolve quando certos genes que regulam a divisão celular normal (denominados oncogenes e genes supressores de tumor) falham ou são alterados. As células passam a crescer fora de controle e formar um tumor. Essas alterações ou lesões podem ser originadas por diversos fatores e processos; pode se dar por meio da ação de substâncias químicas que sejam oxidantes, por meio de algum outro agente externo como certos tipos de radiações específicas.

O DNA pode se tornar lesado por uma variedade de processos, alguns espontâneos, outros catalisados por agentes ambientais. O próprio processo de "replicação" do DNA, por ocasião da divisão celular, pode ocasionalmente lesar o conteúdo informacional do DNA.

A química da lesão do DNA é diversa e complexa. A resposta celular a essa lesão inclui uma grande variedade de sistemas enzimáticos que catalisam algumas das mais importantes transformações químicas no metabolismo do DNA. Nas células existe um mecanismo de reparo do DNA para quando este sofrer algum tipo de lesão. A melhor maneira de ilustrar a importância do reparo do DNA é considerar os efeitos da lesão não-reparada. A conseqüência mais séria é quando ocorre uma alteração na seqüência das pequenas estruturas que constituem a molécula de DNA (seqüência de bases). Quando o DNA com essa alteração sofre replicação, transmitindo-a às futuras gerações celulares, essa alteração se torna permanente e é denominada mutação e as células filhas, que são clones desta que sofreu a mutação, apresentarão o mesmo defeito em seu material genético. Se a mutação afetar um DNA não-essencial ou se tiver um efeito negligenciável na função de um gene, ela é chamada de mutação silenciosa[44]. Uma neoplasia se origina de uma mutação não-reparada e é composta por um "aglomerado" de clones de uma célula mutante.

Oncogenes: os oncogenes são derivados ou semelhantes a certos genes presentes em células animais, chamadas de proto-oncogenes, que codificam proteínas reguladoras do crescimento. Os proto-oncogenes podem se tornar oncogenes por meio viral, onde ele é copiado e incorporado ao genoma do vírus; nesse caso, em algum lugar, durante a infecção viral o gene pode tornar-se defeituoso por truncamento ou mutação, o que numa infecção subseqüente poderá ocorrer interferência na regulação do crescimento celular pelas proteínas anormais, resultando em um tumor. Rearranjos cromossômicos, agentes químicos (que podem ser de origens diversas, como hormônios, alimentos, drogas, poluição, etc.) e radiação também estão entre os fatores que podem causar mutações oncogênicas.

Atenção: as pessoas com histórico de câncer na família devem fazer uma avaliação médica independentemente de sintomas.

ALIMENTAÇÃO

Muitos estudos associam aquilo que comemos e o que não comemos ao surgimento do câncer[51]. Em termos populares já ouvimos que: "O peixe morre pela boca"; "Você é o que você come", etc. Poderíamos escrever dezenas de frases semelhantes para dizer a mesma coisa. Coisa esta importantíssima, que resume praticamente a qualidade da saúde da humanidade.

Estas frases, porém, são misturadas a tantas outras frases de folhetins e não são levadas a sério, mesmo por aqueles que estão em estado avançado da doença. Mas se este livro veio até você, não importa o motivo, e se você leu isto, pense um pouco, talvez você precise fazer algumas revisões nos conceitos atuais, mudanças de ponto de vista e um maior discernimento nas considerações. Faça mudar as circunstâncias. Depende de você. Só de você.

Os componentes da alimentação que mais afetam negativamente sua saúde dando a chance de adquirir câncer são:

- Gordura total em demasia: Uma dieta com altos teores de gordura total tem sido apontada como causadora de câncer de cólon, mama e próstata[8].

- Gorduras saturadas (carnes e laticínios).

- Aditivos adicionados na industrialização de alimentos: Geralmente os conservantes incluem antioxidantes como o BHT e BHA, inibidores como o Benzato de Sódio ou Cálcio, sulfitos, nitritos, propionato de sódio. No caso, os nitritos são os que comumente são relacionados com o câncer, que no estômago transformam-se em nitrosaminas que têm sido associados ao câncer de estômago e esôfago[8].

- Sal: Uma alta ingestão de sal está associada ao risco de câncer de estômago[37]. Alimentos em conserva e sal. O uso de alimentos em conserva pelo tempero salgado deve ser limitado. O sal em excesso pode danificar a mucosa gástrica, o que está associado ao câncer de estômago[28]

- Adoçantes artificiais: Tais como sacarinas e ciclamatos, colorantes, flavorizantes, utilizados em alimentos industrializados, quando consumidos em altas doses também estão associados como possíveis causadores de câncer. Esses adoçantes foram implicados primariamente em relação ao câncer da bexiga[36].

- Nitratos e nitritos: Receberam especial atenção devido à sua relação com nitrosaminas, que são potentes carcinógenos em várias espécies.

Os nitritos de sódio e potássio, usados nos processos de salgar, conservar e defumar alimentos, também conferem a cor rósea às salsichas, presuntos e carnes embutidas. As nitrosaminas também estão presentes no álcool e no fumo[32].

- Hormônios: Estrogênios encontrados nos alimentos[9].

Ingerimos estrogênio também nos alimentos "naturais", embora altos níveis encontrados nesses alimentos indiquem que talvez não sejam tão naturais quanto gostaríamos de crer. A carne, por exemplo, contém quantidades consideráveis de estrogênio, assim como os laticínios. Boa quantidade da carne que se come é proveniente de animais cuja ração foi acrescida de hormônios. Esse fato, juntamente com uma grande ingestão de proteínas, aumenta artificialmente o crescimento do animal, gerando mais lucro ao criador. As mudanças realizadas na prática pecuária permitem que as vacas sejam ordenhadas até mesmo quando estão prenhes. Mas, durante a gestação, a concentração de estrogênio no leite se eleva. Embora os bezerros se beneficiem desse hormônio, o mesmo não acontece com os homens.

- Pesticidas: Eles afetam diretamente aqueles que os manipulam e os moradores vizinhos das plantações que fazem uso desses produtos em áreas rurais. Estão presentes em forma de resíduos nas folhagens e frutas de má procedência.

Os pesticidas estão presentes também nos animais, que são contaminados por consumirem grãos tratados com pesticidas. Como alguns são lipossolúveis (solúveis em gorduras), os pesticidas se alojam nas camadas gordurosas dos animais. É impossível comer carne sem que se tenha ingerido alguma gordura[8].

Estudos realizados com animais, a exposição a muitos destes pesticidas, mostraram que estes podem induzir ao câncer de mama e promover o crescimento de tumores[25].

Foram encontrados níveis mais elevados de DDT e PCB em tecidos cancerosos em comparação ao tecido saudável[26].

- Álcool: O álcool, junto com seus efeitos sinérgicos com o tabaco, aumenta o risco de câncer da cavidade oral, faringe, fígado e esôfago. O uso de álcool tem sido ainda constantemente relacionado ao câncer colorretal e ao câncer de mama na mulher[51]. Algumas bebidas alcoólicas contêm quantidades significativas de carcinógenos, como os hidrocarbonetos policíclicos, combustíveis e nitrosaminas, além de outros compostos mutagênicos. As deficiências nutricionais associadas ao alcoolismo podem contribuir para o processo da carcinogênese[95].

O consumo excessivo de álcool parece aumentar o risco de câncer no estômago. O consumo de cerveja foi associado ao aumento de risco de câncer colorretal em vários estudos[47].

- Excesso de consumo de caloria (obesidade): O excesso de ingestão de calorias pode levar à obesidade que pode estar relacionada com o câncer de mama, próstata, cólon, reto, e órgãos reprodutores femininos[8].

Evidências indicam associações fortes entre alguns tipos de câncer com dieta rica em gordura e obesidade[27].

FUMO

O fumo permanece como a mais importante causa de câncer, sendo responsável por uma a cada três mortes por câncer, nos Estados Unidos. O cigarro é a mais importante causa do câncer associado ao tabaco[51].

O tabaco tem influência direta na incidência de câncer de pulmão, além de aumentar o risco de outros tipos de câncer, inclusive em outras partes das vias respiratórias, bem como do pâncreas, do colo do útero e da bexiga[48].

A alimentação certamente fornece proteção contra estes tipos de câncer. A ingestão de betacaroteno (formador de vitamina A), encontrado em cenouras, vegetais amarelos e folhagens verdeescuras, certamente fornecem esta proteção.

Existem algumas provas de que a incidência de câncer de

mama é maior entre as mulheres que ficam expostas à fumaçã do cigarro de outros[49].

A fumaçã que levanta da gordura que pinga nas brasas pode envolver a carne, contendo substâncias cancerígenas equivalentes à queima de 600 cigarros[78].

> Avalie bem as consequências antes de acender o próximo cigarro.

VÍRUS

Estudos incessantes indicam que os vírus precisam ser entendidos como o segundo fator de risco mais importante para o desenvolvimento do câncer, apenas ultrapassado pelo uso do tabaco[29].

Os oncogenes envolvidos são focos de pesquisas atuais relacionados aos fatores de crescimento das células e as possíveis novas terapias para o bloqueio do crescimento de células tumorais. (30)

Em geral, quando os vírus produzem uma doença, eles agem como parasitas, assumindo a potencialidade da célula para sua duplicação.

> Dos principais vírus no DNA de humanos, quatro são de interesse especial e foram implicados na etiologia do câncer humano. São eles: Papilomavírus (HPV), Vírus de Epstein-Barr (EBV), Vírus da Hepatite B (HBV) e o Herpes Vírus (KSHV)[95].

REPOSIÇÃO HORMONAL

Terapia de Reposição hormonal e pílula anticoncepcional

Sem querermos polemizar, que não é de forma alguma nossa intenção, temos que admitir e reconhecer que a terapia de reposição hormonal e as pílulas anticoncepcionais já são vistas com naturalidade. Sabemos, no entanto, que estrogênio demais pode promover cânceres sensíveis a hormônios. Segundo pesquisadores, o estrogênio promove a proliferação de células da mama[24].

O Dr. John Lee, da Califórnia, diz que "o aumento do uso de hormônios sintéticos na medicina reflete-se num aumento de cânceres relacionados com hormônios"[9].

O perigo de se usar hormônio sintético, além de outros motivos, é a quantidade administrada e seu equilíbrio hormonal com outros hormônios. As pílulas e as reposições (TRM) muitas vezes podem conter grandes quantidades de hormônio, mais altas do que o organismo produziria normalmente. O estrogênio produzido pelo organismo é equilibrado pela progesterona mas, se o equilíbrio for quebrado, o estrogênio que não é antagonizado pela progesterona pode transformar-se num problema de saúde[9].

No caso dos homens, os estrogênios químicos provenientes da alimentação, como dito anteriormente, interferem com o hormônio masculino, a testosterona, impedindo sua atuação. Os homens com mais idade produzem quantidades maiores de hormônios femininos, desta forma pode aumentar os riscos associados de contrair câncer de próstata e outros cânceres relacionados com os hormônios[9].

PERTURBAÇÕES EMOCIONAIS

Existe na literatura médica casos nos quais o câncer é diagnosticado em pessoas que sofreram uma grande perda ou passaram por emoções traumáticas.

É bastante provável, no entanto, que nas pessoas que contraíram câncer aparentemente por este motivo, o processo tenha se iniciado muito tempo antes do episódio da perda. O estresse enfraquece tremendamente o sistema do organismo, permitindo que o processo se acelere rapidamente. Ele estimula a produção e a circulação de hormônios supra-renais. Estes, por sua vez, inibem a resposta do sistema imunológico, reduzindo o nível de células brancas[9].

Depressão, estresse, ansiedade, hostilidade e fadiga resultam na piora das funções celulares do sistema de defesa.[22]

Entre pessoas que vencem o câncer, existem relatos freqüentes de transformações em várias áreas: nutricional, psicológica e espiritual. O desejo de viver certamente representa parte poderosa dessa equação[23].

RAIOS UV (ultravioleta) – EXPOSIÇÃO SOLAR

A fonte elementar de toda energia nos organismos vivos é o sol. Pelo processo de fotossíntese, as plantas verdes interceptam uma porção da luz solar que atinge suas folhas e a capturam nas ligações químicas de glicose. Proteínas, gorduras e outros carboidratos são sintetizados a partir desse carboidrato básico para atender as necessidades das plantas. Animais e seres humanos obtêm estes nutrientes e a energia que eles contêm consumindo os vegetais[32].

A vitamina D, também conhecida como "A vitamina da luz solar", é um hormônio produzido no corpo pela ação fotolítica da luz ultravioleta na pele. As exposições modestas à luz solar são suficientes para a maioria das pessoas produzir sua própria vitamina D[32].

Como já vimos, a vitamina D desempenha um papel importante junto com o cálcio, que foi associado com a redução do risco de câncer, principalmente de mama e cólon[21, 54].

Porém, para que a luz solar seja benéfica, é necessário que a exposição do indivíduo ao sol seja moderada. Ou seja, deve-se seguir alguns critérios, tais como o horário – que não deve exceder as 10 horas da manhã – utilização de filtros solares, etc.

Alguns fatores devem ser levados em conta, como a quantidade de melanina presente da pele da pessoa, latitude, altitude, etc. De qualquer forma, deve-se tomar cuidado, pois a exposição excessiva aos raios UV pode levar a pessoa a contrair câncer de pele.

Quando se expuser aos raios solares é indicado a ingestão de frutas, legumes, verduras, para que você possa usufruir dos antioxidantes que eles possuem. Dê preferência às frutas e outros vegetais que sejam locais.

Este assunto é abordado também nos capítulos que tratam de câncer de pele e vitamina D.

RAIO X

O tratamento de radiação é carcinogênico por natureza e, portanto, sua utilização exige reflexões mais sérias. Por este motivo, a radiação é recomendada em casos de tumores malignos, em estágios avançados, e que possam ser localizados com precisão para minimizar os danos nos tecidos adjacentes. A radiação danifica o DNA das células cancerosas, mas danifica também algumas células sadias[9].

O raio x é outra fonte de radiação de grande energia, por esse motivo, não é aconselhável submeter-se a eles com freqüência.

A freqüência de exames como, por exemplo, a mamografia deve ser obrigatoriamente seguida pelo seu médico.

OCIOSIDADE

Sabemos que toda máquina quando está parada, inoperante, tende a danificar-se, seja por oxidação, falta de lubrificação, ressecamento das borrachas, entupimento, emperramento de juntas, perda de potência, etc. Conosco acontece a mesma coisa. A ociosidade pode ser considerada como geradora de um grande número de doenças. Uma pessoa ociosa tem uma baixa taxa de metabolismo de uma forma geral, inclusive basal. A inércia, como a própria palavra diz, começa a transformar o indivíduo em uma pessoa inerte. Em química, inércia é a incapacidade de reagir. A inércia externa da pessoa se reflete numa inércia interna do organismo, que vai manifestando uma não prontidão perante situações nas quais seria necessário presteza, como por exemplo ataques externos formadores de infecções e doenças.

Estamos constantemente recebendo agentes externos, tais como vírus oncogênicos, raios UV, traumas, lesões, condições ambientais, etc. Com o organismo "devagar", ou seja, debilitado pela inércia, esses agentes encontram uma baixa e lenta resistência. Assim sendo a doença pode se instalar.

CAPÍTULO III

O QUE SÃO RADICAIS LIVRES?

Doenças degenerativas crônicas, como o nome sugere, são as enfermidades que vão degenerando crônica e irreversivelmente os tecidos e constituem mais de 90% das patologias que atacam o corpo humano. Sabe-se que os RADICAIS LIVRES estão presentes em todos eles, seja como causa ou como conseqüência do processo degenerativo[79].

Muito se tem falado sobre os radicais livres e sua influência nos processos de envelhecimento, desenvolvimento de doenças degenerativas, como câncer, a arteriosclerose e muitos outros casos. Mas, o que são realmente esses radicais livres? Como seria o processo de ação deles no caso de um câncer? Como evitá-los e combatê-los?

De um modo simplificado, radicais livres são moléculas que se encontram num estado de desequilíbrio próprio (desequilíbrio eletrônico, relativo ao número de elétrons na molécula). A busca intensa pela estabilidade de suas cargas eletrônicas torna-os extremamente reativos, levando-os a reagir com qualquer outra molécula que lhe esteja mais próxima. Normalmente são moléculas formadoras das membranas celulares do tecido em que o radical livre se formou ou, até mesmo, a molécula de DNA, no interior de uma célula viva. Esta reação pode destruir completamente a célula, acarretando um processo degenerativo do tecido, ou gerar alterações no DNA. Na realidade, quase todas as substâncias, produtos ou, até mesmo, radiações ditas cancerígenas têm como mecanismo de ação destrutiva os radicais livres.

A princípio, é bom ressaltar que a formação de radicais livres no nosso organismo é um processo que ocorre naturalmente e, inclusive, é extremamente importante para o nosso sistema imunológico. O principal uso dos radicais livres se dá com a utilização de seu potencial devastador no combate a vírus, bactérias e fungos, através dos glóbulos brancos.

Em média, de 95% a 98% do oxigênio que o nosso organismo absorve no processo de respiração é transformado em energia. Os 2% a 5% do oxigênio absorvido são transformados em radicais livres. Essa é uma proporção normal para o organismo que possui um eficiente sistema antioxidante e facilmente inibe os radicais livres formados. Quando os níveis de produção de radicais livres superam tais cifras, há um desequilíbrio denominado estresse oxidativo e os radicais formados em excesso terão que buscar seu equilíbrio por conta própria, gerando lesões degenerativas em algum tecido[79].

É justamente com os fatores que causam o aumento destas cifras que temos a capacidade de interagir de duas formas principais. Primeiro, diminuindo nossa exposição a produtos, alimentos e situações que, comprovadamente, geram níveis altos de radicais livres no organismo humano. Segundo, aumentando o fornecimento de antioxidantes ao organismo, através da alimentação.

Dentre as principais fontes de radicais livres podemos citar:

Carnes e gorduras, principalmente quando grelhadas, tostadas, defumadas, apresentam maior índice de radicais livres; todos os alimentos quando preparados dessa forma contêm maior quantidade de nitritos que é um ótimo precursor de radicais livres e que está presente nas pequenas crostas de carvão que se formam e na fumaçã de carvão queimado.

Agrotóxicos e poluição ambiental, além de possuírem o poder de interagir quimicamente com nossos hormônios naturais, facilitando o desenvolvimento de um câncer, são excelentes geradores de radicais livres e, portanto, geradores em potencial de câncer.

O fumo, por sua vez, um campeão na formação de câncer, além de possuir uma série de substâncias químicas formadoras de radicais livres que vão se acumulando nos alvéolos pulmonares, possui também uma quantidade enorme (por cigarro) de metais pesados que não somente aumentam a produção de radicais livres, como também causam alterações no tecido elástico do pulmão e depositam-se nos rins (em nível glomerular), gerando problemas renais e hipertensão[79].

Determinados tipos de radiação, como os raios X e a tão falada radiação ultravioleta não são, evidentemente, portadoras de nenhuma substância precursora de radicais livres. Seu mecanismo, nesse sentido, se dá no momento em que o raio atinge com determinada "força" certas moléculas que possuam uma força de resistência menor que a da radiação recebida, de maneira que a molécula fique "quebrada" ou dividida. Dependendo do tipo de molécula que sofreu tal ação, as metades separadas – radicais livres – tentarão se juntar a qualquer outra molécula que lhe seja vizinha, ocasionando, assim, o dano. No caso dos raios ultravioleta que são emitidos pelo sol, como não possuem uma capacidade de penetração muito grande, os danos se restringem à pele, já no caso dos raios X, dado o seu alto grau de penetração, podem comprometer células de tecidos mais profundos[79].

Quanto à exposição da pele à radiação solar, é importante tomar cuidado. Uma hora de exposição nos horários de pico (entre dez e dezesseis horas) é capaz de produzir uma quantidade de peróxidos (precursores dos radicais livres) que o organismo é incapaz de inativar por conta própria, exigindo assim um reforço na alimentação de antioxidantes específicos.

> Além de podermos controlar nossa exposição a esses geradores de radicais livres, dispomos, também, de uma outra arma, que é o fornecimento de substâncias antioxidantes ao organismo. Dentre estas substâncias destacam-se as vitaminas A (betacaroteno), B, C, E, K, minerais como cálcio, selênio, zinco, cobre e nutrientes tais como CoQ10, glutationa, bioflavonóides (principalmente as isoflavonas contidas na soja), etc.

Com uma alimentação saudável e bem balanceada, é mais do que possível obter um suprimento equilibrado e suficiente ao combate de radicais livres, junto a hábitos saudáveis e regulares.

Resumindo, podemos dizer que radicais livres são partes dos componentes que são subprodutos do metabolismo normal nas células, podendo ser criados pela exposição ambiental, luz solar, fumaçã de tabaco, escapamento de veículos automotores, raios X, etc. Em qualquer caso os radicais livres danificam o DNA, a membrana celular e os componentes celulares, ou matam toda a célula. Esses efeitos cumulativos aceleram a ação do processo de deterioração celular.

Substâncias antioxidantes ajudam a neutralizar os radicais livres na célula, protegendo as pessoas de tal estresse oxidativo[51].

CAPÍTULO IV

TIPOS DE CÂNCER

Boca, Garganta e Esôfago - Estômago - Colorretal Pulmão - Mama - Colo de Útero - Próstata - Pele

CÂNCER DE BOCA, GARGANTA E ESÔFAGO

De todos os tipos de câncer, os mais diretamente relacionados às dietas e hábitos alimentares são, sem dúvida, os que afetam os tecidos e estruturas do trato digestório, ou digestivo. Os órgãos que compõem o sistema digestório são duplamente afetados pela dieta e hábitos alimentares. Primeiramente pelas implicações fisiológicas dos diversos nutrientes que compõem os alimentos; suas estruturas e funções químicas e as respostas biológicas que por meio deles são obtidas. Isso é, na verdade, o efeito de nutrientes e outros elementos adquiridos dos alimentos sobre qualquer órgão ou tecido do corpo. Uma outra forma de interação é a que provém do contato direto do alimento com os tecidos do sistema digestório. Os tecidos que revestem este sistema estão em contato direto com os alimentos em processo de digestão e são os responsáveis pela adequada movimentação do bolo alimentar, pela secreção de enzimas que auxiliam o processo e pela absorção dos nutrientes. Desta forma, estão em contato íntimo com todas as reações químicas envolvidas no processo e, assim, a possíveis ataques de componentes potencialmente nocivos ao tecido, advindos diretamente do alimento ou de produtos intermediários da digestão.

No caso específico dos cânceres de boca, garganta ou esôfago, ainda há outros fatores que podem colaborar com a agressão às células que formam o tecido, como pequenos ferimentos e traumas, alimentos com temperaturas excessivamente fora dos padrões fisiológicos e, como um fator importantíssimo, a fumaçã de cigarros.

Pelo menos 95% dos cânceres de cabeça e pescoço são carcinomas de células escamosas, surgindo com mais freqüência na cavidade oral. Os cânceres orais são comuns no mundo todo, com uma mortalidade bastante alta. Isso se deve, provavelmente, ao fato de a detecção visual das lesões orais pré-malignas ser problemática; elas não demonstram, freqüentemente, quaisquer características clínicas observadas no câncer oral avançado: ulceração, endurecimento, dor, etc. Os maus hábitos adquiridos pela sociedade como um todo também oferecem condições e fatores que favorecem o desenvolvimento deste tipo de neoplasia[95].

A faringe é um órgão muscular em forma de funil que constitui uma passagem com aproximadamente 13cm e conecta as cavidades oral e nasal com o esôfago e a laringe. Tem, portanto, funções digestivas e respiratórias[85] e é susceptível aos fatores de risco comuns a estes dois sistemas onde assume a função de receber o bolo alimentar da cavidade oral e, autonomamente, continuar a deglutição do bolo para o esôfago[85].

O esôfago é a porção do trato gastrointestinal que conecta a faringe com o estômago. As lesões do esôfago variam desde cânceres altamente invasivos até a simples e incômoda "azia" que afeta muitas pessoas após uma refeição exagerada e apimentada. Existe entre estes dois extremos uma série de distúrbios esofágicos, como acalásia, esofagites, algumas anomalias congênitas, atresias, fístulas, hérnias e algumas síndromes. Muitos destes distúrbios são freqüentemente associados como possíveis fatores de risco para o câncer esofágico. Porém existe uma fortíssima influência ambiental e alimentar que é comprovada nas acentuadas diferenças epidemiológicas indicadas por vários estudos. Os cânceres de esôfago apresentam uma taxa de mortalidade alta em relação ao número de casos, visto que eles permanecem assintomáticos durante a maior parte do seu desenvolvimento e geralmente são descobertos tarde demais para serem curados.

Dentre os tipos de câncer esofágico, existem dois tipos que

são os mais comuns: o Carcinoma Epidermóide e o Adenocarcinoma[95].

Principais fatores de risco

Estes tipos de câncer têm como fatores de risco principais o fumo, o abuso de bebidas alcoólicas, bem como a ingestão de bebidas extremamente quentes, ou seja, elementos que sejam, de alguma forma, agressivos aos tecidos e estruturas desses órgãos. As acentuadas diferenças epidemiológicas sugerem fortemente a influência de fatores ambientais e alimentares, com contribuição da predisposição genética[95]. Os fatores ambientais e alimentares aumentam o risco, enquanto deficiências nutricionais atuam como promotoras ou potencializadoras dos efeitos cancerígenos dos carcinógenos ambientais. A maioria dos cânceres em países desenvolvidos como Estados Unidos e países da Europa é atribuída ao uso do álcool e ao tabagismo. Algumas bebidas alcoólicas contêm quantidades significativas de carcinógenos, como os hidrocarbonetos policíclicos, combustíveis e nitrosaminas, além de outros compostos mutagênicos. As deficiências nutricionais associadas ao alcoolismo podem contribuir para o processo da carcinogênese[95]. O consumo de carnes e de gordura animal somado a uma alimentação desbalanceada, carente em determinados nutrientes vegetais que sejam antioxidantes, ou que induzam a atividade imunológica do organismo são também fatores de risco muito importantes. Esses elementos nocivos com seus agentes químicos oxidantes ou por meio da agressão física às células dos tecidos em questão proporcionam, ao longo do tempo em que persistir o hábito, terreno fértil para que tais agressões induzam o surgimento de mutações nas células que possam originar um tumor.

FATORES ASSOCIADOS AO DESENVOLVIMENTO DO CARCINOMA EPIDERMÓIDE

DIETA
Deficiências de vitaminas (A, C, riboflavina, tiamina, piridoxina)
Deficiência de oligoelementos (zinco, molibdênio)
Alto teor de nitritos/nitrosaminas
Contaminação de alimentos por fungos

ESTILO DE VIDA
Ingestão de alimentos ou bebidas muito quentes
Consumo de álcool
Fumo
Ambiente urbano

DISTÚRBIOS ESOFÁGICOS
Esofagite crônica
Acalasia
Síndrome de Plummer-Vinson

PREDISPOSIÇÃO GENÉTICA
Doença celíaca crônica
Displasia ectodérmica
Epidermólise bolhosa
Predisposição racial.

Fonte: 95

Sugestões saudáveis

Para o início do tratamento ou prevenção, a primeira providência a ser tomada é parar de fumar e cuidar muito da ingestão de álcool; deixar de se alimentar com gorduras e carnes; enriquecer as refeições, o máximo possível, com legumes, cereais, verduras e frutas é, também, imprescindível. Essas medidas, além de diminuírem a quantidade de substâncias potencialmente cancerígenas, aumentam a quantidade da ingestão de nutrientes com propriedades antioxidantes e estimuladoras do sistema imunológico do organismo.

Dentre os nutrientes, os que possuem as propriedades antioxidantes mais importantes, sugeridos para o tratamento/prevenção do câncer de boca, garganta e esôfago são: a vitamina C, a vitamina A, a vitamina E, riboflavina, ácido fólico, licopeno, luteína, selênio, tiamina e piridoxina. Esses nutrientes são mais facilmente encontrados em alimentos como: batata-doce, frutas cítricas, cenouras cruas, hortaliças (principalmente as verdes-escuras) tais como espinafres, brócolis, folhas de beterraba, beterraba, couve, nabo, feijões, soja (principalmente o tofu), abóbora, tomate, maçã, abacate, mamão, castanha-do-pará, chá verde, etc. A variedade de alimentos existentes e recomendados é bastante ampla – verifique os antioxidantes acima citados nas tabelas de nutrientes x alimentos.

> Uma sugestão importante e que se aplica a todos os tipos de câncer, aliás à saúde como um todo, é a prática de atividades físicas regulares; seja um esporte, algum tipo de *hobby* que exija mais movimentação física. A prática do bom humor, da alegria e, bem a propósito, do sorriso, também é fundamental para elevar o nosso estado de ânimo e, conseqüentemente, nosso nível de resposta imunológica.

CÂNCER DE ESTÔMAGO

O carcinoma gástrico é o mais comum dos tumores malignos do estômago e representa o segundo tumor mais comum no mundo. No entanto, sua incidência varia muito entre as populações. É mais comum em grupos socioeconômicos mais baixos e duas vezes mais freqüente nos homens do que nas mulheres[95].

O câncer de estômago, assim como todos os demais cânceres que se desenvolvem ao longo do trato do sistema digestório, sofre influência maior dos hábitos alimentares do que outros. Como já foi abordado anteriormente, ao tratarmos do câncer de boca, garganta e esôfago, os tecidos desses órgãos sofrem influência dupla: uma, comum a quase todos os tipos de câncer, advém da má qualidade nutricional de uma dieta que seja incompleta e carente no que se refere a agentes "protetores" do organismo. A outra decorre da ingestão de alimentos que contenham substâncias e elementos que possam gerar produtos tóxicos (oxidantes) no próprio trato digestivo, lesando o seu epitélio de revestimento de alguma forma. Há ainda um fator de risco extra para esse tipo de neoplasia que é um determinado tipo de infecção bacteriana.

O carcinoma gástrico é uma doença insidiosa, geralmente assintomática até tarde em sua evolução. Os sintomas incluem perda de peso, dor abdominal, anorexia, vômitos, hábitos intestinais alterados e, menos freqüentemente, disfagia (dificuldade de engolir), sintomas de anemia e hemorragia. Como tais sintomas são inespecíficos, a detecção precoce do câncer gástrico é difícil. O prognóstico clínico do câncer gástrico depende muito da profundidade da invasão tumoral e da presença ou ausência de metástases para outros órgãos no momento do diagnóstico[95].

Principais fatores de risco

Os principais fatores que afetam o surgimento de um câncer gástrico podem ser divididos em três grupos: os fatores ambientais, que incluem a dieta, as infecções bacterianas, status socioeconômico e fumo do tabaco; os fatores do hospedeiro, isto é, da própria pessoa, que incluem os quadros de gastrite crônica, gastrectomia parcial; os fatores genéticos, como história familiar e algumas síndromes relacionadas. Contudo, as influências do meio ambiente podem ser fundamentais na carcinogênese gástrica. Foi constatado que quando famílias migram de áreas de alto risco para áreas de baixo risco (ou o contrário), as gerações seguintes adquirem o nível de risco que prevalece nos novos locais[95].

> A dieta pode ser considerada como um fator de grande importância, e certas práticas culinárias estão associadas a um alto risco de carcinoma gástrico[95]. O sal, por exemplo, irrita o estômago, induz à gastrite, aumenta a reprodução de células pré-cancerosas e potencializa os carcinógenos químicos [77].

O sal, alimentos salgados, salmouras; carnes e gorduras de uma forma geral, principalmente grelhados, fritos ou defumados são alimentos que comprovadamente exercem influência no desenvolvimento desse tipo de câncer. Não esqueçamos que o não consumo ou o consumo muito reduzido de frutas e legumes permitem que o poder cancerígeno das substâncias citadas seja aumentado, basicamente, por dois fatores principais: primeiro pela baixa ingestão de agentes protetores (antioxidantes e precursores destes) e depois pelo fato de que freqüentemente as frutas, os legumes e verduras frescos são substituídos pelos mesmos em conservas à base de salmouras ou vinagres, sendo, portanto, ricas em nitritos. O nitrato pode ser facilmente reduzido a nitrito, e este, por sua vez, interagindo com outras substâncias do organismo, transforma-se em nitrosaminas. Essa conversão pode ocorrer na saliva, estômago, cólon ou bexiga. Os nitritos de sódio e potássio são usados nos processos de salgar e defumar alimentos, assim como em conservas onde é usado o vinagre. São os nitritos que dão a cor rósea aos embutidos de carnes (salsicha, presuntadas, etc.). O fumo também contém índices de nitrosaminas. Nitratos e nitritos, devido à sua relação com as nitrosaminas, são potentes carcinógenos.

Uma boa sugestão, por exemplo, é a substituição do sal por missô, um produto à base de soja, além é claro de reduzir o hábito e consumi-lo em excesso.

FATORES ASSOCIADOS À INCIDÊNCIA AUMENTADA DE CARCINOMA GÁSTRICO

Fatores Ambientais
Infecção bacteriana por *Helicobacter pylori*
• Presente na maioria do casos de carcinoma gástrico
Dieta
• Ausência de frutas e vegetais frescos
• Nitritos derivados de nitratos (água e alimentos em conserva)
• Alimentos defumados e salgados, pimenta malagueta
Baixo status socioeconômico
Fumo de tabaco

Fatores do hospedeiro (da própria pessoa)
Gastrite crônica
• Hipocloridria: favorece a infecção pelo *H. pylori*
• Metaplasia intestinal como precursora da lesão
Gastrectomia parcial
• Favorece o refluxo de fluido intestinal alcalino, bilioso
Adenomas gástricos
• 40% encerram câncer na época do diagnóstico
• 30% têm câncer adjacente na época do diagnóstico
Esôfago de Barrett
• Risco aumentado de tumores na junção gastroesofágica

Fatores genéticos
• História familiar de câncer gástrico
• Risco pouco aumentado para o grupo sanguíneo A
• Síndrome não-poliposa do câncer colônico hereditário
• Síndrome do carcinoma gástrico familiar

Fonte: 95

Convém reforçar que o câncer é fruto de uma série de fatores e circunstâncias que, atuando de forma concomitante e específica, são capazes de causar algum dano ao genoma (DNA) celular. Nenhum dos fatores de risco citados é suficiente para, sozinho, desencadear a gênese de um crescimento neoplásico. É necessário que haja uma interconexão sinérgica desses fatores de maneira a propiciar as condições necessárias que darão origem ao crescimento de um tumor. Evidentemente existem fatores mais ou menos importantes para cada tipo de câncer.

No caso do câncer de estômago, como já se disse anteriormente, os fatores ambientais ocupam uma posição de importantíssimo valor, no qual a dieta pode ser considerada como um ponto central. Um outro fator de risco de grande importância é a infecção pela bactéria *Helicobacter pylori*. E a partir disso fica bastante interessante acompanharmos as inter-relações existentes entre os fatores de risco citados – e por que não? – ousarmos procurar outras relações e correlações possivelmente existentes. A inflamação crônica por *H. pylori* geralmente aumenta o risco de desenvolvimento de carcinoma gástrico em cinco a seis vezes[95].

Há ainda a influência de uma série de aspectos nervosos, comumente deflagrados em resposta a situações emocionais e psicológicas estressantes, que disparam em momentos inapropriados os mecanismos de funcionamento deste órgão. Como se sabe, o suco gástrico liberado pelo estômago em seu processo de digestão é bastante ácido e próprio para a digestão de proteínas, e os tecidos que formam as paredes do estômago também são formadas, basicamente, por células cujas membranas se constituem de proteínas. Existe uma proteção natural sobre o revestimento do interior do estômago, porém, nesses casos de estresse, a atividade estomacal pode tornar-se tão intensa que essa proteção, que é um muco, não seja suficiente e o estômago comece a sofrer, literalmente, se autodigerindo. Formam-se assim as tão freqüentes úlceras gástricas, que nada mais são do que feridas onde ficam expostas camadas mais internas de tecido a toda a abundante variedade de substâncias químicas que por aí circulam e que podem então, facilmente, interagir com as regiões das células que comportam o DNA, e ocasionar as mutações necessárias ao desenvolvimento de um tumor.

> Devido ao fato dos sintomas do câncer no estômago apresentarem manifestação lenta e do crescimento tumoral ocorrer de forma rápida, a neoplasia gástrica freqüentemente passa despercebida até o momento em que não há muita chance de uma cura definitiva. Porém, a perda de apetite, fraqueza e emagrecimento, freqüentemente antecedem outros sintomas do câncer de estômago[32].

Tratamento e prevenção

A receita é relativamente simples: evite ingerir substâncias cancerígenas e passe a consumir uma boa quantidade de nutrientes capazes de desarmar os cancerígenos presentes nos alimentos.

Os nutrientes mais importantes são os antioxidantes, vitamina C, betacaroteno (provitamina A), vitamina E e selênio. Estudos sugerem que a vitamina C exerce um efeito protetor contra certos tipos de cânceres, pois é capaz de bloquear a formação de substâncias carcinógenas, especialmente as nitrosaminas, e descobriu-se que a vitamina C reduz em quase a metade as alterações celulares que levam comumente ao câncer de estômago.

O betacaroteno (provitamina A) por sua vez, tem efeito protetor contra inúmeros cânceres humanos, inclusive o de estômago.

Dentre os alimentos recomendados sugerimos uma ingestão constante de alho, crucíferas (repolho, brócolis, couve, etc.), cenoura, chá verde, cebola, cebolinha, soja (principalmente sob a forma de tofu e missô), frutas ricas em vitamina C, pepino, tomate. Estes alimentos são apenas alguns exemplos. Consulte a tabela de nutrientes x alimentos relativos às vitaminas A, C, E, selênio, etc., ou a descrição de cada um deles com as respectivas propriedades.

Sobre o alho podemos dizer que estudos epidemiológicos mostram que ele pode oferecer ajuda na proteção contra o câncer de estômago, impedindo a transformação de nitratos da alimentação em nitrosaminas, que são substâncias cancerígenas.

O chá verde também colabora, possivelmente reduzindo o risco de câncer do estômago[35].

CÂNCER COLORRETAL

É um tipo de câncer no qual a alimentação toma uma posição quase que preponderante. A incidência desse tipo de câncer já é de grandes proporções no Ocidente, onde a alimentação, assim como os costumes, não são levados tão a sério. O Ocidente está mais susceptível ao consumo de produtos vendidos em lanchonetes, portanto a alimentação toma um aspecto secundário – mais no sentido de um mata-fome prazeroso do que no sentido de alimentação, onde os alimentos teriam que desempenhar o papel de combustível vital.

Diametralmente oposta à postura acima citada estão os excessos e as orgias gastronômicas daqueles que podem freqüentar restaurantes mais caros e exóticos, o que nem sempre significa uma garantia da qualidade nutricional. Embora possam ser encontradas excelentes refeições em bons restaurantes, geralmente as escolhas recaem sobre os pratos mais vistosos e menos saudáveis. É verificado com freqüência um alto consumo de gordura animal, principalmente fritas ou grelhadas, e um baixíssimo consumo de vegetais com suas vitaminas, sais minerais, fitoquímicos, etc.

Some-se (ou melhor, potencialize-se) a isto o fumo, o álcool, a falta de exercício, o estresse, etc. O câncer colorretal é um dos mais comuns no Ocidente.

Os carcinógenos, causados pelo apodrecimento dos alimentos e produzidos pelos microorganismos num intestino doente, desempenham papel importante. Uma alimentação rica em fibras encurta o tempo que o alimento leva para transitar no trato intestinal e reduz a exposição aos carcinógenos[9].

Os nutrientes mais importantes para o tratamento e a prevenção do câncer colorretal são a vitamina C, o betacaroteno (provitamina A), vitamina D, vitamina E, cálcio e selênio.

A alimentação deve ser rica em cenouras, frutas cítricas, crucíferas (repolho, brócolis, couve-flor, couve-de-bruxelas), feijões, soja, açúcar mascavo, abacate, castanha-do-pará, germe de trigo, avelãs, etc. Consulte as tabelas de nutrientes x alimentos.

> Faça exercícios sistematicamente, escolhendo aqueles que mais você se adapte. Exponha-se ao sol da manhã por, pelo menos, 20 minutos. Levante-se mais cedo e disponha-se, por exemplo, a caminhar. Você ficará surpreso, pois encontrará outras pessoas que estarão fazendo exatamente as mesmas coisas. Provavelmente perto de sua casa deve existir um calçadão, uma praça, ou algum circuito improvisado. Certamente terá uma calçada que volteia um quarteirão: use-a. Vista uma roupa leve e confortável. Seus pensamentos também deverão estar leves e confortáveis. Vá à luta.

CÂNCER DE PULMÃO

O fumo é a principal causa de câncer de pulmão, apesar da alimentação desempenhar um papel importante. Como outras causas, podem ser citadas: a fumaçã proveniente de motores à explosão, das fábricas, enfim, poluição ambiental de uma forma geral. Como o sistema pulmonar está aberto ao ambiente, os locais primários são os brônquios, com subseqüente metástase para outros órgãos, como ossos, cérebro, fígado e pele[32].

Para prevenção e tratamento do câncer de pulmão, os antioxidantes sugeridos são: betacaroteno (provitamina A, vitamina C, vitamina E, ácido fólico, licopeno, luteína e selenio).

Habitue-se a consumir diariamente hortaliças (principalmente as verdes-escuras), cenoura, brócolis, frutas cítricas, tomate, repolho e batata-doce, e, regularmente, a soja, sob a forma de tofu, todas as frutas amarelo-alaranjado, espinafre, couve, couve-flor, nabo, beterraba, feijão, chá verde.

Convém observar que o que está sendo sugerido deverá ser incorporado às refeições normais. Outros alimentos encontram-se nas tabelas nutrientes x alimentos.

CÂNCER DE MAMA

O câncer de mama é sem dúvida o tipo de câncer mais falado e difundido pela mídia. Podemos acompanhar as grandes campa-

TIPOS DE CÂNCER

nhas para que as mulheres estejam atentas ao aparecimento de qualquer sintoma que possa levantar uma suspeita desse tumor maligno que tem alcançado os mais altos valores estatísticos de mortalidade dentre todos os tipos de câncer e que figura como sendo o tipo de câncer predominante entre as mulheres. Raramente, porém, vemos campanhas de prevenção ou de divulgação dos fatores de risco associados e comprovadamente relacionados à doença. O próprio estudo da doença e seus variados graus de incidência nas diferentes classes sociais, populações com suas variações étnico-culturais já podem nos fornecer pistas de quais seriam as principais causas e fatores de risco relacionados a esse tipo de câncer.

A grande maioria dos casos de câncer de mama é de origem hormonal[9]. As mamas são extremamente sensíveis às variações hormonais fisiológicas. Qualquer alteração hormonal exógena (externa, que não seja natural do organismo) ou até mesmo endógena (que se origine no próprio organismo) que não obedeça aos padrões naturalmente exigidos pelo tecido mamário nas diferentes fases da vida da mulher é, potencialmente, fator de risco predisponente ao surgimento de um tumor.

Dentre os principais tipos de hormônios que estão ligados à formação e desenvolvimento de tumores mamários estão o estrogênio e, em menor grau, a progesterona. Resumidamente, a principal função dos estrogênios consiste em determinar a proliferação e o crescimento celulares dos tecidos dos órgãos sexuais e de outros tecidos relacionados com a reprodução[74]. Particularmente em relação às mamas, os estrogênios causam o desenvolvimento dos tecidos mamários (estroma, dúctulos) e a deposição de gorduras sendo, portanto, responsável pelo crescimento característico e pelo aspecto externo das mamas femininas maduras[74]. Já as progesteronas têm o efeito de promover o desenvolvimento dos lóbulos e alvéolos das mamas, determinando a proliferação e o aumento das células para que adquiram sua natureza secretora, ocasionando, assim, um aumento de volume das mamas[74].

Sendo assim, fica-nos bastante fácil entender as correlações entre as atitudes, atividades e hábitos que predispõem a pessoa a um câncer de mama. O fato da mortalidade, devido ao câncer de

59

mama, ser mais alta em países desenvolvidos pode ser explicado pela maior possibilidade de acesso da população a métodos contraceptivos e reposição hormonal, ao contrário do câncer de colo de útero, que tende a ser mais freqüente em mulheres com baixas condições sócio-econômicas.

Principais fatores de risco

Dentre os fatores de risco para que venha a se desenvolver o câncer de mama podemos citar o uso de anticoncepcionais hormonais, reposição hormonal (que contém progestinas ou estrogênios sintéticos)[9], alta porcentagem de gordura corporal (o tecido adiposo induz a síntese de hormônios como os estrógenos), altos índices de ingestão de gorduras (principalmente as gorduras animais saturadas) que são apontadas como possuidoras dessas substâncias químicas que, quando ingeridas, são armazenadas no tecido gorduroso do nosso corpo[71], além do alto consumo de carne, fumo, exposição e ingestão de pesticidas e da ingestão ou exposição a substâncias químicas que destroem os hormônios.

A carne, além dos hormônios naturais, possui também os hormônios que são administrados aos animais, no intuito de aumentar a produção; isto se aplica também para os ovos e para o leite e seus derivados. Além dos hormônios temos a acrescentar os pesticidas que foram utilizados no plantio do alimento do gado. Todo esse "coquetel" é passado para aqueles que se alimentam desses produtos, e acaba sendo depositado no tecido gorduroso, que é o local onde o organismo acumula as toxinas das quais não consegue se livrar[9]. O problema da ingestão de carnes e gorduras pode ser ainda potencializado se ela for grelhada no carvão ou na frigideira, pois o carvão depositado na carne, ou formado nela, também é carcinógeno (sobretudo o câncer de estômago e colorretal). A fumaçã do carvão também é portadora de agentes cancerígenos, tais como os nitritos.

Caberia aqui ressaltar que a alimentação moderna que tem como base o alimento protéico, representado pelas carnes e composta por alimentos refinados, misturados com substâncias químicas, é substancialmente favorável ao desenvolvimento do câncer não somente pelos fatores acima apresentados, mas também (e este é um fator muito importante!) pelo fato de muitos agentes antioxidantes, vitaminas, fitormônios, etc. presentes nos vegetais deixarem de ser ingeridos por causa dessa dieta incompleta.

Mas... e a predisposição genética?

É outro fator que vem confirmar a possibilidade de se evitar esse tipo de câncer. A predisposição genética, às vezes, pode ser tida como um fator absoluto e determinante para o surgimento desse tipo de câncer, porém na realidade não é exatamente assim. A maioria dos cânceres de mama ocorre em mulheres com nenhuma predisposição genética. Entretanto, cerca de 10% dos casos são associados a defeitos herdados em dois genes específicos. As mulheres que apresentam defeitos em qualquer um desses dois genes têm uma probabilidade maior que 80% de desenvolver câncer de mama[44]. Note que mesmo quando há a presença desses genes o que existe é uma alta probabilidade de se contrair o câncer, mas que o maior índice de incidência não é, necessariamente, das pessoas portadoras dessa deficiência genética. E, como foi dito, há uma maior incidência sobre as populações de nível sócio-econômico mais elevado, justamente pelo fato de a alimentação se apresentar desequilibrada num sentido favorável à doença, assim como pelo fato de ser mais freqüente o uso de anticoncepcionais e hormônios de reposição.

Sugestões saudáveis

Para o tratamento e prevenção do câncer de mama, a primeira providência seria a de mudar e adaptar certos hábitos e costumes, num sentido que fosse contrário aos que nos predispõem ao desenvolvimento desse tipo de câncer. Se em princípio for de alguma forma trabalhoso, difícil ou desagradável aderir a hábitos mais saudáveis, proceda de uma forma gradual e mais conveniente ao seu estilo próprio de ser e, lembre-se, busque sempre as orientações de um profissional da área de saúde apropriado (médicos, nutricionistas). Uma boa sugestão é a de se ir acrescentando certos tipos de alimentos ao seu cotidiano ou, simplesmente, aumentar o consumo destes.

No caso específico do câncer de mama, existem alguns tipos determinados de nutrientes que são reconhecidamente úteis e eficientes. Os nutrientes mais indicados são as vitaminas E e D, os minerais selênio e cálcio, fontes vegetais de ômega 3, fibras, fitoestrógenos, etc.

Habitue-se a inserir em sua dieta diária alho, cebola, levedo de cerveja, cenoura, laranja (cítricos em geral), brócolis, repolho, couve, soja (sob todas as formas), farelo de trigo ou de soja, feijão, couve-flor, hortaliças verdes, azeite de oliva, sementes ou óleo de gergelim, gergelim ou canola, etc. Todos estes alimentos são ricos em algum dos nutrientes citados e em uma concentração satisfatória. Nas tabelas de alimentos x nutrientes você encontrará uma larga variedade de opções de alimentos apropiados.

Observações importantes

O câncer de mama muitas vezes pode ser identificado pela própria pessoa. Qualquer nódulo anormal nos seios deve ser examinado por um médico, embora uma grande parte não seja cancerosa. Os nódulos cancerosos são firmes, nunca desaparecem e normalmente não são dolorosos[60]. A mamografia deve sempre ser solicitada por um médico, devido aos perigos oferecidos pelo raio X.

O câncer de mama, se detectado precocemente, dependendo do empenho do paciente e das características do tumor, tem grandes chances de cura.

CÂNCER DE COLO DE ÚTERO

A alimentação, no que diz respeito à sua qualidade e quantidade, é um fator importantíssimo que, aliada ao hábito de consumo de pílulas anticoncepcionais, promiscuidade, baixa condição sócio-econômica, além da ingestão de gorduras animais saturadas, carne e álcool, fazem deste tipo de câncer uma doença que tende a evoluir nos dias de hoje.

O câncer de colo de útero, também chamado de cérvice, se diagnosticado precocemente, por meio do exame papanicolaou, pode, na maior parte das vezes, ser curado.

Outros fatores que podem aumentar o risco de contração deste tipo de infecção são: o baixo consumo de frutas, hortaliças, leguminosas, exposição à substâncias químicas destruidoras de hormônios, etc.

Para o tratamento e prevenção do câncer de colo de útero, deve-se aumentar a ingestão das vitaminas C, E, D, betacaroteno (provitamina A), ácido fólico, dos minerais selênio e cálcio, além dos fitoestrógenos da soja.

Para todos os outros tipos de câncer e também na maior parte das doenças, a alimentação deve conter a maior variedade possível de frutas, verduras, raízes, soja, feijões, farelo de trigo e fibras em geral, hortaliças, repolho, brócolis, couve-flor, etc. Consulte a tabela de alimentos x nutrientes.

CÂNCER DE PRÓSTATA

Um dos fatores implicados no crescimento do câncer de próstata é o consumo de gordura animal (inclusive laticínios). O consumo excessivo de laticínios está ligado ao aumento do risco de cânceres de próstata e rins[9]. Uma dieta com baixos níveis de gorduras saturadas pode impedir o crescimento da doença, dificultando também que se espalhe pelo organismo.

São fatores de risco ainda: a ocorrência de infecções de próstata, histórias de doenças venéreas e o uso de testosterona (hormônio masculino tomado como suplementação). O risco aumenta sensivelmente após os 50 anos de idade[66]. Os homens asiáticos, habituados a um outro tipo de dieta, rica em soja e com pouca gordura animal saturada, apresentam menos incidência de câncer de próstata.

A dieta recomendada como auxiliar no tratamento e prevenção desse tipo de câncer deve conter os antioxidantes selênio e vitamina E. Os alimentos recomendados neste caso serão a soja (com seu vasto leque de produtos), fibras, frutas e verduras variadas, grãos integrais e, obviamente, uma redução drástica no consumo de gorduras animais. Consulte a tabela de nutrientes x alimentos, e depois folheie algumas receitas... você irá perceber que seu paladar não ficará prejudicado com essas novas opções.

> O exercício físico bem dosado, vale a pena sempre lembrar, é primordial. Aproveite as primeiras horas da manhã. Caminhando, correndo ou andando de bicicleta você estará fazendo com que sua máquina corporal mantenha-se em forma no sentido de desenvolver suas defesas naturais.
>
> Consulte sempre seu médico ou nutricionista para avaliar a necessidade de suplementação.

CÂNCER DE PELE

A fonte elementar de toda energia nos organismos vivos é o sol[32], ou seja, a luz solar é a fonte última de toda a energia biológica. As reações termonucleares no interior do sol produzem energia que é transmitida para a terra na forma de luz e convertida em energia química pelas plantas e certos microorganismos, por meio da fotossíntese[74]. Pelo processo da fotossíntese, as plantas verdes interceptam uma porção da luz solar que atinge suas folhas e a capturam nas ligações químicas de glicose.

O homem e os animais obtêm os nutrientes, e a energia que eles contêm, consumindo esses vegetais. Desta forma, a energia é liberada pelo metabolismo do alimento, atendendo as necessidades de sobrevivência do corpo.

Podemos consumir a energia do sol também pela exposição direta. Por intermédio da ação fotolítica da luz ultravioleta (solar) na pele, é produzido um hormônio que é a vitamina D – que é conhecida como a vitamina da luz solar. Para que isto aconteça bastam exposições modestas como por exemplo 15 minutos pela manhã, até as 10 horas, e não necessariamente o corpo inteiro.

A vitamina D desempenha um papel importante junto ao cálcio e ao fósforo, para a manutenção de ossos e dentes saudáveis.

Veremos adiante que a vitamina D proporciona proteção contra o câncer, e o cálcio também foi associado à redução do risco da doença (veja capítulo Alimentação: cálcio e vitamina D).

Como todos sabem, uma substância pode funcionar como veneno ou como remédio – é apenas uma questão de quantidade.

Existem os banhos de sol, poderíamos dizer higiênicos, que são os adequados à saúde. Em contrapartida, existem os banhos de sol onde não existe limite no tempo de exposição, muito menos atenção ao horário adequado e, na maioria dos casos, sem qualquer tipo de proteção.

Os indivíduos de pele clara têm mais propensão ao risco de câncer de pele, devido ao baixo porcentual de melanina, que é a substância responsável pela cor da pele e que dá proteção contra a ação dos raios ultravioleta emitidos pelo sol. É claro que o fator genético é importantíssimo – como acontece em todo tipo de câncer – fazendo com que as pessoas com esta predisposição necessitem de maior atenção e cuidados.

Existem três tipos de câncer de pele: O carcinoma de célula escamosa e o carcinoma de célula basal, que são os mais comuns e mais curáveis quando detectados precocemente, e ainda o melanoma que é extremamente maligno[66].

O melanoma é um tipo de câncer de pior diagnóstico. Segundo informações do Instituto Nacional do Câncer (INCA), trinta e cinco por cento das pessoas que desenvolvem melanoma no Brasil morrem[76]. A morte associada ao melanoma ocorre quando as células de melanoma se espalham em lugares distantes no organismo por um processo conhecido como metástase [76].

O número de casos de câncer de pele vem aumentando de ano a ano, e no caso da melanoma, nos últimos trinta anos, houve um aumento de duzentos e cinquenta por cento. Este aumento deve-se a muitos fatores, tais como: negligências no comportamento como por exemplo a utilização de pouca roupa, o fumo, a associação da ingestão de álcool, frituras, *snaks*, gorduras grelhadas etc., durante a exposição ao sol; destruição progressiva da camada de ozônio e ainda um tempo maior de exposição ao sol.

Durante a exposição ao sol forte, o risco de lesão oxidante da pele (queimadura) é muito grande. O fumo leva oxidantes para dentro dos pulmões e da corrente sangüínea, enfraquecendo as defesas naturais do organismo.

Quando for expor-se ao sol, vão aqui alguns lembretes que deverão ser levados tão mais a sério quanto mais branca for sua pele (observação válida também para pessoas ruivas e/ou com muitas pintas):

• Utilize um protetor solar da melhor marca e com um alto fator de proteção. Sugerimos o maior grau possível pois o entra-e-sai da água, o esquecimento de constantemente renovar a aplicação, a sudorese, etc., podem torná-lo mais susceptível à queimaduras. Obs.: não apele para receitas caseiras, pois normalmente não são eficazes.

• Sempre que possível use camisa e chapéu.

• O câncer de pele começa a avisar por intermédio de pintas e manchas. Fique atento e, tão logo perceba esses sinais, procure um médico especialista.

• Evite laticínios, beba muita água, dê preferência a sucos naturais de frutas.

Para a ajuda no tratamento e prevenção do câncer de pele, consuma alimentos ricos em vitamina E, betacaroteno (provitamina A), vitamina C, selênio, etc.

Consulte a tabela de nutrientes x alimentos para as vitaminas e sais minerais aqui sugeridos.

A suplementação de nutrientes deve ser prescrita por um profissional da área da saúde.

CAPÍTULO V

A INFLUÊNCIA DOS MACRONUTRIENTES

Proteínas - Carboidratos - Gorduras - Colesterol

Os macronutrientes – carboidratos, gorduras e proteínas – têm como função fornecer toda a energia da dieta, além de fornecer os nutrientes necessários, constituídos de macromoléculas na estrutura dos vegetais que podem ser digeridos, absorvidos e utilizados pelo organismo como substrato para manter a integridade celular e do sistema.

Estaremos comentando sobre cada um dos macronutrientes, enfocando o assunto deste livro, que é o câncer.

Energia é definida como capacidade de desempenhar um trabalho. A fonte básica de toda energia nos organismos vivos é o sol.

As plantas geram processos de fotossíntese para transformar a energia do sol, que atinge suas folhas, em combustível e a armazena na forma de carboidratos.

Além de carboidratos, nutriente fabricado unicamente pelas plantas, também produzem gorduras (na forma de óleos vegetais, tais como os de milho, soja, gergelim, castanha-do-pará, etc.) e proteína (tais como leguminosas, feijões, sementes, castanhas, etc.). As gorduras e as proteínas são sintetizadas a partir dos precursores dos carboidratos. Além do fornecimento de energia, a proteína (eventualmente) e a gordura (principalmente) são especializadas para o crescimento e a reprodução[32].

Os seres humanos e os animais obtêm os macronutrientes e a energia que os vegetais contêm, consumindo-os direta ou indiretamente.

Pelo que foi exposto, a viabilidade do vegetarianismo começa a partir dessas premissas.

A energia é então liberada pelo metabolismo do alimento, a qual deve ser fornecida regularmente para atender às necessidades energéticas para a sobrevivência do corpo.

Valor calórico

O conteúdo energético dos alimentos é medido em calorias e é calculado em um recipiente de metal chamado bomba calorimétrica a partir do calor liberado pela combustão total do alimento. Caloria é a quantidade de energia necessária para elevar 1g de água em 1°C.

A energia total requerida por uma pessoa é a soma de três fatores:

• **Taxa Metabólica Basal (TMB):** é a energia gasta por um indivíduo em repouso e no estado pós-absortivo. Ela representa a energia necessária para realizar as funções corporais normais, como a respiração, o fluxo sangüíneo e a manutenção da integridade neuromuscular [67]. A energia gasta na TMB é cerca de 1.800 kcal para homens (de 70kg) e 1.300 kcal para mulheres (de 50 kg). Isto corresponde a 50% a 70% do gasto diário de energia;

• **Efeito Térmico do Alimento (TEF):** é o aumento no gasto de energia associado ao consumo de alimento[82]. A produção de calor pelo corpo aumenta até 30% acima do nível basal durante a digestão e absorção de alimentos [67]. O gasto de energia para o TEF é de 5% a 10% do gasto total de energia;

• **Atividade Física**: é o fator mais variável no gasto total de energia. Pode variar de 10% do gasto total de energia para uma pessoa acamada e até 50% de gasto de energia total para um atleta.

A necessidade de ingestão dos macronutrientes deverá estar distribuída da seguinte maneira para uma pessoa normal[67]:

- 58% carboidratos
- 12% proteínas
- 10% gorduras saturadas
- 10% gorduras poliinsaturadas
- 10% gorduras monoinsaturadas

Para os portadores de câncer esta tabela poderá variar dependendo de cada caso, como veremos adiante.

Cada um dos macronutrientes fornece uma quantidade de energia, a saber:

- Carboidratos: 4 kcal/g
- Gorduras: 9 kcal/g
- Proteínas: 4 kcal/g

Cada um dos macronutrientes possui características específicas, diferindo um do outro, onde além do fornecimento de energia, também atuam no organismo com funções diversas, próprias de cada um.

A quantidade de calorias diárias necessárias é em média de 2.500 kcal para homens e 2.100 kcal para mulheres, dependendo de fatores como idade, condições climáticas, condições de saúde e atividades físicas.

PROTEÍNAS

As plantas utilizam o nitrogênio para formar seus próprios aminoácidos e proteínas. Os animais e o homem se alimentam de plantas para obter seus aminoácidos e rearranjam nitrogênio para formar o padrão de aminoácidos necessários.

Enquanto a estrutura da planta é primariamente carboidrato, a estrutura dos animais e seres humanos é constituída de proteína.

A principal tarefa da proteína é a constante construção de todos os tecidos corporais. O nome dessas unidades de construção é aminoácidos, que são unidades estruturais químicas, liberadas no início da digestão.

As proteínas também funcionam como enzimas transformando o alimento nutriente em anticorpos, que nos protegem contra as doenças, como hormônios peptídeos, além de assegurar um bom estado nutricional desde a infância.

A proteína também pode servir como fonte de energia tal como os carboidratos e as gorduras. A taxa de conversão da proteína é de 4 kcal/g, semelhante aos carboidratos. Isto no entanto só ocorre no caso de carência de carboidrato e gordura e, se for de forma continuada, pode trazer graves conseqüências ao organismo. Isso ocorre conforme a necessidade no estado de jejum ou durante um grande esforço físico, como por exemplo na maratona.

As proteínas, ao contrário dos carboidratos e gordura, não são armazenadas no corpo. Não adianta ingerir mais proteína do que o organismo possa absorver. Assim sendo, os alimentos protéicos devem ser ingeridos diariamente[92].

Atualmente nas grandes cidades ocidentais, principalmente na América, as pessoas, em sua maioria, consomem diariamente de 2 a 3 vezes mais proteínas do que o organismo necessita. Isto ocorre devido à indiscriminada ingestão de proteína animal (carne, leite e laticínios e ovos) que como sabemos vem acompanhada de gordura saturada animal. Isto pode contribuir para obesidade que predispõe o indivíduo a problemas vasculares e sobrecarga dos rins na excreção do nitrogênio.

A absorção do cálcio pelo organismo fica prejudicada. Uma porcentagem maior de cálcio é absorvida quando a dieta é rica em proteína. Entretanto, essa quantidade maior absorvida resulta numa excreção renal aumentada, com o equilíbrio negativo de cálcio.

A alta ingestão de proteína proveniente de fontes animais acarreta uma grande ingestão de gordura animal saturada. Uma dieta com excesso de gordura saturada resulta num excesso de gordura no intestino. Essa gordura combina com cálcio para formar sabões insolúveis com conseqüente perda de cálcio do organismo[51].

> Se planejada cuidadosamente, uma mistura de somente proteínas vegetais pode fornecer uma adequada e equilibrada taxa de aminoácidos especialmente se de alguma forma a proteína da soja estiver incluída.

*(YOUNG V.R.: Soy Protein in Relation to Human Protein and Aminoacid Nutrition, Jam Diet Assoc[51]

Quando nos alimentamos com uma grande quantidade de vegetais, estamos ingerindo carboidratos, gorduras (constituídas basicamente pelas insaturadas), proteínas, vitaminas e sais minerais.

Grande parte das pessoas onívoras tem uma tendência praticamente carnívora. Neste caso as refeições são constituídas basicamente por excesso de proteínas e gorduras saturadas. Os carboidratos tipo folhagens, legumes são pouquíssimo consumidos em uma dieta carnívora, fazendo parte praticamente da decoração do prato. Sendo os legumes e vegetais pouco consumidos, o indivíduo não estará consumindo os micronutrientes tais como vitaminas e sais minerais. Como já vimos, eles constituem os principais combatentes aos radicais livres, que são, em primeira instância, formadores de câncer.

CARBOIDRATOS

Os caboidratos devem prover a maior parte da ingestão de energia. Grandes demandas de energia são colocadas sobre o paciente com câncer. Estas demandas resultam do estado hipermetabólico da doença e das exigências da regeneração dos tecidos. É fundamental o suprimento de carboidratos suficientes para poupar as proteínas na síntese vital dos tecidos dentro da totalidade dos valores calóricos alimentares[51].

São grandes as demandas de energia do paciente com câncer. É fundamental o suprimento de carboidratos suficientes para poupar as proteínas para a síntese vital dos tecidos dentro da totalidade dos valores calóricos alimentares[51]. O fator combustível para o carboidrato é a de 4 calorias por grama de alimento.

Em uma pessoa saudável, o consumo de carboidratos deveria corresponder de 50 a 60% das calorias totais, onde a maior fonte deveria ser proveniente dos amidos. Variam muito no grau de doçura, textura, velocidade de digestão e grau no qual são absorvidos após a passagem no trato gastrointestinal humano.[32]

Os carboidratos têm efeito sobre os hormônios e a manutenção dos níveis de insulina. Quando consumidos em excesso, principalmente sob a forma de sacarose (açúcar de mesa), convertem-se em gordura, podendo causar obesidade, que é um dos fatores de risco para o câncer.

Cada caso deve ser analisado por um médico ou nutricionista.

Os carboidratos são digeridos pelo corpo e transformados em glicose e, desta forma, absorvidos pela corrente sangüínea. É sob a forma de glicose que irá atuar como combustível para o corpo.

De uma forma bem simplificada, os carboidratos podem ser classificados em: monossacarídeos, dissacarídeos e polissacarídeos (amidos e fibras).

Monossacarídeos: são raramente encontrados livres na natureza. Estão ligados em forma de dissacarídeos e polissacarídeos. Apenas uma fração das muitas estruturas de monossacarídeos formadas na natureza pode ser absorvida e utilizada por seres humanos. Os principais são a glicose e a frutose, que são encontrados nas frutas, milho doce, mel de abelhas, xarope de milho, etc. A glicose é o açúcar mais amplamente distribuído na natureza, apesar de raramente consumida em sua forma monossacarídica.

Dissacarídeos: são formados por duas unidades de monossacarídeos. A sacarose, ou açúcar de cana, também conhecido como açúcar de mesa, é o representante típico dessa classe. Então, os dissacarídeos são: a sacarose (glicose e frutose), a maltose (glicose + glicose) e a lactose (glicose + galactose), que é o açúcar produzido quase que exclusivamente nas glândulas mamárias da maioria dos animais lactantes, participando em 7,5% no leite humano e 4,5% no leite de vaca. A maioria dos mamíferos não consome leite após o desmame. Foi estimado que a maioria das populações humanas no mundo possui capacidade limitada de produzir a enzima lactase, responsável pela digestão da lactose após o desmame.

Polissacarídeos: a maioria dos carboidratos encontrados na natureza ocorre como polissacarídeos, polímeros de média e alta massa molecular.

O amido é o melhor exemplo de carboidrato complexo, não possuindo sabor adocicado. Os vegetais ricos em amido tais como a batata, o milho, o arroz, os feijões, as ervilhas, etc., necessitam de cozimento para aumentar a digestibilidade, a palatabilidade e a textura.

Nesta classsificação estão incluídas as fibras, que devido a sua importância para o câncer, dedicamos um capítulo à parte.

Comentários:

• Levando-se em conta que os carboidratos não somente devem fornecer energia geral para o organismo além de manter o funcionamento dos tecidos do fígado, coração, cérebro e nervos, mas também evitar a degradação de gorduras e proteínas, a qualidade do carboidrato deve ser a melhor possível;

• As fontes de carboidratos devem ser os grão integrais ou as farinhas de grãos integrais tais como arroz, milho, trigo, centeio, cevada, aveia, etc., além de batata, mandioca, feijões, soja, etc.;

• Para adoçar sucos, doces, etc., utilize frutas frescas e as secas tais como ameixas, uvas, banana, damasco, abacaxi, etc.;

• Partindo-se da premissa que após uma refeição existe uma sobremesa, dê preferência às frutas *in natura*, pois além de satisfazer o desejo da ingestão de doce, ainda fornece fibras, proteínas, vitaminas e sais minerais;

• O açúcar de mesa (sacarose) é unicamente um fornecedor de energia ao organismo, não permitindo outros tipos de nutrientes essenciais para o crescimento e manutenção da saúde. O portador de câncer pode apreciá-lo moderadamente, no caso de não haver agravantes tais como obesidade e diabetes;

TABELA COMPARATIVA ENTRE AÇÚCAR REFINADO, AÇÚCAR MASCAVO, MELADO DE CANA E MEL DE ABELHAS

Alimento/ Nutriente	Açúcar refinado	Açúcar mascavo	Mel de abelhas	Melado de cana
Tiamina (mcg)	0	20	10	20
Riboflavina (mcg)	0	110	70	60
Niacina (mg)	0	0,300	0,200	0,400
Ác. Ascórbico (mg)	0	2,0	4,0	4,0
Calorias	398	356,0	312,5	347,0
Carboidratos (g)	99,50	90,60	78,14	86,75
Proteínas (g)	0	0,40	0	0
Lipídios (g)	0	0,50	0	0
Cálcio (mg)	0	51	4	591
Fósforo (mg)	0	44	19	123
Ferro (mg)	0	4,20	0,70	22,32

• O açúcar consumido em excesso pode aumentar os níveis de gordura no sangue para pessoas susceptíveis e contribuir para os níveis de glicose sangüínea nas pessoas diabéticas[51];

• Os adoçantes artificiais não conseguem satisfazer a necessidade de saciedade ou proporcionar a experiência fisiológica de um gosto adocicado. Na verdade eles podem até aumentar o desejo por doces "de verdade". Quantidades excessivas de substitutos do açúcar podem ainda causar problemas como a diarréia, no caso do sorbitol. A sacarina, ainda que aprovada para uso pelo público em geral, é considerada um carcinógeno mais fraco. O aspartame – aprovado para uso disseminado em refrigerantes – possui um amplo mercado, mas, pelo fato de ser produzido a partir de aminoácidos – fenilalanina e ácido aspártico – não pode ser utilizado livremente por indivíduos com fenilcetonúria[51].

Tipo de adoçante	Composição	Uso comercial	Problemas
Aspartame	Ácido aspártico e metil-éster de fenilalanina	Refrigerantes, goma de mascar, bebidas em pó, coberturas cremosas, pudins, gelatinas, adoçantes em tabletes, produtos assados	Possivelmente cancerígeno. Provável fonte de excesso de fenilalanina em crianças com PKU
Xilitol	"Açúcar da madeira", encontrado na palha, nas frutas e na espiga de milho	Uso comercial proibido nos Estados Unidos em 1982	Cancerígeno
Sacarina		Produtos assados, refrigerantes, adoçantes em tabletes	Câncer de bexiga em animais testados (o plano da FDA, em 1977, de proibir a sacarina fracassou devido à popularidade do produto)
Ciclamato		Uso comercial proibido nos Estados Unidos em 1970	Câncer na bexiga em animais testados

GORDURAS

Vários estudos relacionam o excesso de gordura animal alimentar à metástase do câncer e à ineficácia da terapia para o câncer. [7]

Nota-se que foi falado em excesso, porque na realidade precisamos ingerir uma determinada quantidade de gordura (preponderantemente as mono e poliinsaturadas, como veremos adiante) em nossas refeições para que nos mantenhamos saudáveis.

Estaremos abaixo citando apenas algumas das inúmeras necessidades de se ingerir gorduras:

A gordura dos alimentos contém nutrientes essenciais, que são os ácidos graxos essenciais, tais como o ácido linoléico (ômega 6) e o linolênico (ômega 3).

A gordura na alimentação, além de ser essencial para a digestão, ajuda a transportar as vitaminas lipossolúveis (A, D, E e K) para o organismo.

A gordura, quando empregada de forma discreta e racional, melhora a palatabilidade do alimento, dando sabor, maciez e textura.

> Saciedade alimentar é um grau de satisfação promovido por uma impressão de se estar bem alimentado, o que na realidade pode não ser verdade.
> Pode ser saudável se houver um balanceamento e bom senso, ou deletério se em quantidades acima da necessidade diária.

A gordura atua no organismo como uma fonte de energia, onde é armazenada e queimada dependendo da necessidade, com uma eficiência de 9 kcal/g.

A gordura também ajuda a manter a temperatura corporal devido a uma camada adiposa sob a pele, além de envolver os órgãos internos, fornecendo uma forma de proteção.

A gordura atua no metabolismo celular combinando-se com a proteína, formando uma substância chamada lipoproteína, que leva a gordura do sangue para todas as células.

> Você necessita daquilo que você necessita, mas você não necessita mais do que você necessita[51].

Após supridas as necessidades do organismo, qualquer quantidade extra é excesso, e sobre ele são nossos comentários a seguir:

Com relação à energia, as gorduras, como já citado, produzem 9 kcal/g, o que é mais que a soma dos carboidratos (4 kcal/g) e das proteínas quando necessário (4 kcal/g). Além disso, a gordura é armazenada de maneira muito eficiente com apenas 4% de perda. O carboidrato é convertido em gordura de armazenamento com 25% de perda.

Pensa-se que estes fatores, em função das características da gordura, possam promover a obesidade[86].

A saciedade alimentar na realidade é conseguida pelo "corpo" que ela oferece, as misturas alimentares e também pela lentificação do esvaziamento gástrico que ela determina[51].

Tipos de Gorduras

Elas se diferenciam quanto ao tipo – que corresponde ao estado de saturação – e quanto à origem.

Existem as gorduras boas – porque são essenciais ao organismo – e as ruins – que além de não serem tão necessárias podem acarretar danos ao organismo.

O estado de saturação confere às gorduras características diferentes e é resultante da proporção de hidrogênio para carbono em suas estruturas. Quanto mais hidrogênio, mais saturada será a gordura.

Gorduras saturadas

As gorduras saturadas são mais pesadas e sólidas à temperatura ambiente e de origem preponderantemente animal.

Grande ingestão de gordura saturada está associada com maior risco de certo cânceres, especialmente o câncer de cólon, próstata e mama[67].

O "National Cancer Institute and Committee on Diet and Health" e o "Food and Nutrition Board of the National Research

Concil", além de outras organizações, fizeram recomendações para práticas de dieta e estilo de vida que podem contribuir para a prevenção do câncer. Entre elas, é enfatizada a limitação da ingestão de alimentos de alto teor de gordura, especialmente de fontes animais[38].

A quantidade de gordura consumida, particularmente a gordura saturada, é o fator que mais influencia o colesterol plasmático. Todas as dietas destinadas a reduzir o colesterol plasmático devem conter baixas quantidades de gorduras saturadas.

PRINCIPAIS FONTES DE GORDURAS SATURADAS:
• Todos os tipos de carnes, embutidos como salsicha, lingüiça, hambúrgueres;
• Laticínios tais como queijo, leite, manteiga, creme de leite;
• Gorduras hidrogenadas, tais como margarinas;
• Gordura de coco, dendê, palma e cacau.

Gorduras Monoinsaturadas

Estas gorduras apresentam-se no estado líquido na forma de óleos, quando em temperatura ambiente.

Até a metade da década de 1980 acreditava-se que as gorduras monoinsaturadas tinham efeito nos níveis de colesterol sanguíneo.

Em 1988 o Lyon Diet Heart Study efetuou um teste, a chamada dieta tipo mediterrâneo, na qual incluía maior consumo de pão integral, frutas, raízes, hortaliças, sementes, azeite de oliva, margarina especial, rica em gorduras monoinsaturadas e poliinsaturadas do tipo 523 (ácido linolênico). Em contrapartida, sugeria uma redução drástica no consumo de carnes.

A finalidade deste estudo era a verificação da possibilidade de redução de um segundo ataque cardíaco.

Após 2 anos, os testes foram suspensos pois já se verificava uma redução de 70% nas mortes. Foi constatada também uma redução do risco de câncer.

Algumas sugestões para substituir as gorduras saturadas por monoinsaturadas:

• Substitua a manteiga ou margarina por azeite de oliva. Dê preferência ao azeite extravirgem (primeira prensa das azeitonas). No desjejum prepare uma pasta temperada de tofu com azeite.

• Você pode substituir os salgadinhos industrializados (tão controvertidos em termos nutricionais) por pão molhado no azeite de oliva, como fazem os europeus do Mediterrâneo;

• Use azeite de oliva para preparar batatas ou legumes *sauté*;

• Use também o azeite de oliva para regar massas como espaguetes;

• Use, para substituir a manteiga ou margarina, a pasta ou óleo de gergelim. O gergelim também contém alto teor de monoinsaturados, além de outras propriedades nutricionais.

ALGUNS VEGETAIS RICOS EM GORDURAS MONOINSATURADAS:

• Azeite de oliva, óleo de canola, óleo de gergelim;
• Abacate;
• Avelã, pistache, amêndoas, macadâmia, noz pecã, nozes em geral, amendoim, castanha de caju, etc.

Gorduras Poliinsaturadas

As gorduras poliinsaturadas, assim como as monoinsaturadas, apresentam-se no estado líquido à temperatura ambiente (óleos).

Neste tipo de gordura estão presentes as gorduras consideradas essenciais. São essenciais porque nosso organismo não consegue sintetizá-las. Diríamos que elas não são simplesmente essenciais, são imprescindíveis.

As gorduras (ácidos graxos) ômega 3 (ácido linolênico) e o ômega 6 (ácido linoléico) são as mais importantes. Entre outros, representam importantes componentes de um plano dietético que promove uma alimentação saudável.

Existem provas recentes de que o aumento do consumo de gorduras (ácidos graxos) ômega 3 pode reduzir o risco do câncer.

Foi comprovado que certas gorduras ajudam a reduzir o processo inflamatório e, acredita-se que evitem a expansão genética que evita o câncer[9].

Estudos recentes revelaram que, ao reduzir a quantidade total de gorduras na alimentação, limitando ao mínimo possível as gorduras saturadas e aumentando a relação entre óleos ômega 3 e ômega 6, o risco de câncer também é reduzido[88].

Existe no entanto uma proporção ideal entre ácidos graxos ômega 6 e ômega 3. O Canadian Health Board recomenda uma proporção de 4:1 a 10:1 [89].

Com o atual sistema americano de alimentação as proporções dietéticas variam de 10:1 a 25:1 [90].

A redução na dieta do ômega 3 é atualmente reconhecida como um fator que pode ter um impacto negativo na saúde. O aumento do consumo de ômega 6 em relação ao ômega 3 pode aumentar o risco de desordens imunológicas e inflamatórias (artrites, lúpus, dermatites atópicas), doenças coronarianas, asma e dores de cabeça[8].

Tudo isto parece complicado. E é! Ainda não existem recomendações específicas.

Para os que já seguem uma dieta vegetariana é menos complicado; basta priorizar o consumo diário de alimentos que contenham altos teores de ômega 3 em relação ao ômega 6.

FONTES DE ÔMEGA 3:	FONTES DE ÔMEGA 6:
• Sementes ou óleo de linhaça; • Sementes ou óleo de linho; • Óleo de canola; • Óleo de soja; • Nozes; • Soja; • Tofu; • Germe de trigo, etc.	• Óleo de girassol; • Óleo de soja; • Óleo de milho; • Sementes de girassol; • Gergelim; • Sementes de papoula; • Sementes de abóbora; • Germe de trigo, etc.

Como observamos, os alimentos que contêm ômega 3 e ômega 6 são quase os mesmos. Exceção feita ao óleo e semente de linhaça e ao óleo de canola, onde a proporção é maior de ômega 3.

No caso do óleo de milho e de gergelim é o inverso.

Para que a proporção de ômega 6 em relação ao ômega 3 seja melhorada, basta utilizar com mais freqüência o óleo de linhaça ou canola, ingerir sementes de linhaça (que também é uma ótima fibra alimentar) e usar menor quantidade de óleo de milho e soja.

COLESTEROL

O colesterol é imprescindível ao funcionamento do organismo. Ele não é uma gordura dietética (triglicerídio). É muito comum confundirem o colesterol com gordura saturada dietética.

O colesterol é um composto relacionado com a gordura que é completamente diferente dos triglicerídeos na sua estrutura.

O colesterol é um ESTERÓIDE e é precursor de todos os hormônios esteróis. Existe um componente do colesterol na pele que é ativado pelos raios ultravioleta e é responsável pela vitamina D no organismo.

O colesterol é amplamente distribuído em todas as células do organismo, principalmente no tecido nervoso e no cérebro. É responsável pela formação dos ácidos biliares, emulsificam as gorduras para digestão enzimática. É um componente essencial para as membranas celulares. É importante no metabolismo corporal como precursor dos hormônios sexuais.

O suprimento do colesterol é produzido nos tecidos corporais, principalmente no fígado.

Todo colesterol necessário (cerca de 800mg/dia) para que as funções citadas e muitas outras ocorram, é sintetizado pelo próprio organismo, não tendo a necessidade de ingeri-lo na alimentação[51, 8].

O colesterol só é encontrado em alimentos de origem animal. Vegetais não possuem colesterol, pois o colesterol é produzido pelo fígado.

Para reduzir doenças advindas do consumo de colesterol, recomendações dietéticas indicam que a quantidade máxima de colesterol que um indivíduo deve ingerir é de 300mg/dia[67].

> Um único ovo contém em média 460mg de colesterol[50], que é uma quantidade excessivamente maior do que a estabelecida como limite.

Com o que foi dito, deduzimos que se uma pessoa não ingere colesterol algum, o organismo ainda assim sintetizará o suprimento necessário[51].

Para a redução de colesterol na dieta, sugerimos a substituição de produtos de origem animal por vegetal.

Por exemplo, o leite animal pode ser substituído por leite de soja, de arroz, de amêndoas, de trigo, etc. A manteiga pode ser trocada por azeite de oliva. O ovo, em alguns casos, por tofu. Mais adiante daremos sugestões de dieta, cardápios e receitas, quando então o leitor poderá ser apresentado a uma dieta vegetariana.

CAPÍTULO VI

MICRONUTRIENTES
(ANTIOXIDANTES)

Vitaminas - Sais Minerais

Antioxidantes são substâncias que podem inibir reações livres, tais como espécies reativas de oxigênio. Em outras palavras, eles conseguem desarmar os oxidantes que são os carcinógenos predominantes.

O antioxidante inibe a oxidação de ácidos graxos poliinsaturados e a formação de radicais livres nas células. Substâncias antioxidantes ajudam a neutralizar os radicais livres na célula, protegendo as pessoas susceptíveis a tal estresse oxidativo[51].

Do ponto de vista biológico, podemos definir antioxidante como aqueles compostos que protegem os sistemas biológicos contra os efeitos deletérios dos processos ou das reações que levam à oxidação de macromoléculas ou estruturas celulares[15].

Existem, teoricamente, dois tipos de antioxidantes: os que inibem a fase de propagação, também chamados de inibidores, e os que interrompem a seqüência de auto-oxidação em cadeia, reagindo com os radicais livres para produzirem produtos estáveis[15].

Dentre os antioxidantes podemos citar: as vitaminas, os sais minerais, alguns aminoácidos, as enzimas, alguns hormônios, etc.

Convém lembrar que todos os antioxidantes são importantes e indispensáveis ao organismo, porém, neste trabalho, estaremos enfatizando apenas aqueles comprovadamente mais eficazes no tratamento e prevenção do câncer.

VITAMINAS

As vitaminas atuam no desenvolvimento estrutural e na integridade dos tecidos, além de controlar o metabolismo proteico e energético pelo seu desempenho nos sistemas enzimáticos das células. Sua deficiência pode causar afecções específicas, além de, no caso do câncer, não produzir os efeitos de prevenção e tratamento. As vitaminas não são produzidas pelo nosso corpo, devendo ser supridas pela alimentação [51].

As vitaminas consideradas mais eficazes no combate ao câncer são: o betacaroteno (provitamina A), vitamina A (retinol), vitamina C, E e D, além de algumas do complexo B, como a vitamina B6 (piridoxina), ácido fólico, etc.

Uma vitamina depende de outra para que possa existir um efeito sinérgico, e, na realidade, todas elas, além das quatro já citadas, têm uma colaboração importantíssima, porém de uma forma indireta, estimulando, por exemplo, o sistema imunológico; outras, ajudando a absorção pelo organismo de determinados minerais.

O efeito sinérgico não é observado somente entre as vitaminas, essa interação pode ocorrer entre alguns aminoácidos, enzimas, etc., que, além de funcionar como antioxidante, podem reciclar determinados tipos de vitamina.

É muito importante encararmos o processo de nutrição do nosso corpo como um todo, em vez de ficarmos analisando as partes.

No que concerne às vitaminas e sais minerais, é de extrema importância um bom balanceamento nutricional entre estes diferentes elementos para que eles possam operar em sinergismo. Esse processo de sinergismo é fundamental para um bom rendimento dos antioxidantes no combate aos radicais livres. A relação especial que ocorre entre as vitaminas C e E e outros nutrientes (betacarotenos, antocianidinas, ácido lipóico e coenzima Q) é um dos exemplos mais impressionantes da potencialização das forças de diferentes membros isolados, quando unidas em um trabalho grupal (em conjunto).

Quando empregamos a expressão "potencializar", é de forma bastante diferente do senso comum, que imagina que as forças são somadas. Por exemplo, a vitamina C tem um determinado poder de ação no organismo; a vitamina E também possui o seu potencial próprio. Vistas isoladamente, teríamos duas forças diferentes atuando num determinado sentido. Porém, se forem postas trabalhando juntas, e vistas como um todo, suas ações serão potencializadas. O resultado não será mais igual a dois. Digamos que, no mínimo, será igual a três! Isso pode parecer, a princípio, meio confuso, mas não é. Sendo assim, a vitamina C irá fazer o seu trabalho predeterminado tanto em conjunto quanto sozinha. A mesma coisa ocorre com a vitamina E. Quando juntas, porém, a vitamina C tem o poder de reciclar a vitamina E, roubando-lhe o radical livre e permitindo que a vitamina E volte logo ao trabalho, aumentando muito sua capacidade oxidante. A vitamina C, por sua vez, é ajudada da mesma forma pelo betacaroteno, ácido lipóico, etc.

Tudo isso forma um complexo incrivelmente eficiente no combate aos radicais livres; cada elemento do grupo faz a sua parte e ainda ajuda outro elemento, formando interdependências cíclicas, que potencializam (e não somente somam) as forças de cada um.

No esquema abaixo temos uma representação relativamente simplificada deste complexo sistema bioquímico.

Vitamina A

A vitamina A tem a capacidade de ser antioxidante, protegendo o corpo dos danos causados pelos radicais livres, possuindo desta forma propriedades anticancerígenas[39]. A vitamina A pode ser formada pelo betacaroteno, que é chamado de provitamina A. Quando o betacaroteno é ingerido pelos homens e animais, ele é convertido em vitamina A, chamado então de retinol, que é depositado no fígado, rins, pulmões e tecidos gordurosos. As principais fontes de betacaroteno são os vegetais amarelo-escuros e verde-escuros, encontrados em frutas, hortaliças, legumes, etc., tais como brócolis, espinafre, couve, batata-doce, mamão, melão, damasco, abóbora e a tão famosa cenoura – que emprestou seu nome, associando-o ao nome da vitamina (do inglês *carrot*, e do francês *carrotte*).

Outros carotenóides importantes são: o licopeno, a luteína, a zeaxantina e a cripoxantina. Os níveis elevados de carotenóides dietéticos foram ligados à diminuição do risco de diversos tipos de câncer[16]. Licopeno, apesar de ser um carotenóide, não apresenta atividades na vitamina A, e suas propriedades devem ser atribuídas a outros mecanismos de ação[15]. O licopeno poderá ser encontrado no tomate, cenoura, melancia, etc. A zeaxantina é encontrada no espinafre, páprica, milho e frutas. A luteína é encontrada no tomate, cenoura, espinafre, batata, milho e folhas verdes. A ingestão de betacaroteno está associada ao tratamento e prevenção de vários tipos de câncer, e sua ingestão, proveniente de frutas e hortaliças cruas, reduz o risco de câncer de pulmão de fumantes e não-fumantes, bem como o câncer de estômago, cólon, próstata e colo de útero[40].

A vitamina A (retinol) é formada no fígado dos animais e dos homens. Se a tomarmos em excesso poderá ocorrer intoxicação do fígado, com prejuízos ao organismo. No entanto, se ingerirmos o betacaroteno, que é a provitamina A, não existirá esse problema, pois, uma vez que o organismo já esteja com os níveis saturados, o betacaroteno será desviado, não formando a vitamina A.

FONTES ALIMENTARES DE VITAMINA A

RDA homens = 1000 ug RE - RDA mulheres = 800 ug RE

ALIMENTO	QUANTIDADE	VITAMINA A (UG)
Cenoura crua	½ xícara = 1 média	2.379
Brócolis fresco	1 médio	1.350
Repolho	½ xícara	790
Folhas de beterraba	½ xícara	1.110
Couve-de-bruxelas	½ xícara	121
Couve	½ xícara	2.223
Milho	1 espiga pequena	93
Dente-de-leão (folhas)	½ xícara	1.843
Espinafre	½ xícara	2.187
Batata-doce assada	1 média	2.769
Tomate	½ xícara	325
Abóbora	½ xícara	1.021
Abacate	1 médio	189
Melão	¼ tam. Médio	1.386
Suco de laranja	½ xícara	75
Mamão	1 xícara (cubos)	735
Pêssego	1 médio	399
Melancia	I fatia	753
Tangerina	1 média	108

Fonte: 51; RE = equivalente de retinol; RDA = necessidade diária recomendada.

CONTEÚDO DE LICOPENO EM ALIMENTOS	
ALIMENTO	LICOPENO (mg/100 g)
Tomate fresco	0,88-4,2
Tomate cozido	3,70
Tomate. Suco	6,20
Tomate pasta	5,40-120
Tomate, sopa, condensada	7,99
Tomate, pó	112-126
Molho de pizza	9-13
Catchup	9-13
Damasco	<0,01
Toranja	3,3
Melão fresco	2-7
Mamão fresco	2-6

* Fonte: 15

Vitamina C

Desempenha importantes funções antioxidantes, enzimáticas e biológico-imunológicas relacionadas ao câncer[5].

De todos os antioxidantes a vitamina C é o mais extraordinário. Acredita-se que ajude a evitar e tratar o câncer da seguinte forma[9]:

- Torna o sistema imunológico mais eficaz
- Estimula a formação de colágeno para "isolar" os tumores
- Impede a metástase (disseminação)
- Mantém intacta a substância ao redor do tumor por meio da inibição de uma determinada enzima
- Evita o vírus que pode causar o câncer
- Acelera a cicatrização nos pacientes de câncer após cirurgia
- Aumenta a eficácia de alguns fármacos quimioterápicos
- Reduz a toxicidade de algumas quimioterapias
- Impede os danos causados pelos radicais livres
- Neutraliza alguns carcinógenos

A evidência epidemiológica de que a vitamina C fornece proteção contra os cânceres que não estão relacionados a hormônios é muito forte[10].

Outras funções incluem a produção do interferon, uma substância antiviral e anticâncer[15].

Existem fortes evidências da ação protetora da vitamina C contra o câncer de esôfago, cavidade oral, de estômago, de pâncreas, de colo de útero, de reto e de mama. Foi descoberto, recentemente, que a vitamina C protege até mesmo contra o câncer de pulmão[41].

As dosagens recomendadas para homens e mulheres é de 60 mg/dia, em condições normais de saúde[15]. Níveis mais altos de ingestão de vitamina C devem ser tomados com a orientação de um médico.

FONTES ALIMENTARES DE VITAMINA C

Alimento (100 g)	Vitamina C (mg)	Alimento (100 g)	Vitamina C (mg)
Brócolis	110	Pimenta vermelha	110
Pimentão	100	Ananás	100
Kiwi	85	Araçá	85
Limão	80	Banana-são-tomé	80
Couve-de-bruxelas	62	Bertália crua	62
Mamão	62	Caju	62
Morango	60	Cereja-do-pará	60
Repolho	60	Couve crua	60
Agrião	60	Coentro, semente	60
Couve-flor	60	Goiaba	60
Tomate	60	Mandioca (pontas e folhas)	60
Laranja	50	Manga	50
Grapefruit	40	Lima	40
Tangerina	31	Melão	31
Ervilha	25		25

Fonte: 9, 50

Vitamina E

Age como o mais potente antioxidante solúvel em gordura da natureza. A vitamina E pode interromper um processo de oxidação, protegendo os ácidos graxos da membrana celular do dano oxidativo[51]; isto quer dizer que, quando existe deficiência de vitamina C, as células ficam mais vulneráveis ao ataque proveniente dos danos oxidativos.

Como um antioxidante, a vitamina E pode proteger o organismo contra os efeitos do envelhecimento, destruindo os radicais livres que causam a degeneração dos tecidos. A vitamina E é incorporada na parcela lipídica das membranas da célula, e protege estas estruturas dos compostos tóxicos, dos metais pesados, das drogas, da radiação e dos radicais livres[15].

As propriedades antioxidantes da vitamina E podem ajudar a afastar o câncer de próstata, combatendo os oxidantes e fortalecendo o sistema imunológico[14].

O interesse corrente na contínua pesquisa sobre a vitamina E e seu papel antioxidante na diminuição do dano celular dos radicais livres tem levado pesquisadores a recomendar o uso de suplementos moderados[42].

Um baixo nível de vitamina E no sangue aumenta de forma expressiva o risco de cânceres relacionados com o fumo e outros tipos. Ingestões superiores ao padrão RDA (necessidade diária recomendada) estão associados de uma forma consistente à redução do risco de câncer[12]. Mulheres com baixos níveis de vitamina E correm um risco maior de contrair o câncer de mama[13].

Tocotrienóis: Também da família da vitamina E, proporcionam benefícios semelhantes aos tocoferóis, no caso de câncer de mama. Foram encontradas concentrações significativas no óleo de palma (dendê), extrato de cevada e óleo de arroz[15].

A vitamina E é sintetizada apenas por plantas; é encontrada primariamente, portanto, nos produtos vegetais, sendo os óleos as fontes mais ricas.[32]

A função antioxidante da vitamina E é sem dúvida seu efeito biológico mais importante. Ela inibe a peroxidação lipídica. A peroxidação lipídica é um processo pelo qual os radicais livres atacam os ácidos graxos poliinsaturados dos fosfolipídios das membranas celulares, desintegrando-os, ficando a célula exposta à entrada de radicais livres e outros tóxicos em suas estruturas[79].

Na realidade, não é a vitamina E propriamente dita que inibe a peroxidação lipídica. Esse processo é realizado pela enzima glutationa peroxidase, em cujo metabolismo se faz necessário a presença do alfatocoferol (vitamina E) e selênio[79].

O padrão RDA (necessidade diária recomendada), equivalentes em alfatocoferóis é de: 10 mg para homens e 8 mg para mulheres.

FONTES ALIMENTARES DE TOCOFEROL (VITAMINA E)

Alimento	Quantidade	Vitamina E (mg)
Óleo de germe de trigo	1 colher de sopa	26, 94
Óleo de girassol	1 colher de sopa	7,14
Amêndoas secas	30 g	6,92
Margarina	1 colher de sopa	1,6
Óleo de milho	1 colher de sopa	2,96
Óleo de soja	1 colher de sopa	2,55
Abacate	1 unidade (270 g)	2,32
Azeite de oliva	1 colher de sopa	1,74

Fonte: 32

Alimento	Quantidade	Vitamina E (mg)
Avelãs secas	4 unidades (28 g)	6,70
Manteiga de amendoim	1 colher de sopa	3
Amendoins secos	28 g	2,56
Óleo de algodão	1 colher de sopa	4,80
Óleo de açafrão	1 colher de sopa	4,6
Nozes secas	4 metades (28 g)	0,73
Manga	1 unidade (200 g)	2,32
Batata-doce	1 unidade (130 g)	5,93
Couve-de-bruxelas	4 cabeças (78 g)	0,66
Repolho cru	½ xícara picado	0,58
Cenoura crua	1 média (72 g)	0,32
Alface	¼ de cabeça (135 g)	0,54
Espinafre	½ xícara picado (28 g)	0,53
Maçã	1 média (140 g)	0,81
Banana	1 média (115 g)	0,31
Pêra	1 média (160 g)	0,83

Fonte: 51

Vitamina B6 (piridoxina)

A piridoxina é um complexo de três compostos químicos – são encontradas em fontes naturais – que são: a piridoxamina, a piridoxal e piridoxol. A vitamina B6, ou piridoxina, sofre grandes perdas pela cocção[50].

A vitamina B6 é necessária para o funcionamento adequado de mais de 60 enzimas e essencial para a síntese normal do ácido nucleico e das proteínas. Participa da multiplicação de todas as células e da produção das hemácias e das células do sistema imunológico. Existem indícios que sugerem uma possível função anticancerígena da vitamina B6. Dentre todas as vitaminas do complexo B, a vitamina B6 é a mais vital para a saúde do sistema imunológico. Existem resultados promissores no tratamento do melanoma humano[61].

A vitamina B6 reduz o efeito terapêutico da levodopa, uma droga usada por portadores da doença de Parkinson[50].

O padrão RDA (necessidade diária recomendada) é de: para homens: 2 mg, e para mulheres: 1,6 mg.

PRINCIPAIS FONTES ALIMENTARES DE VITAMINA B6

Alimento	Quantidade	Vitamina B6 (mg)
Batata assada	1 média	0,70
Abacate (natural)	1 médio	0,48
Banana (natural)	1 média	0,66
Figos secos	10 unidades	0,42
Germe de trigo	¼ de xícara (28 g)	0,28
Brócolis	½ xícara	0,15
Cenoura	1 média	0,11
Soja	1 xícara	0,40

Fonte: 51

Ácido Fólico

Um estudo mostrou que uma alimentação rica em ácido fólico estava associada ao menor risco de câncer de colo de útero[43]. Alguns sinais clínicos em pacientes com deficiência de vitamina B12 podem ser melhorados com a administração de folato, em vez de unicamente vitamina B12[44]. Folato é o nome genérico para um grupo de substâncias que tem propriedades similares, no que diz respeito a propriedades nutricionais e estrutura química. O principal componente é o ácido fólico, que foi extraído de vegetais escuros, folhosos, como o espinafre.

O ácido fólico participa de vários processos metabólicos importantes do organismo, sendo o mais importante a síntese do DNA. O ácido fólico pode prevenir certos tipos de câncer, bem como defeitos congênitos, e é benéfico no tratamento do retardamento mental[52].

A deficiência de ácido fólico não só aumenta a susceptibilidade às alterações cancerosas nos pulmões dos fumantes, como também pode aumentar a malignidade potencial de outros tipos de câncer[52].

O RDA (necessidade diária recomendada) é de, para homens: 200 ug, e para mulheres: 180 ug [51]

FONTES ALIMENTARES DO FOLATO

Alimento	Quantidade	Folato (ug)
Espinafre cozido	1 xícara	262
Feijão-preto cozido	1 xícara	256
Feijão fradinho cozido	1 xícara	358
Abacate	1 médio	113
Germe de trigo	¼ de xícara	100
Ervilhas verdes	1 xícara	51
Laranja natural	1 média	47
Morangos	1 xícara	26
Banana	1 média	22
Grão-de-bico cozido	1 xícara	282

Fonte: 51

Alimento	Quantidade	Folato (ug)
Brócolis cozido	1 xícara	78
Alface romana	1 xícara	76
Repolho cru	1 xícara	30
Farelo de trigo	¼ de xícara	12
Pão integral	1 fatia	14
Amêndoas torradas	28 g	18
Levedura seca	20 g	164

Fonte: 32

Vitamina D (Calciferol)

Há muito considerada importante apenas para a saúde dos ossos, também pode ajudar a reduzir o risco de câncer de mama e do colo de útero. A vitamina D é sintetizada por um processo que envolve a exposição da pele aos raios solares[9].

A vitamina D ajuda o organismo a usar o cálcio. Uma possível explicação para o efeito da vitamina D na proteção contra o câncer é a importância do cálcio para o funcionamento adequado do sistema imunológico. De qualquer forma a presença de ambos os nutrientes em quantidades ideais é sinônimo de menor risco do câncer de cólon e de mama[9]. A vitamina D é a única vitamina cuja forma biologicamente ativa é um hormônio[52].

Conhecida como a vitamina da luz solar, ela é realmente um hormônio produzido no corpo pela ação fotolítica da luz ultravioleta na pele. As exposições modestas à luz solar são suficientes para a maioria das pessoas produzir sua vitamina D, a menos que passem a maior parte do tempo dentro de casa[52].

A alegação de que a vitamina D proporcionaria proteção contra o câncer foi feita em 1985, e cada vez mais indícios de sua veracidade estão ganhando força. A pesquisa das taxas de mortalidade dos cânceres de cólon e mama revela que essas taxas são mais altas em populações menos expostas à luz do sol[53].

A vitamina D, calciferol, é uma substância lipossolúvel derivada do colesterol. É encontrada de três formas: vitamina D1, ou calcíferos; Vitamina D2, ou ergocalciferol, e vitamina D3, ou colecalciferol.

A vitamina D não é abundante nos alimentos habituais. A vitamina D2 é a principal forma ingerida e encontrada nos alimentos, presente, principalmente, nos vegetais e formulações vitamínicas. A vitamina D3, que é produzida a partir do colesterol, é sintetizada na epiderme através da exposição aos raios ultravioleta.

A vitamina D é um modulador do crescimento e diferenciação celular. Há vários trabalhos indicando seu efeito anticâncer: na prevenção e tratamento do câncer de cólon, próstata, pele, etc. Também possui um efeito imuno-modulador no sistema imune[79].

Glutationa

Talvez seja um dos mais importantes antioxidantes dentro das células. É como uma proteína, pois é constituído por três aminoácidos. Ela pode reciclar a vitamina C, multiplicando sua eficácia. Protege o organismo contra os efeitos prejudiciais de carcinógenos, sobretudo radiações. A glutationa protege o DNA e o crescimento celular[17].

Estudos recentes indicam que a glutationa pode ter um papel importante na prevenção e tratamento do câncer, uma vez que ajuda a matar as células cancerosas, ao melhorar a imunidade natural[18].

É fabricada no organismo a partir do aminoácido cisteína, encontrado no alho e em outros alimentos. A glutationa é reciclada de forma eficaz pelas antocianidinas encontradas nas uvas, frutas silvestres e beterraba, o que faz aumentar substancialmente o poder desse importante antioxidante[19].

Ubiquinona (Coenzima Q10)

A coenzima Q10 (Co-Q) não está classificada como vitamina porque podemos fabricá-la no organismo. É um antioxidante essencial que ajuda a proteger as células de carcinógenos, e reciclar a vitamina E. Existem provas de que os portadores de câncer possuem níveis mais baixos de Co-Q. As propriedades redox da Co-Q10 a capacitam a funcionar como um antioxidante lipossolúvel muito semelhante à vitamina E[45].

MINERAIS

São elementos químicos em sua forma inorgânica (o que significa que não estão associados ao carbono). Dessa forma eles são classificados como minerais nutrientes que participam de uma série de processos fisiológicos e bioquímicos necessários à manutenção da saúde[52].

Os minerais representam em torno de 4 a 5 por cento do peso corpóreo, ou 2,8 a 3,5 kg em homens e mulheres adultos. Aproximadamente 50% deste peso é cálcio, 25% é de fósforo e os outros 25 por cento são constituídos dos demais macrominerais (magnésio, sódio, potássio, cloro e enxofre) e dos microminerais (ferro, zinco, iodo, selênio, manganês, flúor, molibdênio, cobre, cromo e cobalto). Os elementos ultratraços, tais como arsênico, alumínio, estanho, níquel, vanádio e silício, representam uma quantidade insignificante de peso[32].

Selênio

Assim como outros minerais, desempenha um papel positivo em muitos estágios do processo canceroso. Ele impede que os genes sejam danificados, ajuda as células a usar o oxigênio de forma mais eficaz e torna mais lenta a divisão celular. Pode ainda ajudar a desintoxicar uma grande variedade de carcinógenos, melhorando a função hepática: o fígado é o principal órgão de desintoxicação do organismo[20].

As ingestões deficientes de selênio podem contribuir para a carcinogênese. Pacientes com alguns cânceres mostraram ter baixos níveis séricos de selênio[32].

Estudiosos constataram uma redução significativa na incidência de câncer de pulmão, colorretal e próstata, e menor índice de mortalidade por câncer de pulmão, no grupo que recebeu selênio[46]. Há indícios cada vez maiores de que os que apresentam níveis nutricionais de certos elementos, como o selênio por exemplo, inferiores ao ideal, podem incorrer num maior risco de determinadas formas de câncer[65].

O selênio é importante para proteger o DNA contra o dano de substâncias oxidantes, pois é essencial para a função de uma enzima denominada "glutationa peroxidase", que converte as perigosas moléculas de oxigênio em moléculas inofensivas[70].

As recomendações nutricionais diárias para adultos (RDA), para o selênio, são de 70 ug para homens e 55 ug para mulheres.

TEOR DE SELÊNIO EM ALIMENTOS VEGETAIS

Alimento	Quantidade	Selênio (ug)
Castanha-do-pará	¼ de xícara	380
Germe de trigo tostado	¼ de xícara	28
Melado de cana	2 colheres de sopa	25
Sementes de girassol	¼ de xícara	25
Granola	1 xícara	23
Pão de trigo integral	I fatia	16

Fonte: 32

Cálcio

Em conjunto com a ação de outros micronutrientes, também é associado com a redução do risco de câncer, principalmente de mama e de cólon[21].

A gordura dietética em excesso resulta num excesso de gordura no intestino. Essa gordura combina com o cálcio para formar sabões insolúveis. Esses sabões insolúveis são executados com conseqüente perda do cálcio incorporado[51]. Há relatos de que uma alta excreção de cálcio acompanha uma dieta de alto valor proteico, especialmente de proteínas animais, devido à geração de ácidos orgânicos, como o sulfato, a partir de aminoácidos que contêm enxofre[55].

Baixa ingestão de cálcio pode ser um fator importante em várias doenças crônicas, tais como no câncer de cólon e a hipertensão, que ocorrem normalmente nas sociedades ocidentais[32].

Alto consumo de proteína animal pode acarretar efeitos danosos, como o excesso de perda de cálcio no corpo, e que permite um declínio da função renal[57].

A necessidade diária recomendada (RDA) do cálcio é de 800 mg para homens e mulheres.

FONTES ALIMENTARES DE CÁLCIO

Alimento	Quantidade	Cálcio (mg)
Espinafre cozido	½ xícara	138
Melado escuro	1 colher de sopa	137
Feijão-branco	½ xícara	64
Laranja	1 média	52
Pão integral	1 fatia	32
Aveia	1 xícara	19
Banana	1 média	7

Fonte: De United States, Dep. of Agriculture-USDA.
Conposition of Foods Handbook n8 series – 1986

Alimento	Quantidade	Cálcio (mg)
Couve cozida	1 xícara	148
Batata assada	1 média	115
Figo seco	10 unidades	269
Mamão	1 médio	72
Amêndoas torradas	28 unidades	148
Feijão-preto	1 xícara	50
Feijão de soja	1 xícara	175
Açúcar mascavo	1 xícara	123
Abacate	1 médio	19
Cenoura crua	1 média	19
Couve-de-bruxelas	½ xícara ou 4 cabeças	28

Fonte: 51

Alimento	Quantidade	Cálcio (mg)
Tofu	½ xícara	100-320
Semente de gergelim	2 colheres de sopa	176
Tahine	2 colheres de sopa	128
Pasta de amêndoa	3 colheres de sopa	129
Brócolis cozido	1 xícara	178
Repolho picado	1 xícara	158
Folha de mostarda	1 xícara	104
Vegetais marinhos	¼ de xícara	104-162

Fonte: 56

Zinco

O zinco está firmemente estabelecido como um dos principais protetores do sistema imunológico e um grande antagonista de doença.

Foi constatado que o nível de zinco dos portadores de câncer de próstata é significativamente abaixo do normal[58]. O elemento tóxico cádmio conhecido como antagonista do zinco pode estimular o crescimento de tecido na próstata e, por este motivo, é considerado carcinogênico.

O cádmio é encontrado em cigarros, fumaçã de escapamentos, água contaminada, alimentos contaminados, etc. As melhores fontes vegetais de zinco são sementes, castanhas, alimentos integrais, ervilhas, favas, lentilhas, feijões, soja e seus produtos, farelo de trigo, etc.

As RDA atuais fixadas para adultos são de 15 mg para homens e 12 mg para mulheres.

FONTES ALIMENTARES DE ZINCO

Alimento	Quantidade	Zinco (mg)
Soja cozida	1 xícara	1,98
Amendoim	28 g	0,93
Lentilha	1 xícara	2,50
Feijão	1 xícara	1,89
Grão-de-bico	1 xícara	2,51
Castanhas de caju	28 g	1,59
Amêndoa	28 g	1,39
Figo seco	10 unidades	0,94
Banana	1 média	0,19
Batata	1 média	0,65
Ervilha	½ xícara	0,95
Repolho picado	½ xícara	0,15
Couve	½ xícara	0,23
Cenoura	1 média	0,14
Couve-de-bruxelas	½ xícara ou 4 cabeças	0,25
Brócolis	½ xícara	0,18
Abacate	1 médio	0,73
Farinha de aveia	¾ de xícara	0,86
Pão de trigo integral	1 fatia	0,42

Fonte: 51

CAPÍTULO VII

ALIMENTAÇÃO E SUPLEMENTAÇÃO DIETÉTICA

Podemos definir alimento como "pegue e pague", ou seja, aquilo que você pegar, ou comer, será exatamente o que você irá pagar oportunamente.

Os alimentos de origem vegetal são excelentes fontes de fibras, vitaminas, minerais e outras substâncias bioativas. Numerosos estudos epidemiológicos examinaram a relação entre a ingestão de frutas e vegetais e a baixa incidência de câncer.

As pessoas com baixo consumo de frutas e vegetais têm aumentado em, aproximadamente, duas vezes mais o risco de câncer, mesmo após o controle de fatores potencialmente fatais. As frutas, em particular, são significativamente protetoras contra os cânceres de esôfago, cavidade oral e laringe. Foi observado também forte evidência desse efeito protetor, presente nas frutas e vegetais, contra os cânceres de pâncreas e estômago, colorretal e de bexiga, e ainda da cérvice, ovário e endométrio[31].

Em estudos realizados, foram propostos possíveis mecanismos pelos quais o consumo de vegetais e frutas pode alterar o risco de câncer. Um grande número de agentes anticarcinogênicos é encontrado nesses alimentos, incluindo: carotenóides, vitaminas C e E, selênio, fibras dietéticas, fitoquímicos como glicosinolato e indóis, licopenos, isotiocianatos, flovonóides, filatos, inibidores de protease, esteróis vegetais, compostos do alho, lignanas, ácido elágico e limoneno[34].

A ingestão de café foi investigada, como um possível fator de risco em alguns tipos de câncer. Seu consumo regular, entretanto, não apresentou uma significativa atuação prejudicial. Alguns estudos indicam que a ingestão do chá verde possivelmente reduz o risco de câncer no estômago[35].

O "National Cancer Institute", o "Commite on Diet and Health', o "Food and Nutrition Board of the National Research Council", além de outras organizações privadas, fizeram recomendações para prática de dieta e estilo de vida que podem contribuir na prevenção do câncer. Estas recomendações da American Cancer Society incluem em sua maior parte a escolha de alimentos provenientes de fontes vegetais (especialmente vegetais crucíferos, como repolho, couve, brócolis, etc.), além da limitação de ingestão de gordura de origem animal; tornar-se fisicamente ativo e limitar o uso de bebidas alcoólicas[38].

De todos os fatores ligados à alimentação, o que mais oferece proteção contra o câncer, sem dúvida alguma, é o aumento de ingestão de frutas, legumes e verduras. Em outras palavras: quanto mais você comer desses alimentos, menor o seu risco[9].

Se corretas as estimativas de que 80 a 90% dos cânceres relacionam-se aos fatores ambientais, e 35% deles relacionam-se à dieta, concluímos que a maioria dos cânceres humanos são potencialmente passíveis de prevenção[69].

Devido à complexidade existente em uma dieta, é um difícil desafio considerar um estudo de sua relação com o câncer. Existe, em cada refeição, literalmente milhares de substâncias químicas agindo. Algumas bem conhecidas, outras não. A dieta contém tanto inibidores como intensificadores de carcinogênese. Além disso, quando um componente é alterado, outras alterações ocorrem simultaneamente. Assim sendo, a partir do momento que recebemos um diagnóstico e a prescrição de uma determinada dieta do médico ou do nutricionista, devemos levá-la à risca, compreendendo a seriedade do assunto.

A ADA (American Dietetic Association) divulga que em doenças como doenças cardíacas, hipertensão, obesidade, diabetes do tipo 2, câncer de pulmão, câncer colorretal, câncer de mama e doenças renais foram encontradas em índices bem reduzidos entre os vegetarianos.

SUPLEMENTAÇÃO DIETÉTICA

Algumas décadas atrás, quando víamos filmes de ficção mostrando o homem do ano 2000 se alimentando, as refeições surgiam sempre sob a forma de pílulas ou cápsulas, geralmente bastante coloridas. Isso levava a crer que a tecnologia iria simplificar tudo, e que todos os nutrientes necessários ao organismo estariam encerrados nessas pílulas, de certa forma, mágicas. Talvez essas imagens tenham ficado um pouco na memória de certas pessoas, resultando hoje numa atitude irresponsável e absurda quanto ao uso de suplementos dietéticos.

Evidentemente todos sabem que a agitação e dificuldades da vida moderna fazem com que nos alimentemos mal. Apesar de quase todas as pessoas reconhecerem que alguma coisa está errada, poucos expressam e admitem conscientemente isso. Alguns então acreditam que tomando suplementos poderão estar suprindo toda a deficiência alimentar do dia-a-dia. Além disso, a automedicação leva muitos às farmácias ou supermercados para adquirirem aqueles complexos vitamínicos ou complementos dietéticos que acham adequados.

É quase que irresistível não levar uma caixa ou um pote, normalmente vistosos e convidativos, contendo vitaminas, sais minerais, etc., principalmente se essa ou aquela marca for comentada em algum programa de televisão, por exemplo, num domingo à noite, onde os efeitos miraculosos poderão ser alardeados e fortalecidos, e dependendo da postura do comentador escolhido, passa automaticamente a ser encarada como informação científica. As promessas de rejuvenescimento, eliminação de rugas, emagrecimento, força, vitalidade, potência, etc., são tentadoras e muito bem realizadas, variando desde uma irresponsável afirmação, até uma displicente "dica", e, geralmente, atingem seus alvos. Essas pessoas, compradoras compulsivas de suplementos, quando questionadas sobre essa atitude, comumente respondem: ".... se não fizer bem, mal não faz." Cuidado! Cuidado mesmo. Pode fazer mal sim, se a real necessidade não for prescrita por um médico ou nutricionista, que terá todas as condições de orientá-lo de forma correta e adequada. Obviamente, o exemplo dado acima não está incluindo as informações dadas por profissionais sérios e conscientes, que podem acontecer através da TV ou outros meios de comunicação, trazendo orientações genéricas e comentários reconhecidamente válidos.

Um exemplo: suplementos de cálcio são amplamente divulgados e vendidos, tanto para crianças como para adultos – principalmente para mulheres de meia-idade, na prevenção ou tratamento da osteoporose. Se não houver critério médico, a alta ingestão de cálcio poderá reduzir a absorção e o equilíbrio do zinco no organismo[59]. Por outro lado, altas doses de zinco podem prejudicar a absorção de ferro a partir do sulfato ferroso que é a forma normalmente encontrada nos suplementos e sais minerais[61].

Como vimos, o uso de suplementos pode não ser tão inofensivo quanto geralmente se propaga.

Se você goza de uma saúde aparentemente normal e ainda acha que pode melhorar, esqueça os suplementos, pelo menos momentaneamente. Tente adequar seu modo de vida àquilo que possa ser considerado como uma vida saudável. Não fume, beba o mínimo possível de álcool, faça exercícios matinais com roupas leves. Respire o ar fresco. Exponha-se ao sol da manhã, por pouco tempo. Coma frutas, legumes, cereais integrais, pães produzidos com grãos integrais, folhas, raízes, feijões, nozes, sementes, etc., e durma regularmente... Se puder organizar dessa forma sua vida, certamente não precisará de suplementos, salvo em casos específicos quando o médico prescreverá. Tudo isso pode parecer difícil ou até impossível, mas não é. Exorcize o ócio.

E POR QUE NÃO ISOLAR O INGREDIENTE ATIVO DE CADA VEGETAL?

Pesquisadores do câncer perguntam por que não isolar o ingrediente ativo de um alimento para produzir uma nova droga. A resposta é que as interações dos nutrientes são cruciais aos seus efeitos sobre a célula pré-cancerosa ou cancerosa. A carcinogênese é um processo complicado que envolve muitas etapas e alimentos completos funcionam de múltiplas formas, modificando elementos de cada etapa do processo[70].

CAPÍTULO VIII

A SOJA NA ALIMENTAÇÃO

A princípio o valor da soja na nutrição humana foi atribuído ao seu alto teor de proteína de boa qualidade[96]. As pesquisas evoluíram e hoje, quando se ouve falar sobre os benefícios que a soja traz à saúde, certamente algumas substâncias como a isoflavona também serão citadas[97].

Dentre os fitoquímicos da soja importantes à saúde, os fitoestrógenos são os mais estudados e dentre os fitoestrógenos destacam-se as isoflavonas (Genisteína, daidzeína).

Fitoquímicos, compostos não nutrientes

Os alimentos à base de vegetais contêm não apenas os principais nutrientes essenciais, tais como gordura, proteína, carboidrato, fibras e micronutrientes (vitaminas e sais minerais), mas também grande número de compostos não nutrientes que são os fitoquímicos.

Nas plantas eles atuam como sistema de defesa natural. Dentre eles, destacamos os flavonóides, os carotenóides e as antamicinas. As fontes dietéticas de fitoquímicos incluem frutas, leguminosas (feijões, soja, etc.), grãos integrais, verduras, nozes, fungos, etc.[90] Os fitoquímicos afetam os processos hormonal e enzimático e reduzem o risco de câncer e de doenças crônicas[63]. Como proteção contra o câncer os alimentos de origem vegetal atuam num processo de desintoxicação de toxinas de drogas, carcinógenos e mutágenos (substâncias que causam mutações no DNA). Essas ações de desintoxicação possuem mecanismos que incluem a neutralização de radicais livres, inibição de enzimas que ativam os carcinógenos e ativação de outras enzimas que desintoxicam os carcinógenos[91].

Em outras palavras, os fitoquímicos podem atuar como agentes bloqueadores ou supressores para reduzir o risco do câncer[92].

Fitoestrógenos da soja

Os fitoestrógenos encontrados em alimentos à base de soja atuam como antioxidantes, bloqueadores de carcinógenos ou supressores de tumorres e podem exercer um efeito protetor contra cânceres relacionados a hormônios, como o câncer de mama por exemplo, pela redução da ligação ao estrógeno a sítios receptores[33].

Os fitoestrógenos podem ser úteis na prevenção ou sobrevida do câncer de próstata, pois esses compostos podem atuar como agonistas do tipo estrógeno, impedindo a testosterona de acelerar o crescimento do tumor. O resultado concreto de uma alimentação rica em fitoestrógenos parece diminuir a carga de estrogênio do organismo e nos proteger contra as prejudiciais substâncias destruidoras de hormônios[9].

Isoflavonas

São substâncias complexas encontradas nos feijões e outras leguminosas, especialmente na soja e seus produtos derivados. Possuem uma estrutura química similar ao hormônio estrogênio, embora sejam mais fracas do que o hormônio produzido pelo corpo. Essa substância presente na soja funciona como estrógeno fraco (agonista) e como antiestrógeno (antagonista)[82]. A explicação provável para o efeito desses compostos semelhantes ao estrogênio é que eles podem bloquear a ação de outros estrogênios mais tóxicos presentes no meio ambiente, talvez ocupando os sítios de recepção e ligação desses estrogênios nas células[1].

TABELA DO CONTEÚDO DE ISOFLAVONA EM ALIMENTOS DE SOJA

Alimento	Mg de Isoflavona em 100 mg de alimento
Óleo de soja	0
Salsicha de soja	15
Broto de soja	41
Grãos cozidos de soja	55
Grãos torrados de soja	128
Leite de soja	10
Shoyo	2
Tofu firme	28
Missô	43
Iogurte de soja	16
Farinha integral de soja	199
Proteína de soja (texturizada)	97

Fonte: 1999, USDA Iowa University Database on Isoflavone content food.

O consumo de soja no Oriente

Pesquisas demonstram que em função do grande consumo de soja entre os orientais (no Japão, um adulto consome em média 23 kg de tofu por ano!), esses povos apresentam menores níveis de colesterol e menor risco de câncer colorretal[84], menor risco de câncer de próstata nos homens, menor risco de câncer de mama nas mulheres, além de ser uma alternativa às mulheres que não fazem reposição hormonal.[98] Embora não exista uma regulamentação oficial com relação ao uso de isoflavonas, pesquisadores da China e do Japão, onde a tecnologia de pesquisa da soja é mais avançada, recomendam a quantidade de 60 mg por dia[97].

Alertamos mais uma vez que a soja eventualmente pode ser útil no tratamento das doenças mencionadas. Na realidade, o sinergismo dos nutrientes vegetais é fator essencial para que os benefícios apareçam. Aconselhe-se com o seu médico ou nutricionista.

CAPÍTULO IX

FIBRAS

As fibras na dieta parecem exercer um efeito preventivo global sobre o risco de câncer. As fibras insolúveis como a celulosa se ligam a carcinógenos lipossolúveis e os removem do intestino. Isto porque a celulose e outras fibras insolúveis aumentam o volume das fezes, diretamente pela absorção de moléculas de água em sua estrutura. As fibras solúveis são amplamente metabolizadas durante o trânsito intestinal e apenas uma pequena fração da fibra ingerida é excretada.

Como elas fornecem nutrientes para as bactérias colônicas, as pectinas, gomas e algumas hemiceluloses nas frutas e hortaliças, aumentam o volume das fezes, por aumentar o crescimento microbiano[62].

Fibras são carboidratos classificados como sendo um polissacarídio não amido, que se constituem em uma complexa mistura de substâncias derivadas das paredes celulares das plantas. Existem basicamente dois tipos de fibra, sobre o aspecto de solubilidade – as solúveis e as insolúveis – podendo estes dois aspectos estar presentes na mesma planta. As fibras só estão presentes em vegetais.

> Não existem fibras em alimentos de origem animal.

Fibras insolúveis

A celulose, a hemicelulose e a lignina são componentes encontrados em grande variedade de plantas. Pelo fato de não se dissolverem em água, são chamadas de fibras insolúveis[56].

A celulose é uma fibra dietética, um carboidrato não digerível encontrado na camada externa de frutas e verduras, constituindo-se assim no material principal das paredes celulares das plantas. Os humanos não conseguem digerir a celulose, porque não possuem as enzimas digestivas necessárias. A celulose permanece então no trato digestivo, contribuindo significativamente para o volume da dieta, sendo que este volume ajuda a movimentar a massa alimentar, estimulando o peristaltismo.

A celulose remove substâncias cancerígenas da parede do cólon. As principais fontes alimentares são: caule e folhas dos vegetais, sementes, grãos integrais, cascas das frutas, legumes, etc.

A hemicelulose é um carboidrato fibroso, não-celulose, que tem como característica absorver água durante o processo digestivo. É benéfica para o tratamento do câncer de cólon e controla os carcinógenos no aparelho intestinal. É encontrada em cereais, principalmente nos integrais e farelos.

A lignina é o único tipo de fibra alimentar insolúvel que não é um carboidrato. No intestino ela se combina com os ácidos biliares, para formar compostos insolúveis, dessa maneira evitando sua absorção. É benéfica na prevenção e tratamento do câncer de cólon. É encontrada no trigo integral, centeio integral, frutas tais como morango, pêssego, pêra, ameixa, bem como em verduras maduras, castanha-do-pará, tomate, cenoura, vagem, ervilha, etc.

> ## FIBRAS INSOLÚVEIS EM ÁGUA
> Lignina, celulose, algumas hemiceluloses.
> Aceleram o trânsito intestinal, aumentam o peso das fezes, reduzem a hidrólise do amido e retardam a absorção de glicose.

Fibras solúveis

As fibras solúveis formam uma solução altamente viscosa, quando dissolvidas em água. Estas substâncias hidrossolúveis são um tipo de resina que auxiliam na aglutinação do colesterol e no controle de sua absorção. Elas auxiliam de uma forma geral na remoção das toxinas do corpo. As principais fibras solúveis são as gomas (encontradas na aveia, nas leguminosas, goma-guár, cevada, etc.), as mucilagens e a pectina.

As fibras solúveis parecem desacelerar a digestão e a absorção de carboidratos e, assim, podem diminuir o aumento dos níveis de açúcar no sangue que ocorre após as refeições[52].

Dentre os alimentos ricos em fibras solúveis estão os feijões, farelos de uma forma em geral, em especial os de aveia e os de cevada, cenoura, gomas (goma-guár e xantana), mucilagens (psilio), as pectinas das frutas, semente de linhaça, gergelim, repolho, cítricos. A pectina é encontrada na maçã, frutas silvestres, laranja, jabuticaba, etc.; é a substância que permite fazer geléias.

> ## FIBRAS SOLÚVEIS EM ÁGUA
> Pectinas, gomas, mucilagens, algumas hemiceluloses. Retardam a passagem intestinal e o esvaziamento gástrico e a absorção de glicose e reduzem o colesterol no soro.

Recomendações de consumo de fibras

Existem evidências de que a população mundial dos grandes centros devem maximizar o consumo de fibras alimentares, ingerindo mais vegetais sob a forma de frutas, verduras, legumes, produtos integrais, etc.

> Suplementos de fibras não são adequados a pessoas saudáveis. Não se justifica o uso indiscriminado de farelos e suplementos[51].

A recomendação é que o consumo de fibras seja em torno de 20 a 35 g por dia[67], que é uma quantidade perfeitamente alcansável através do consumo de legumes, frutas, verduras, legumes, produtos integrais, sementes, nozes, etc.

A Organização Mundial da Saúde propõe a ingestão de no

máximo 40 g por dia de fibras, que deve ser obtida naturalmente, sem suplementação, pois o consumo excessivo de fibra alimentar é capaz de causar um efeito indesejável de combinações minerais (como o caso de Zinco e Cálcio). O excesso de fibras pode evitar a absorção necessária pelo organismo desses minerais[68].

Além disso, quantidades excessivas de fibras podem diminuir a absorção de vitaminas lipossolúveis. Esse excesso pode ocorrer quando são ingeridos suplementos dietéticos de fibras.

Na dieta vegetariana, não existe esta preocupação. Por maior que seja o consumo de fibras, este é feito de uma forma natural. Isto quer dizer que está sendo acompanhada dos outros tantos nutrientes contidos no alimento. Assim, de uma certa forma, compensam-se de um modo harmônico.

Para o uso de suplemento de fibras consulte o médico ou nutricionista.

FONTES ALIMENTARES DE FIBRA

Alimento	Quantidade	Fibra (g)
Todos os farelos	½ xícara	8,5
Farinha de aveia torrada	¼ de xícara	3,2
Pipoca	1 xícara	2,5
Pão de trigo integral	1 fatia	1,4
Feijão comum	½ xícara	7,3
Ervilhas verdes	½ xícara	3,6
Milho	½ xícara	2,9
Batata com casca	1 média	7,5
Couve-de-bruxelas	½ xícara	2,3
Cenoura	½ xícara	2,3
Brócolis	½ xícara	2,2
Vagem	½ xícara	1,6
Tomate picado	½ xícara	1,5
Repolho	½ xícara	1,4
Couve	½ xícara	1,4
Maçã	1 média	3,5
Uva-passa	¼ de xícara	3,1
Ameixa seca	3 unidades	3,0
Morango	1 xícara	3,0
Laranja	1 média	2,6
Banana	1 média	2,4
Abacaxi	½ xícara	1,1

Fonte: 99

TEOR DE FIBRAS EM ALIMENTOS
(em 100 g de alimento)

Alimento	Quantidade (g)	Alimento	Quantidade (g)
Abacate	2,0	Fava, grão verde	3,8
Abiu	3,0	Feijão-fradinho	4,9
Acelga	1,0	Feijões secos	4,3
Agrião	1,1	Gergelim, semente	5,3
Alcachofra	2,0	Goiaba	5,3
Amendoim cru	2,9	Grão-de-bico	3,0
Amendoim torrado	3,2	Guando	8,0
Araçá	5,2	Jaca	3,4
Araruta	2,0	Jenipapo	9,4
Avelã	4,2	Lentilha	3,2
Bacuri	7,2	Malte em pó	5,7
Beterraba, folhas	3,8	Maracujá	16,9
Biscoitos integrais	2,4	Pão de centeio	3,1
Cambucá	7,4	Pão de cevada	2,6
Castanha-do-pará	3,4	Pinhão cozido	18,0
Cevada torrada	5,3	Pupunha	8,9
Cocada	4,1	Repolho	6,3
Ervilha, grão	4,7	Sapoti	9,9
Espinafre	2,4	Soja	4,2
Farelo de cereais	33,0	Soja, farinha	2,5

Fonte: 50

CAPÍTULO X

TABELAS DOS PRINCIPAIS ALIMENTOS

**Açafrão - Alho - Abacate - Abacaxi - Amêndoas
Crucíferas - Cebola - Cenoura - Cogumelo
Laranja - Nozes - Pêra - Manga - Tomate**

AÇAFRÃO (Cúrcuma)

A cúrcuma é encontrada no açafrão-da-terra e foi comprovado que ela protege contra o câncer em todos os seus estágios – no início, na promoção e na evolução. Além disso, desarma um grande número de carcinógenos. Seu ingrediente ativo é a curcumina[72].

A curcumina é um fitonutriente que além de ser antiinflamatório inibe o crescimento do câncer[73].

As propriedades terapêuticas são: carminativa, eupéptica, antiespasmódica, sedativa, emenagoga, antilítica, diurética[93].

COMPOSIÇÃO QUÍMICA DO AÇAFRÃO EM PÓ
(em 100 g de alimento)

Nutriente	Unidade	Quantidade
Retinol (Vit. A)	mcg	0
Tiamina (Vit. B1)	mcg	740
Riboflavina	mcg	1.030
Niacina	mg	5,400
Ácido ascórbico (Vit. C)	mg	25
Calorias	cal	337,0
Glicídios	g	72,10
Proteínas	g	6,30
Lipídios	g	5,10
Cálcio	mg	250
Fósforo	mg	116
Ferro	mg	5,60

ALHO

A alicina é um dos compostos do enxofre presente no alho que confere a ele suas qualidades antibióticas. O alho contém cerca de 200 compostos biologicamente ativos onde uma grande parte deles protege contra o câncer[9].

Os compostos existentes no alho parecem conferir ao fígado a capacidade de desintoxicar substâncias químicas causadoras do câncer, antes que elas provoquem grandes danos. Podemos citar os bioflavonóides, sulfito dialil, além de outros que são conhecidamente anticancerígenos.

O alho auxilia na prevenção e tratamento de quase todos os tipos de câncer, especialmente de cólon, pulmão, estômago, próstata, etc. Em outras palavras, o alho, devido aos seus compostos de enxofre, inibe o crescimento de células cancerosas de um modo geral, mas principalmente dos cânceres de mama e próstata[70].

O alho é uma boa fonte também de ligninas, que são classificadas como fitoestrógenos e contém também sulfetos de alilo, que modificam a atividade do DNA polimerase.

Investigadores da China estudaram extratos de alho (alicina), e o análogo (o dialitrissulfeto), em duas linhas de câncer gástrico humano[15 in56].

Os efeitos protetores do alho contra o câncer ocorreria por três caminhos:

- inibição do metabolismo de células tumorais;
- inibição da iniciação e/ou promoção da carcinogênese e
- modulação da resposta imunolgica.

COMPOSIÇÃO QUÍMICA DO ALHO
(em 100 g de alimento)

Nutriente	Unidade	Quantidade
Retinol (Vit. A)	mcg	0
Tiamina (Vit. B1)	mcg	189
Riboflavina	mcg	156
Niacina	mg	4,6- 54
Ácido ascórbico (Vit. C)	mg	31,1
Calorias	cal	134
Glicídios	g	29,30
Proteínas	g	5,30
Lipídios	g	0,20
Cálcio	mg	38
Fósforo	mg	134
Ferro	mg	1,04
Sódio	mg	62,9
Potássio	mg	607,6
Potássio	mEq	155,79

Fonte: 50

ABACATE

O abacate é considerado uma das frutas mais completas em termos alimentares. Possui um alto teor de óleo monoinsaturado, contém ainda quantidades substanciais de vitamina E e C, além de potássio.

O abacate é um superguardião das células em geral, devido ao seu alto teor em glutationa, principal antioxidante, que, entre outros, ajuda a neutralizar gorduras altamente destrutivas dos alimentos. Por conter pouco açúcar e quase nenhum amido, recomenda-se ao diabético, pessoas com cansaço físico, debilidade do estômago, indisposição para o trabalho e fraqueza em geral[60].

As propriedades terapêuticas são: diurética, carminativa, antiinflamatória, laxante, digestiva, vitaminizante[93].

COMPOSIÇÃO QUÍMICA DO ABACATE
(em 100 g de alimento)

Nutriente	Unidade	Quantidade
Retinol (Vit. A)	mcg	20
Tiamina (Vit. B1)	mcg	70
Riboflavina	mcg	100
Niacina	mg	0,800
Ácido ascórbico (Vit. C)	mg	10,2+
Calorias	cal	162,0
Glicídios	g	6,40
Proteínas	g	1,80
Lipídios	g	16,00
Cálcio	mg	13
Fósforo	mg	47
Ferro	mg	0,70
Sódio	mg	46,2
Potássio	mg	347,1
Potássio	mEq	89,00
Ácido oxálico	mg	23.0

ABACAXI

O abacaxi é um alimento energético e diurético. O suco desta fruta possui a enzima proteolítica bromelina, que desdobra proteínas, as quais em meio alcalino ou neutro transformam as matérias albuminóides provenientes dos alimentos em protease e peptonas, auxiliando a digestão. Possui também um fermento albuminóide, com propriedades de separar as proteínas dos alimentos, digerindo-as, trabalho reservado aos sucos gástricos[60].

Rico em fibras, o abacaxi auxilia o funcionamento dos movimentos peristálticos dos intestinos, assim como também na eliminação de toxinas e colesterol. O xarope feito a partir do fruto também auxilia no tratamento de bronquite[93].

As propriedades terapêuticas são: vitaminizante, laxante, eupéptica, anti-séptica, antiartrítica, antilítica, diurética, vermífuga, estomáquica[93].

COMPOSIÇÃO QUÍMICA DO ABACAXI
(em 100 g de alimento)

Nutriente	Unidade	Quantidade
Retinol (Vit. A)	mcg	3
Tiamina (Vit. B1)	mcg	30
Riboflavina	mcg	40
Niacina	mg	0,400
Ácido ascórbico (Vit. C)	mg	72,8
Calorias	cal	39,0
Glicídios	g	7,40
Proteínas	g	1,00
Lipídios	g	0,60
Cálcio	mg	22
Fósforo	mg	22
Ferro	mg	0,90
Sódio	mg	31,5
Potássio	mg	155,2
Potássio	mEq	32,10
Ácido oxálico	mg	6,0

AMÊNDOAS

As amêndoas são ricas em letrila, que atua como um agente anticancerígeno[66].

De todas as frutas oleaginosas, a mais aconselhável para o consumo é a amêndoa, porque na sua composição química contém uma grande quantidade de aminoácidos enxofrados, vitaminas, minerais, proteínas de alto valor biológico, gorduras essenciais monoinsaturadas e um valor calórico excepcional[96].

As propriedades terapêuticas são: antiinflamatória, cicatrizante, antiasmática, antiálgica, antilítica, antiácida, antianêmica, vermífuga, antiespamódica[93].

COMPOSIÇÃO QUÍMICA DA AMÊNDOA
(em 100 g de alimento)

Nutriente	Unidade	Quantidade
Retinol (Vit. A)	mcg	58
Tiamina (Vit. B1)	mcg	150
Riboflavina	mcg	500
Niacina	mg	1,800
Ácido ascórbico (Vit. C)	mg	3,6
Calorias	cal	640
Glicídios	g	19,60
Proteínas	g	18,60
Lipídios	g	54,10
Cálcio	mg	254
Fósforo	mg	457
Ferro	mg	4,40
Sódio	mg	93,2
Potássio	mg	622,4
Potássio	mEq	159,59
Ácido úrico	mg	19,0

Fonte: 50

VEGETAIS CRUCÍFEROS

É uma família de vegetais cujas folhas crescem em forma de cruz. São eles: repolho, brócolis, couve-de-bruxelas, couve-flor, mostarda, rabanete, nabo, agrião, etc.

A ingestão de vegetais crucíferos de forma alternada, porém contínua, pode reduzir o risco de cânceres.

Os fitonutrientes presentes nos vegetais crucíferos são os glicozinatos que parecem ajudar na desintoxicação de alguns carcinógenos, além de suportar a carga de exposição diária às toxinas, ajudando o organismo a produzir enzimas desintoxicantes[9].

Os glicosinatos, juntamente com os fitoestrógenos, são capazes de proteger contra os cânceres relacionados a hormônios.

Os membros da família das crucíferas são excelentes fontes de isotiociamatos, indóis, tiocianatos e nitrila, substâncias químicas que podem oferecer proteção contra o câncer[94].

Para que os vegetais crucíferos não percam suas propriedades, é melhor ingeri-los na sua forma crua, ou levemente cozidos. Um cozimento demorado tenderia a destruir os indóis.

BRÓCOLIS: Certas substâncias químicas, como as do brócolis, estimulam as células a produzirem proteínas que protegem o DNA[70].

O brócolis parece produzir ótimos resultados no combate ao câncer e particularmente ao câncer de mama, devido à presença de indóis. Uma forma de estrógeno ligado ao câncer de mama, útero e endométrio.

O brócolis é um alimento riquíssimo em nutrientes no que diz respeito à quantidade de variedade e qualidade, tanto que é dito que é um dos alimentos mais densos em nutrientes. É riquíssimo também em betacaroteno, que é um poderoso anticâncer. É também uma das fontes mais ricas em vitamina C, ferro e cálcio que se conhece, além de enxofre, potássio e traços de selênio.

Segundo a Sociedade Americana do Câncer, o brócolis pode reduzir a incidência do câncer de cólon, estômago e esôfago.

Possui também uma substância fitoquímica, o sulforafano, também encontrado na couve-de-bruxelas, que induz a uma maior atividade enzimática. Também funciona como antioxidante, enquanto estimula a formação de outro oxidante, a glutationa. O sulforafano aumenta a decomposição e a excreção de carcinógenos do fígado[70].

O brócolis contém, além da luteína, a glutationa, que também pode ajudar muito no combate ao câncer.

Para selecionar o brócolis, deve-se escolher aqueles que apresentam a cor verde-escuro, não possuindo nenhuma flor que esteja amarelada ou murcha, pois isto pode indicar que já está velho, com a conseqüente perda nutricional.

Caso não se conheça a procedência do brócolis, recomendamos, antes de usar, colocar de molho numa água com 1 colher de sopa de hipoclorito de sódio para cada litro de água. Deixar por 10 minutos, no mínimo, e enxaguar.

As folhas e talos do brócolis também são comestíveis, chegando a apresentar conteúdo muito superior às flores em cálcio, ferro, vitamina A, tiamina e niacina.

As propriedades terapêuticas são: calcificante, antiinflamatória, vitaminizante, emoliente, laxante, diurética, calmante, etc.[103].

COMPOSIÇÃO QUÍMICA DO BRÓCOLIS (FLORES COZIDAS)
(em 100 g de alimento)

Nutriente	Unidade	Quantidade
Retinol (Vit. A)	mcg	200
Tiamina (Vit. B1)	mcg	120
Riboflavina	mcg	110
Niacina	mg	0,350
Ácido ascórbico (Vit. C)	mg	24,6+
Calorias	cal	37,0
Glicídios	g	5,50
Proteínas	g	3,30
Lipídios	g	0,20
Cálcio	mg	130
Fósforo	mg	76
Ferro	mg	1,30
Sódio	mg	41,7
Potássio	mg	255,2
Potássio	mEq	65,44
Purinas	mg	40,0

Fonte: 50

CEBOLA

A principal função da cebola é a de purificar o sangue. É alcalinizante, remineralizante, eficaz nas enfermidades dos rins, eliminando os cálculos. Indicada para todas as doenças respiratórias e digestivas como na litíase hepática, intoxicação e inflamação do fígado[96].

Algumas literaturas indicam as cebolas de coloração roxa e amarelada como maiores fontes das vitaminas e propriedades medicinais.

A cebola é também um vegetal muito rico em potássio. Dietas pobres em potássio e ricas em sódio tornam as células doentes. Estas células doentes podem não conseguir produzir as quantidades adequadas de energia para as necessidades do organismo e isso pode provocar quase todas as doenças, inclusive câncer[52].

As propriedades terapêuticas são: depurativa, emoliente, diurética, laxante, antibiótica, antitérmica, antitussígena, antohemorrágica, calmante, alcalinizante, mineralizante, antiálgica, anticoagulante, aperiente, vermífuga[93].

COMPOSIÇÃO QUÍMICA DA CEBOLA
(em 100 g de alimento)

Nutriente	Unidade	Quantidade
Retinol (Vit. A)	mcg	13
Tiamina (Vit. B1)	mcg	90
Riboflavina	mcg	30
Niacina	mg	0,200
Ácido ascórbico (Vit. C)	mg	47,0+
Calorias	cal	42,0
Glicídios	g	10,50
Proteínas	g	0,80
Lipídios	g	0,20
Cálcio	mg	34
Fósforo	mg	20
Ferro	mg	0,70
Sódio	mg	19,4
Potássio	mg	156,6
Potássio	mEq	4010
Ácido oxálico	mg	10,0

CENOURA CRUA

A cenoura é por princípio um alimento anticancerígeno pois é rica em betacaroteno (provitamina A). Deve ser consumida de preferência crua. Apesar do caroteno resistir ao cozimento brando, por 8 ou 10 minutos, sem muita perda, existe o comprometimento das demais vitaminas, que são os antioxidantes que em conjunto trarão os benefícios no tratamento e prevenção do câncer.

A cenoura deve fazer parte da dieta, podendo ser consumida de diversas formas, crua em saladas e sucos, cozida em sopas, bolos, tortas, suflês, etc.

Não existe "overdose" de betacaroteno, pois o que não for aproveitado pelo organismo será naturalmente eliminado. O excesso de consumo de caroteno pode conferir à pele aspecto alaranjado, conhecido como carotenodemia, o que é um bom sinal. Isto mostra como a gordura subcutânea, bem como de todo o corpo, pode armazenar vitaminas lipossolúveis.

Escolha sempre as cenouras mais lisas, firmes, sem rachaduras ou machucadas, sem que a extremidade superior esteja empretecida.

Opte sempre que possível por produtos cultivados de forma orgânica e aproveite as folhas para farofas, tortas, sopas e sucos.

Além de betacaroteno, a cenoura é rica em cálcio, sódio, fósforo, ferro, potássio, vitamina C, vitaminas do complexo B, etc.

As propriedades terapêuticas são: vitaminizante, aperiente, colagoga, antianêmica, diurética, antiespasmódica, laxante, antiinflamatória, antitussígena, carminativa, neurotônica, vermífuga, antissética, alcalinizante, depurativa, emenagoga, lactígena[93].

COMPOSIÇÃO QUÍMICA DA CENOURA
(em 100 g de alimento)

Nutriente	Unidade	Quantidade
Retinol (Vit. A)	mcg	1.100
Tiamina (Vit. B1)	mcg	60
Riboflavina	mcg	50
Niacina	mg	0,600
Ácido ascórbico (Vit. C)	mg	26,8
Calorias	cal	50,0
Glicídios	g	10,70
Proteínas	g	1,20
Lipídios	g	0,30
Cálcio	mg	56
Fósforo	mg	46
Ferro	mg	0,60
Sódio	mg	53,7
Potássio	mg	328,6
Potássio	mEq	84,26
Ácido oxálico	mg	33,0
Purinas	mg	2,0

COGUMELO

Existem alguns cogumelos que têm a capacidade de estimular o sistema imunológico, dentre eles, o *shiitake.*

O cogumelo *shiitake,* conhecido também como cogumelo da floresta japonesa (*Lentinus edodes*), é o cogumelo comestível mais popular do Japão. Foi empregado durante milhares de anos na medicina indiana tradicional. É conhecido como tônico, estimulante e auxilia na prevenção de derrames cerebrais hemorrágicos.

Demonstrou-se recentemente que extratos do cogumelo podem reduzir os níveis de colesterol e têm efeitos antitumorais, antivirais, e imunoestimulantes. Aparentemente o principal componente terapêutico do cogumelo é o polissacarídeo lentinan. O lentinan é definitivamente um estimulador imunológico. Entre outras coisas, aumenta a produção de interleucina-1 e interferon[52].

Pela riqueza de seu conteúdo em vitaminas, tais como as do complexo B e a coenzima biotina, o cogumelo distingue-se como alimento nobre na alimentação humana. A vitamina B5 (ácido pantotênico) faz parte do complexo B e da coenzima A, que possui um papel básico na liberação de energia dos lipídios, glicídios e proteínas. Também tem influência na síntese de aminoácidos formadores de proteínas, ácidos graxos, triglicerídios e esteróis[96].

O maitake, outro tipo de cogumelo, contribui para a regressão do tumor de câncer de mama, pulmão e fígado.

COMPOSIÇÃO QUÍMICA DO COGUMELO
(em 100 g de alimento)

Nutriente	Unidade	Quantidade
Retinol (Vit. A)	mcg	1
Tiamina (Vit. B1)	mcg	85
Riboflavina	mcg	75
Niacina	mg	1,100
Ácido ascórbico (Vit. C)	mg	3,0
Calorias	cal	18,4
Glicídios	g	2,40
Proteínas	g	1,70
Lipídios	g	0,20
Cálcio	mg	3
Fósforo	mg	136
Ferro	mg	1,00
Sódio	mg	114,3
Potássio	mEq	669,2
Colesterol	mg	171,59
Purinas	mg	18,0
Ácido úrico	mg	54,0

Fonte: 50

LARANJA

A laranja possui papel importante para nosso organismo, pela rica quantidade de vitaminas que possui. Seu maior emprego é para fornecer vitamina C, pois sua falta pode causar uma série de desordens orgânicas, entre elas a astenia (cansaço), inapetência, doenças nos músculos, nas articulações e nervos, tendência para hemorragia da pele e mucosa, lesões orgânicas e inflamações digestivas e urinárias[60].

A vitamina C interfere no metabolismo do ferro, da glicose e de outros glicídios. A ação de altas doses desta vitamina, especialmente durante o esforço muscular intenso e de breve duração, exerce efeito benéfico sobre a resistência à fadiga, além de ser empregada também como um antioxidante. Vale ressaltar que muitos fatores influem sobre o teor de vitamina C nos alimentos, quer em estado fresco ou após processamento caseiro ou industrial, tais como espécie, variedade, época de colheita, transporte e armazenamento[50].

Para se aproveitar melhor as vitaminas da laranja, recomenda-se consumi-la in natura. Ao se extrair o suco, deve-se evitar processá-lo no liquidificador, pois se perde grande parte da vitamina C.

É indicada a ingestão de fontes de vitamina C, como por exemplo a laranja, juntamente com feijão e alimentos ricos em ferro, pois esta vitamina auxilia na absorção do ferro. Portanto, pode-se servir um suco de laranja ou pedaços de laranja em saladas, ou também como sobremesa, junto às refeições.

Recentemente, pesquisadores da Grã-Bretanha demonstraram pela primeira vez uma ligação direta entre os níveis de vitamina C no estômago e a capacidade relativa dos sucos gástricos de promoverem alterações potenciamente cancerosas nas células do estômago. A descoberta foi que a vitamina C reduz quase pela metade as alterações celulares que levam comumente ao câncer de estômago[52].

As propriedades terapêuticas são: eupéptica, diurética, aperiente, colagoga, vitaminizante, alcalinizante, depurativa, laxante, antiinflamatória, calmante, antiespasmódica[93].

COMPOSIÇÃO QUÍMICA DA LARANJA
(em 100 g de alimento)

Nutriente	Unidade	Quantidade
Retinol (Vit. A)	mcg	13
Tiamina (Vit. B1)	mcg	90
Riboflavina	mcg	30
Niacina	mg	0,200
Ácido ascórbico (Vit. C)	mg	47,0+
Calorias	cal	42,0
Glicídios	g	10,50
Proteínas	g	0,80
Lipídios	g	0,20
Cálcio	mg	34
Fósforo	mg	20
Ferro	mg	0,70
Sódio	mg	19,4
Potássio	mg	156,6
Potássio	mEq	4010
Ácido oxálico	mg	10,0

MORANGO

É rico em ferro, potássio, também ácido elágico, que atua no organismo neutralizando determinados carcinógenos existentes na fumaçã e cigarros.

Rico também em vitamina C, outro antioxidante que ajuda no tratamento do câncer.

Por seu grande conteúdo de açúcares naturais, enzimas, fermentos e vitaminas, reconhece-se no morango um excelente alimento[60].

Deve ser evitado pelos obesos, diabéticos e por aqueles que têm tendência a apresentar urticárias[93].

As propriedades terapêuticas são: diurética, adstringente, antilítica, eupéptica, antianêmica, vulnerária, neurotônica[93].

COMPOSIÇÃO QUÍMICA DO MORANGO FRESCO
(em 100 g de alimento)

Nutriente	Unidade	Quantidade
Retinol (Vit. A)	mcg	3
Tiamina (Vit. B1)	mcg	30
Riboflavina	mcg	40
Niacina	mg	0,400
Ácido ascórbico (Vit. C)	mg	72,8
Calorias	cal	39,0
Glicídios	g	7,40
Proteínas	g	1,00
Lipídios	g	0,60
Cálcio	mg	22
Fósforo	mg	22
Ferro	mg	0,90
Sódio	mg	31,5
Potássio	mg	155,2
Potássio	mEq	32,10
Purinas	mg	6,0

NOZES

São boas fontes de tiamina, niacina, fósforo, zinco, folato e algumas são fontes de selênio, cobre, magnésio, manganês e vitamina E.

Os flavonóides são encontrados em todos os tipos de nozes. Esses antioxidantes ajudam a reduzir a formação de substâncias no organismo que podem contribuir para o desenvolvimento do câncer. São excelentes fontes de calorias devido ao seu alto teor de gorduras. Neste caso, essas gorduras são monoinsaturadas e poliinsaturadas em sua maior parte que, como sabemos, são as gorduras essenciais. Em função disso, na pirâmide de nutrição do departamento de agricultura dos Estados Unidos, as nozes fazem parte do grupo da carne, onde são consideradas fontes de proteína[70].

As nozes são um complemento de energia. Seu alto valor calórico e nutritivo supera muito outros alimentos: é um dos poucos alimentos de origem vegetal que contêm proteínas de alta qualidade ou completas. O alto valor de gordura existente na maioria das nozes faz com que sejam consideradas um alimento essencial. As nozes são ricas em vitaminas do complexo B, minerais e aminoácidos[60].

As propriedades terapêuticas são: neurotônicas, nutrientes, laxantes, antianêmicas, antidiabéticas, antiespasmódicas, adstringentes[93].

COMPOSIÇÃO QUÍMICA DA NOZ
(em 100 g de alimento)

Nutriente	Unidade	Quantidade
Retinol (Vit. A)	mcg	3
Tiamina (Vit. B1)	mcg	330
Riboflavina	mcg	130
Niacina	mg	0,900
Ácido ascórbico (Vit. C)	mg	2,0
Calorias	cal	705,2
Glicídios	g	13,00
Proteínas	g	18,40
Lipídios	g	64,40
Cálcio	mg	83
Fósforo	mg	380
Ferro	mg	2,10
Sódio	mg	3,0
Potássio	mg	432,0
Potássio	mEq	110,77

Fonte: 50

PÊRA

Contém pectinas, fibras solúveis que auxiliam no tratamento e prevenção do câncer, limpando as toxinas do organismo. Certos tipos de pêra têm mais pectina que a maçã. Contém também a ligninas tipo de fibra alimentar insolúvel, que é benéfica no tratamento de câncer de cólon.

A pêra também é rica em vitaminas do complexo B, vitamina C, fósforo, potássio e cálcio.

Pelo seu alto teor de açúcares, vitaminas e minerais, a pêra tornou-se um alimento essencial para crianças, adultos e idosos, e deve sempre ser incluída no cardápio da boa alimentação[60].

As propriedades terapêuticas são: hipotensora, diurética, antiinflamatória, depurativa, antilítica, nutriente, laxante[93].

COMPOSIÇÃO QUÍMICA DA PÊRA
(em 100 g de alimento)

Nutriente	Unidade	Quantidade
Retinol (Vit. A)	mcg	3,5
Tiamina (Vit. B1)	mcg	40
Riboflavina	mcg	20
Niacina	mg	0,150
Ácido ascórbico (Vit. C)	mg	3,5
Calorias	cal	63,3
Glicídios	g	14,10
Proteínas	g	0,60
Lipídios	g	0,50
Cálcio	mg	15
Fósforo	mg	18
Ferro	Mg	0,32
Sódio	Mg	23,1
Potássio	Mg	131,7
Potássio	mEq	33,76

Fonte: 50

MANGA

Originária da Ásia. Na Índia é um símbolo do amor.

A manga pode auxiliar no tratamento e prevenção de câncer devido ao seu alto teor de betacaroteno (provitamina A), fibra, e outros.

Além dos constituintes físico-químicos, que conferem a ótima qualidade da polpa da manga, seu valor nutricional é elevado, devido à sua riqueza em vitaminas A, C, complexo B e minerais, além de suas enzimas e coenzimas tão necessárias, que atuam em diversos processos metabólicos[56].

As propriedades terapêuticas são: diurética, depurativa, vitaminizante, expectorante, nutriente, adstringente, antiinflamatória[93].

COMPOSIÇÃO QUÍMICA DA MANGA
(em 100 g de alimento)

Nutriente	Unidade	Quantidade
Retinol (Vit. A)	mcg	220
Tiamina (Vit. B1)	mcg	51
Riboflavina	mcg	56
Niacina	mg	0,504
Ácido ascórbico (Vit. C)	mg	43,0
Calorias	cal	64,3
Glicídios	g	0,40
Proteínas	g	0,40
Lipídios	g	0,30
Cálcio	mg	21
Fósforo	mg	17
Ferro	mg	0,78
Sódio	mg	23,0 (Bourbon)
Potássio	mg	154,3 (Bourbon)
Potássio	mEq	39,56 (Bourbon)

Fonte: 50

TOMATE

Licopeno é um pigmento existente no tomate e pode ajudar no tratamento e prevenção do câncer de próstata.

Estudos realizados mostraram que homens que consumiam várias porções de tomate, molho de tomate, suco de tomate, estavam bem menos propensos a desenvolver câncer de próstata do que aqueles que ingeriam poucas porções[39].

Uma outra investigação recente foi realizada em seres humanos, os quais receberam por 21 dias regimes alimentares com ou sem preparados de tomate, contendo cerca de 16 mg de licopeno. Após o período experimental analisaram as concentrações de licopeno plasmático. Este subiu 0,5 mmo/L nos indivíduos que comeram o preparado de tomate, enquanto nos que não o consumiram baixou. Estes cientistas mediram a capacidade de resistência de linfócitos à oxidação e danos ao DNA[15].

Concluíram que o consumo de produtos de tomate reduz a suscetibilidade ou dano oxidativo provocado experimentalmente nos linfócitos[15].

O licopeno, como já foi dito, é um dos fitoquímicos carotenóides encontrados em tomates, goiaba, damasco, etc., e atua como um removedor de radicais livres.

O tomate ainda é muito rico em potássio, que é um dos principais componentes das nossas células. Exerce um papel essencial em muitas das funções mais importantes do nosso corpo, tais como contração muscular, condução nervosa, freqüência cardíaca, produção de energia e síntese de ácido nucléico e proteínas[52].

O tomate é contra indicado, quando verde, nos casos de enfermidades cardíacas e renais, artrite, reumatismo, litíases vesicais e hepáticas[93].

Lembrando que não se deve temperar o tomate com sumo de limão ou vinagre, pois o tomate contém ácido oxálico, que, combinado com o ácido cítrico do limão, ou com o ácido acético do vinagre, resulta em um produto tóxico[60].

As propriedades terapêuticas são: depurativa, anti-séptica, emoliente, alcalinizante, mineralizante, laxante, vitaminizante, cicatrizante[93].

COMPOSIÇÃO QUÍMICA DO TOMATE CRU
(em 100 g de alimento)

Nutriente	Unidade	Quantidade
Retinol (Vit. A)	mcg	60
Tiamina (Vit. B1)	mcg	80
Riboflavina	mcg	113
Niacina	mg	0,450
Ácido ascórbico (Vit. C)	mg	34,3+
Calorias	cal	20,0
Glicídios	g	3,40
Proteínas	g	1,00
Lipídios	g	0,30
Cálcio	mg	9
Fósforo	mg	43
Ferro	mg	1,67
Sódio	mg	42,0
Potássio	mg	209,4
Potássio	mEq	53,69
Purinas	mg	0,36

CAPÍTULO XI

RECEITAS BÁSICAS

Por receitas básicas estamos nomeando aquelas que surgirão com freqüência, como estruturas de quase todas as dietas. Trata-se de ingredientes fundamentais, como alguns molhos, e também leites extraídos da soja ou do coco, sempre acompanhados por tabela nutricional. Evidentemente todos esses produtos poderão ser adquiridos com facilidade, pois existem já prontos, no mercado, e de qualidade confiável. Sendo porém de fácil elaboração e buscando a proposta de acrescentar ao alimento doses extras de energias especiais como o amor, o otimismo, a alegria, aqui vão as orientações necessárias para sua execução.

É sempre bom lembrar a importância de observar a procedência dos alimentos que comprarmos, optando, sempre que possível, por vegetais cultivados de forma orgânica. Recomendado é, também, estarmos sempre atentos às datas de validade, não nos esquecendo de utilizar primeiro os produtos comprados há mais tempo. Um planejamento semanal do cardápio torna-se essencial, para que não faltem ingredientes de última hora nem aconteçam desperdícios ou muitas sobras.

---

* Os valores nutricionais foram extraídos das tabelas de composição de alimentos do ENDEF (IBGE), Tabela de fibras (EDUFF), Tabela da USP, Tabela Americana (USDA). Todas fornecidas por DietPro 4.0.

CATCHUP

O catchup pode ser usado em pratos cozidos, em molho de saladas, ou acompanhando sanduíches. Feito com tomates frescos, sem agrotóxicos e sem conservantes, torna-se saudável e nutritivo.

RECEITA:

21 tomates médios, bem maduros
7 colheres de sopa de açúcar
1 colher de sobremesa de sal
1 colher de sopa de vinagre
temperos a gosto

Colocar os tomates, o sal e o açúcar numa panela e deixar em fogo alto, semitampada, por aproximadamente 25 minutos.

Adicionar a colher de vinagre e deixar mais 5 minutos.

Depois de frio bater tudo no liquidificador e, em seguida, passar por uma peneira.

Pode-se adicionar temperos a gosto, dando toques personalizados.

Conservar sempre na geladeira.

Esta receita de catchup contém:

Nutriente	Quantidade	Unidade
Cálcio	26,80	mg
Calorias	1007,900	cal
Carboidrato	239,5550	g
Cobre	0,01	mg
Ferro	0,304	mg
Fósforo	2,2500	mg
Lipídio	9,9	g
Magnésio	5,50	mg
Manganês	0,06000	mg
Potássio	25,000	mg
Proteína	36,0	g
Selênio	6,0250	ug
Sódio	0,2500	mg

LEITE DE SOJA

O leite de soja é de fácil preparação, muito útil para a preparação dos pratos e também para ser consumido sob a forma de leite.

Aconselha-se temperar com sal e açúcar para equilibrar o sabor.

O leite de soja pode substituir o leite de vaca nas receitas tradicionais.

RECEITA:

7 xícaras de soja em grão
35 xícaras de água quente
1 colher de sopa de açúcar (opcional)
1 colher de chá rasa de sal (opcional)
1 gota de essência de baunilha (opcional)

Deixar a soja de molho por uma noite em bastante água.

Lavar os grãos, esfregando-os nas mãos, para retirar um pouco da película que recobre o grão.

Bater cada xícara de soja com duas de água quente.

Passar por uma peneira e em seguida por um pano de prato ou saco de tule.

Levar o leite obtido ao fogo alto, misturando o açúcar, o sal e a essência. Quando iniciar fervura, reduzir o fogo e contar 20 minutos.

Conservar o leite na geladeira depois de frio.

Valor nutricional de 100 ml de leite de soja fluido

Nutriente	Quantidade	Unidade
Ácido aspártico	0,3410	g
Ácido glutâmico	0,5500	g
Arginina	0,2140	g
Cálcio	4,000	mg
Calorias	33,00	Cal
Carboidrato	1,8100	g
Cobre	0,1200	mg
Fenilalanina	0,1510	g
Ferro	0,5800	mg
Fibra	1,300	g
Folato total	2,000	ug
Fósforo	49,000	mg
Histidina	0,0710	g
Isoleucina	0,1440	g
Leucina	0,2410	g
Lipídios	1,910	g
Lisina	0,1790	g
Magnésio	19,00	mg
Manganês	0,1700	mg
Metionina	0,0400	g
Niacina	0,1470	mg
Peridoxina	0,0410	mg
Potássio	166,000	mg
Prolina	0,1620	g
Proteína	2,7500	g
Retinol/ Eq	3,00	EqR
Retinol/UI	32,00	UI
Riboflavina (B2)	0,070	Mg
Selênio	1,300	ug
Serina	0,1440	g
Sódio	12,00	mg
Tiamina (B1)	0,1610	mg
Tirosina	0,1120	mg
Tocoferol total (Vit. E)	0,0100	mg
Treonina	0,1130	g
Triptofano	0,0430	g
Valina	0,1410	g
Zinco	0,2300	g

OKARA

O resíduo que sobra na peneira, ao liquidificar a soja, é muito nutritivo e chama-se okara.

RECEITA:

Para prepará-lo, proceder da seguinte forma:

Colocar numa assadeira e levar ao forno moderado.

Mexer de vez em quando.

Retirar quando estiver dourado.

Manter em potes bem fechados.

Pode-se usar em biscoitos, pães, farofas, croquetes, sopas, vitaminas, etc.

Valor nutricional de 100 g de Okara

Nutriente	Quantidade	Unidade
Ácido aspártico	6,1005	g
Ácido glutâmico	0,5445	g
Arginina	3,6750	g
Cálcio	2390,500	mg
Calorias	507,500	Cal
Carboidrato	14,9800	g
Cobre	1,3230	mg
Fenilalanina	2,6880	g
Ferro	36,6450	mg
Fibra	8,0500	g
Folato total	101,50	ug
Fósforo	665,000	mg
Histidina	1,6065	g
Isoleucina	2,7370	g
Leucina	4,1965	g
Lipídios	30,5200	g
Lisina	3,6365	g
Magnésio	203,000	mg
Manganês	4,1335	mg
Metionina	0,7070	g
Niacina	1,335	mg
Peridoxina	0,3220	mg
Potássio	829,5200	mg
Prolina	2,9785	g
Proteína	55,2300	g
Retinol/ Eq	59,500	EqR
Retinol/UI	581,000	UI
Riboflavina (B2)	0,3570	Mg
Selênio	60,90	ug
Serina	2,6005	g
Sódio	49,000	mg
Tiamina (B1)	0,5530	mg
Tirosina	1,8480	mg
Treonina	2,2540	g
Tocoferol total (Vit. E)	0,0100	mg
Treonina	0,1130	g
Triptofano	0,8610	g
Valina	2,7860	g
Zinco	5,4950	g

IOGURTE DE SOJA

O iogurte de soja pode ser servido com frutas em calda ou batido sob a forma de vitamina. Muito rico, devendo ser bem temperado com ervas, açúcar e melados para quem pretende substituir o iogurte de leite de vaca. Com sabor acentuado, deve ser preparado com carinho e caprichado nas frutas para dar melhor sabor.

RECEITA:
6 xícaras de soja em grão
30 xícaras de água quente

Deixar a soja de molho por uma noite, em bastante água, na temperatura ambiente. Jogar fora a água e bater cada xícara de soja com duas de água quente.

Passar por uma peneira e em seguida por um pano de prato ou saco de tule.

Levar todo o leite de soja batido ao fogo baixo e cozinhar por 20 minutos, após levantar fervura.

Tampar a panela e deixá-la agasalhada até o dia seguinte, quando o leite deverá estar talhado.

Manter o iogurte na geladeira para não continuar o processo de fermentação.

TOFU

Embora alguns chamem o tofu de queijo de soja, não possui as mesmas características dentro da culinária. Dependendo da preparação, pode ser de leve comparado à ricota. Incorporado a massas, dá umidade e leveza, não interferindo no sabor.

É excelente em tortas, recheios, doces e salgados.

Pode dar consistência a pratos semelhantes ao suflê, deixando a massa aerada. Possui diversas formas disponíveis no mercado, para quem não tem tempo de preparar.

RECEITA:

5 xícaras de grãos crus de soja
26 xícaras de água quente
2 colheres de sobremesa de sal

Tipos de coalhos:

½ xícara de sumo de limão diluído em ½ xícara de água ou
½ xícara de vinagre comum diluído em ½ xícara de água ou
8 colheres de sopa de sal amargo também diluído em ½ xícara de água

Deixar a soja de molho por oito horas.

Bater a soja inchada no liquidificador: para cada xícara de soja inchada colocar duas de água quente.

Passar tudo por uma peneira e depois por um saco de tule (ou pano de prato limpo ou outro pano ralo).

Ferver o leite de soja e cozinhar em fogo baixo por 15 minutos, contando a partir do início da fervura.

Retirar a panela do fogo e colocar o sal e um dos coalhos (já diluído em água).

Esperar 15 minutos e passar o leite (que deverá estar talhado) pelo mesmo saco de tule usado anteriormente.

Pendurar o saquinho e deixar escorrer. Para um tofu mais firme, basta utilizar uma forma própria para fabricação de queijos.

Valor nutricional de 350 ml de tofu

Nutriente	Quantidade	Unidade
Ácido ascórbico	0,700	Mg
Ácido aspártico	6,1005	g
Ácido glutâmico	0,5445	g
Arginina	3,6750	g
Cálcio	2390,500	mg
Calorias	507,500	Cal
Carboidrato	14,9800	g
Cobre	1,3230	mg
Fenilalanina	2,6880	g
Ferro	36,6450	mg
Fibra	8,0500	g
Folato total	101,50	ug
Fósforo	665,000	mg
Histidina	1,6065	g
Isoleucina	2,7370	g
Leucina	4,1965	g
Lipídios	30,5200	g
Lisina	3,6365	g
Magnésio	203,000	mg
Manganês	4,1335	mg
Metionina	0,7070	g
Niacina	1,335	mg
Peridoxina	0,3220	mg
Potássio	829,5200	mg
Prolina	2,9785	g
Proteína	55,2300	g
Retinol/ Eq	59,500	EqR
Retinol/UI	581,000	UI
Riboflavina (B2)	0,3570	Mg
Selênio	60,90	ug
Serina	2,6005	g
Sódio	49,000	mg
Tiamina (B1)	0,5530	mg
Tirosina	1,8480	mg
Treonina	2,2540	g
Tocoferol total (Vit. E)	0,0100	mg
Treonina	0,1130	g
Triptofano	0,8610	g
Valina	2,7860	g
Zinco	5,4950	g

MAIONESE DE TOFU

Com agradável sabor, a maionese de tofu pode ser usada para molhos de saladas ou pastas e patês, servidos com pães frescos, torradinhas, salgadinhos, sanduíches, pastéis assados, etc.

De fácil preparação, é bom sempre ter uma vasilha de maionese fresca na geladeira.

Para variar, pode-se adicionar temperos diversos na preparação da maionese, variando de acordo com o gosto, ou de acordo com os alimentos mais indicados, devido à sua composição nutricional.

RECEITA:

450 g de tofu

½ copo de leite de soja gelado

2 copos de leite de soja

5 colheres de sopa de caldo de limão ou de vinagre

1 colher de sobremesa rasa de sal

temperos a gosto

azeite de oliva gelado

Colocar o tofu picado e o leite de soja no liquidificador, junto com o vinagre, o sal e os temperos.

Ligar o aparelho e ir adicionando o azeite de oliva gelado até obter consistência cremosa.

Manter a maionese na geladeira em recipiente tampado.

MAIONESE DE SOJA

Diferente da maionese de tofu, a maionese de soja é mais leve e com menos sabor, e se presta bem para patês e molhos, que ficam suaves, delicados e saborosos.

RECEITA:

2 copos de leite de soja

3 colheres de sopa de caldo de limão ou de vinagre

1 colher de chá de sal

temperos a gosto

óleo de soja gelado

Colocar o leite de soja no liquidificador, junto com o limão, o sal e os temperos.

Ligar o aparelho e ir adicionando o óleo gelado até obter consistência cremosa.

Manter a maionese na geladeira em recipiente tampado.

LEITE DE COCO

Tradicional na culinária baiana, o leite de coco, além de saboroso em doces, dá um toque especial em pratos salgados, como veremos nas receitas sugeridas.

Pode-se utilizar o leite de coco em vitaminas, preparações de pratos, em doces, mingaus, pudins, etc.

Pode-se também temperar o leite de coco com uma pitada de sal e açúcar.

RECEITA:

2 cocos maduros
água quente

Abrir o coco, retirar toda a polpa e cortar em pedaços.

Bater no liquidificador com água quente suficiente para cobrir os pedaços de coco.

Passar o leite obtido por uma peneira e em seguida por um saco de pano.

O coco que fica na peneira e no saco de pano pode ser aproveitado para biscoitos e granolas.

Manter o leite de coco na geladeira até o momento de utilizar.

GLÚTEN

O glúten é uma substância nitrogênica sólida, formada pelas proteínas do trigo e de certos grãos, que dá a eles o caráter elástico, a gliandina e a guteína.[106]

Muito semelhante à consistência de carne, pode substituí-la em pratos da culinária tradicional. É muito versátil e, por não ter sabor característico, adquire o sabor do tempero da preparação. É também conhecido como "Seitan".

RECEITA:

1 kg de farinha de trigo integral (ou farinha de trigo branca)
3 e 1/4 copos de água

Misturar numa tigela a farinha de trigo com a água e mexer bem.

Virar a massa em superfície lisa e enfarinhada e trabalhar com as mãos até obter uma massa lisa e macia.

Formar uma bola com a massa e deixá-la de molho em água por pelo menos 2 horas.

Após esse período, lavar a massa em água corrente até sair todo o amido, ou seja, até a água da lavagem não estar mais branca.

Pode-se manter o glúten cru ou pré-cozido na geladeira.

Pode-se também temperá-lo no dia anterior ao do preparo da receita, para já ir absorvendo o tempero.

CAPÍTULO XII

DIETAS E RECEITAS

TERAPIA NUTRICIONAL

É reconhecido que o apoio nutricional aumenta o sucesso potencial na cirurgia, na radiação e na quimioterapia. Porém, mesmo tendo consciência da necessidade desse suporte nutricional, nem sempre é possível manter uma conduta que possibilite chegar aos valores esperados. Para isso é necessário haver muita criatividade na elaboração dos pratos, variedades, fontes diferentes dos macronutrientes (proteína, carboidrato e lipídio) e também dos micronutrientes (vitaminas e sais minerais).

O sucesso na cirurgia depende em grande parte do estado nutricional do paciente. Assim como também para o pós-operatório, um apoio nutricional é fundamental para o processo de cura.

Dependendo do local da cirurgia, a alimentação deve ser alterada em sua forma, em quantidade de proteínas, vitaminas, minerais, assim como também no valor calórico total. Há muita variação para cada caso e para cada indivíduo. Existem casos onde há muita perda de proteínas, gorduras, líquidos, má absorção de nutrientes. Por isso, se oriente sempre com seu médico e nutricionista para saber as melhores formas de estar repondo as perdas.

Na radioterapia, comprovadamente, um tecido normal mais resistente pode suportar a quantidade de radiação, atingindo (destruindo) apenas o tecido canceroso.

Dependendo do local que sofre a radioterapida, poderá haver mudanças na palatabilidade, sensibilidade da textura e temperatura dos alimentos, atrofia da mucosa intestinal, perda de pêlos e da área de absorção do intestino, mudanças vasculares, trombose, formação de úlceras ou inflamação, cansaço físico. Com estas e outras alterações, o paciente pode reduzir significativamente a quantidade de alimentos ingeridos, pode se "desanimar" em se alimentar e assim não alcançar os valores necessários de nutrientes.

Como uma "bola-de-neve", os efeitos negativos podem ir aumentando conforme formos "alimentando" os aspectos negativos. Uma forma de melhorar esse quadro é se encher de otimismo e não deixar o desânimo tomar conta. A alimentação tem um papel fundamental e é bom que nunca seja esquecido. Um organismo forte reage melhor, mais rápido e responde melhor ao tratamento, fazendo os resultados positivos aparecerem.

Os agentes quimioterápicos são muito eficientes, porque rompem com os processo normais na célula, responsáveis pelo crescimento e reprodução celulares.[51] Normalmente são utilizados em uma terapia combinada ou como terapia coadjuvante, juntamente com cirurgia ou radiação. [51]

O efeito que a quimioterapia causa nas células cancerosas é o mesmo nas células não-cancerosas, sendo responsável por uma quantidade de efeitos adversos e problemas no manejo nutricional.[51]

Há uma interferência clara no funcionamento normal das seguintes células (normais):

Medula óssea

Os efeitos sobre a medula óssea incluem interferência na produção de células vermelhas do sangue (anemia), células brancas (infecções) e plaquetas (sangramento).

Trato gastrointestinal

Os efeitos gastrointestinais incluem náusea e vômito, estomatite, anorexia, úlceras e diarréia.

Folículos pilosos

Os efeitos sobre os folículos pilosos incluem alopecia (perda de pêlos) e perda geral de cabelos.

São comuns (por uma série de motivos) a perda de apetite, a necessidade de uma dieta mais calórica para repor as perdas causadas pela grande demanda de energia; em alguns casos é necessário aumentar o aporte protéico para reconstrução de tecidos, em outros a palatabilidade fica modificada alterando o sabor e a textura dos alimentos.

Além disso, existem muitas mudanças físicas, emocionais e mentais. Cada indivíduo responde de uma forma, e para todos os casos uma boa alimentação pode melhorar alguns dos desconfortos gerados. O organismo fortalecido responde mais rapidamente ao tratamento e as perdas de energia e de nutrientes podem ser repostas e a própria disposição física e desânimos mentais e emocionais podem ser diminuídos.

Não dispense nunca a ajuda de profissionais da área da saúde, como médicos, nutricionista e psicólogo.

O processo da doença causa três efeitos sistêmicos básicos:[51]

- Anorexia;
- Estado hipermetabólico e
- Balanço negativo de nitrogênio.

Os efeitos podem apresentar grandes variações em cada paciente, conforme o tipo e o estágio da doença.

Em geral, a terapia nutricional lida com dois tipos de problemas: os que estão relacionados com o processo da doença em si e os que estão relacionados ao tratamento médico da doença.

Os problemas alimentares, que constituem um desafio básico na terapia nutricional, são ocasionados pelos efeitos sistêmicos gerais do processo neoplásico da doença e por reações específicas relacionadas ao tipo de câncer. [51]

Neste capítulo, sugerimos o cardápio completo para 1 mês, ou seja, dieta para 4 semanas.

Colocamos as 6 refeições diárias – desjejum, colação, almoço, lanche da tarde, jantar e ceia – para que o leitor vá também se educando em termos de quantidades de refeições. Não é indicado fazer grandes refeições e pular as demais, mesmo que pequenas. É importante distribuir a quantidade de alimentos ingeridos ao longo do dia.

Também ensinaremos a fazer todas as receitas dos pratos sugeridos na dieta. Assim, o preparo dos pratos fica facilitado.

Todas as dietas estarão com o valor nutricional calculado, o que torna possível o acompanhamento das vitaminas e macronutrientes ingeridos (proteínas, carboidratos e lipídios).

CARDÁPIO 1

REFEIÇÃO	QUANTIDADE
DESJEJUM:	
Chá	1 xícara
Pãezinhos com fibra e nozes	2 unidades
Patê de tofu com ervas frescas	2 colheres de sobremesa
Suco de laranja com maçã	1 copo de 350 ml
COLAÇÃO:	
Pêssego	1 unidade média
Castanha-do-pará	3 unidades
ALMOÇO:	
Arroz integral	4 colheres de sopa
Feijão-preto	1 concha média
"Carne" de soja moída	5 colheres de sopa
Purê de batata	2 colheres de sopa cheias
Chuchu na panela de ferro	5 colheres de sopa
Salada de alface, tomate, broto de trigo e palmito	À vontade
Creme de papaia	1 taça pequena
LANCHE:	
Chá	À vontade
Biscoito integral	4 unidades
JANTAR:	
Tabule	5 colheres de sopa cheias
Salada	À vontade
Pão com fibra de soja	2 unidades
Patê	2 colheres de sobremesa
Suco de melão	1 copo de 250 ml
Bombom de abóbora	2 unidades
CEIA:	
Abacaxi com açúcar	1 fatia média

Refeição	Calorias (cal)	Lipídio (g)	Carboidrato (g)	Proteína (g)
Desjejum	409,13	9,68	72,82	9,56
Colação	54,01	3,77	4,87	1,15
Almoço	446,84	9,98	81,80	12,10
Lanche	90,45	2,07	19,23	1,26
Jantar	795,69	44,42	84,71	22,70
Ceia	122,19	0,44	31,03	0,38
Total	1918,32	70,38	294,48	47,26

Refeição	Fibra (g)	Cálcio (mg)	Ácido Ascórbico (Vit. C) (mg)	Retinol (Vit. A) (UI)
Desjejum	6,56	181,20	124,78	513,20
Colação	1,28	–	–	-
Almoço	7,88	109,84	128,25	568,00
Lanche	0,36	3,45	0,00	0,00
Jantar	13,74	195,94	63,22	174,51
Ceia	–	17,49	12,03	17,25
Total	29,83	507,92	328,28	1272,96

Cardápio 1 – Receitas

PÃOZINHO ADOCICADO

Ingredientes:
1 colher de sopa cheia de farinha de trigo integral
2 colheres de sopa de água em temperatura ambiente
1 e ½ colher de sopa de fermento biológico

4 xícaras de farinha de trigo branca
2 colheres de sopa de fibra de trigo
4 colheres de sopa de açúcar mascavo
4 colheres de sopa de óleo
2 xícaras de leite de soja morno
½ xícara de nozes trituradas

Modo de preparar:
Diluir a farinha de trigo integral na água em temperatura ambiente. Juntar o fermento e misturar delicadamente. Deixar em repouso por 40 minutos.

Adicionar os demais ingredientes, exceto as nozes trituradas e trabalhar a massa com as mãos, em superfície enfarinhada. Assim que a massa estiver bem macia e lisa, cortar pequenas partes iguais e formar minipãezinhos.

Colocar um pouco de água morna numa travessa e em outra as nozes trituradas. Molhar rapidamente a parte de cima de cada pãozinho e em seguida passá-lo nas nozes trituradas.

Arrumar todos os pãezinhos numa travessa untada com óleo, deixando um espaço entre eles. Cobrir com um pano e manter protegido do vento por mais 40 minutos. Se for possível, pode-se colocar ao sol, para acelerar o crescimento.

Assim que a massa tiver dobrado de tamanho, levar ao forno preaquecido, a 200ºC. Assar por 45 minutos ou até os pãezinhos estarem levemente dourados.

PATÊ DE TOFU E ERVAS FRESCAS

Ingredientes:
1 copo de tofu amassado
½ xícara de salsa fresca picada
½ xícara de coentro fresco picado
½ xícara de cebolinha verde fresca picada
1 colher de chá de sal
2 colheres de sopa de azeite de oliva
1 dente de alho espremido

Modo de preparar:
Amassar o tofu com um garfo numa travessa e adicionar os demais ingredientes, misturando bem com um garfo. Servir em seguida com pão fresco e conservar na geladeira.

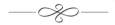

SUCO DE LARANJA COM MAÇÃ

Ingredientes:
2 laranjas maduras
½ maçã
1 colher de chá de gengibre fresco ralado
1 colher de chá de melado de cana

Modo de preparar:
Espremer as laranjas. Bater no liquidificador com a maçã, o gengibre e o melado de cana. Servir em seguida.

ARROZ INTEGRAL

Ingredientes:
1 copo de arroz integral tipo agulhinha

3 copos de água em temperatura ambientes
1 beterraba pequena

Modo de preparar:
Lavar o arroz, colocar numa panela de pedra e adicionar a água e a beterraba lavada. Levar ao fogo alto e quando iniciar fervura manter em fogo baixo, com a panela semitampada, até secar a água.
Tampar a panela e deixar em repouso por 10 minutos antes de servir.

FEIJÃO-PRETO

Ingredientes:
1 xícara de feijão-preto lavado
água
2 colheres de sopa de óleo de milho
3 dentes de alho espremidos
4 cebolinhas doces
½ xícara de cheiro-verde fresco picado
2 folhas de louro
4 colheres de sopa de shoyo
1 colher de chá rasa de sal

Modo de preparar:
Lavar o feijão e colocar numa panela de pressão. Cobrir os grãos com água, deixando ultrapassar aproximadamente dois dedos. Levar ao fogo alto até iniciar pressão. Manter em fogo baixo por aproximadamente 35 minutos (os tipos de feijão podem variar o tempo de cocção até estarem macios).
Numa panela de ferro, aquecer o óleo, dourar o alho espremido, as cebolinhas e em seguida adicionar o cheiro-verde picado e as folhas de louro. Colocar ½ concha do feijão cozido e amassar com a parte de trás da concha na panela, para formar um creme. Temperar com o shoyo e o sal.

Adicionar o restante do feijão cozido, assim como o caldo do cozimento. Manter em fogo baixo por 30 minutos e então servir.

"CARNE" DE SOJA MOÍDA

Ingredientes:
1 xícara de proteína de soja miúda
3 xícaras de água fervendo
1 cebola ralada
4 colheres de sopa de azeite de oliva
2 colheres de sopa de extrato de tomate
½ xícara de água quente
½ xícara de cebolinha fresca picada

Modo de preparar:
Deixar a proteína de soja de molho na água fervendo por 10 minutos e em seguida escorrer a água, passar água fria e escorrer bem, pressionando numa peneira. Reservar.
Numa panela larga, aquecer o azeite por 5 minutos, dourar metade da cebola ralada e adicionar a proteína de soja, deixando refogar por 10 minutos, mexendo sempre com colher de pau.
Adicionar o extrato de tomate e a água morna. Mexer novamente e manter a panela tampada por 15 minutos. Adicionar o restante da cebola ralada e a cebolinha. Misturar bem, deixar por 5 minutos e servir quente.

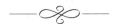

PURÊ DE BATATA

Ingredientes:
3 batatas inglesas grandes
3 colheres de azeite de oliva
1 colher de chá de sal
½ xícara de leite

Modo de preparar:
Descascar as batatas e cozinhá-las numa panela com água. Assim que estiverem macias, mas sem estarem desmanchando, retirar, espremer dentro de uma tigela, adicionar o azeite e o sal. Bater na batedeira e ir adicionando o leite aos poucos, até tornar-se um purê cremoso, mas não mole!

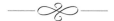

CHUCHU NA PANELA DE FERRO

Ingredientes:
3 chuchus tenros
1 cenoura
3 tomates descascados
4 colheres de sopa de shoyo
½ xícara de salsa fresca picada
½ xícara de coentro fresco picado
1 colher de chá de sal
4 colheres de sopa de azeite de oliva

Modo de preparar:
Encher uma panela média com água e levar ao fogo alto até ferver. Descascar os chuchus e a cenoura e cortá-los em pedaços médios. Colocar todos os pedaços na água fervendo e deixar cozinhar, com a panela tampada, por 15 minutos, ou até estar macio, porém firme. Escorrer a água e reservar o chuchu e a cenoura.
Aquecer uma panela de ferro. Colocar o chuchu e a cenoura cozida, os tomates descascados e cortados em tamanhos semelhantes aos do chuchu. Adicionar o shoyo, a salsa, o coentro, o sal, e tampar. Manter em fogo alto por 10 minutos e então regar com o azeite de oliva.
Servir quente.

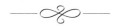

SALADA DE ALFACE, BROTO DE TRIGO E PALMITO

Ingredientes:
10 folhas tenras de alface
½ xícara de brotos de trigo
4 palmitos picadinhos
Molho
caldo de 1 laranja
3 colheres sopa de azeite de oliva
2 colheres de sopa de vinho branco
1 colher de chá de gengibre fresco descascado e bem picadinho
3 colheres de sopa de vinagre balsâmico
1 colher de café de sal

Modo de preparar:
Misturar os ingredientes do molho numa tigela e deixar repousar por 10 minutos.
Colocar as folhas de alface, os brotos e o palmito picado numa travessa, regar com o molho e servir.

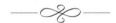

CREME DE PAPAIA

Ingredientes:
1 papaia maduro
1 xícara de leite de soja bem gelado
1 colher de sopa de açúcar demerara
½ xícara de folhas de hortelã sem os cabinhos duros
folhas de hortelã para enfeitar

Modo de preparar:
Abrir o mamão papaia ao meio, retirar as sementes e, com uma colher, retirar toda a polpa, colocando-a no liquidificador. Adicionar o açúcar demerara e as folhas de hortelã. Ligar o aparelho e ir adicionando o leite de soja aos poucos.

Assim que estiver cremoso (sem ficar muito mole), colocar em tacinhas e servir em seguida, com folhas de hortelã enfeitando.

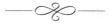

BISCOITO

Ingredientes:
3 colheres de sopa de farinha de trigo branca
2 colheres de sopa de farinha de trigo integral
1 colher de sobremesa de germe de trigo
1 colher de sopa de maisena
1 pitada de sal
1 colher de sopa de açúcar mascavo
1 colher de sopa cheia de leite de soja em pó
3 colheres de sopa de óleo de milho
7 colheres de sopa de água

Modo de preparar:
Em uma tigela misturar as farinhas de trigo com o germe de trigo, a maisena, o sal e o açúcar.
Bater no liquidificador o leite de soja com o óleo e a água e em seguida virar na tigela das farinhas.
Amassar com as mãos em uma mesa enfarinhada e fazer os biscoitos com as mãos. Arrumá-los numa assadeira untada com óleo e farinha de trigo e levar ao forno.
Assar por 30 minutos, aproximadamente, ou até estarem dourados.

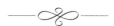

TABULE

Ingredientes:
½ xícara de trigo para quibe
1 xícara de pepino picadinho
2 xícaras de alface cortada em tiras finas

4 colheres de sopa de pimentão vermelho picadinho
4 colheres de sopa de pimentão amarelo picadinho
½ xícara de folhas tenras de hortelã, picadas
1 cebola pequena picadinha
½ xícara de cebolinha verde picada
4 colheres de sopa de coentro picadinho
4 colheres de sopa de salsa fresca picadinha
3 colheres de sopa de azeite de oliva
1 colher de sobremesa de sal
3 colheres de sopa de sumo de limão galego

Modo de preparar:
Deixar o trigo para quibe de molho por uma noite.
Escorrer a água e apertar para retirá-la ao máximo.
Colocar o trigo numa tigela e adicionar os demais ingredientes, na ordem descrita, misturando bem.
Colocar numa travessa e manter na geladeira até o momento de servir.

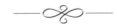

SALADA

Ingredientes:
5 folhas de alface americana
5 folhas de alface crespa
4 folhas de rúcula
3 folhas de agrião
1 rodela de abacaxi pouco ácido
½ xícara de tomate seco
3 colheres de sopa de nozes picadas
Molho doce para a salada
caldo de 2 laranjas doces
3 colheres de sopa de água filtrada
1 laranja descascada, sem sementes, cortada bem miúdo
1 colher de sopa de molho de mostarda
1 colher de chá de açúcar demerara

1 colher de sopa cheia de azeite de oliva
1 pitada de sal

Modo de preparar:
Cortar todas as folhas bem fininhas, colocar numa tigela e adicionar os demais ingredientes. Numa tigela à parte, misturar os ingredientes do molho e regar a salada. Servir em seguida.

PÃO COM FIBRA DE SOJA

Ingredientes:
2 copos de farinha de trigo branca
1 colher de sopa de fibra de soja
1 envelope de fermento seco
1 colher de sobremesa de sal
4 colheres de sopa de óleo
½ copo de água morna

Modo de preparar:
Misturar numa tigela 1 colher de sopa de farinha de trigo com o fermento biológico e 4 colheres de sopa de água. Deixar 30 minutos em repouso. Adicionar os demais ingredientes e amassar com as mão, em mesa enfarinhada, até obter uma massa lisa e macia.
Colocar a massa numa forma própria para pão, untada. Deixar coberta com um pano por mais 30 minutos. Preaquecer o forno e assar o pão por 45 minutos, em temperatura média.

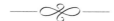

PATÊ DE BERINJELA

Ingredientes:
1 berinjela rajada
2 colheres de pasta de gergelim (tahine)

1 colher de chá de sal
½ pimentão picado
2 dentes de alho espremidos
5 colheres de sopa de azeitona preta picada
2 colheres de sopa de sumo de limão
2 colheres de sobremesa de azeite de oliva

Modo de preparar:
Colocar a berinjela sobre a chama baixa do fogão, virando-a conforme for dourando. Deixar por pelo menos 15 minutos, a fim de cozinhá-la bem por dentro.
Retirar a pele da berinjela, descartando-a. Colocar a berinjela numa tigela e adicionar os demais ingredientes, misturando bem. Manter na geladeira até o momento de servir.

SUCO ESPECIAL DE MELÃO

Ingredientes:
3 copos de água
3 folhas de melissa
3 fatias de melão doce e maduro
açúcar a gosto

Modo de preparar:
Levar a água ao fogo e assim que ferver colocar as folhas de melissa, deixando ferver por 10 minutos. Deixar esfriar e então coar as folhas e bater o chá com o melão picado, com gelo e açúcar a gosto.
Servir em seguida.

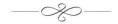

BOMBOM DE ABÓBORA

Ingredientes:
2 copos de abóbora moranga crua ralada
½ copo de açúcar mascavo ou rapadura ralada
1 pitadinha de cravo em pó
1 e ½ barra de chocolate amargo, sem leite

Modo de preparar:
Colocar o açúcar em uma panela larga, levar ao fogo, mexer de vez em quando, e assim que estiver derretido, colocar a abóbora ralada e a pitada de cravo. Tampar a panela e, a cada 5 minutos, mexer para não grudar.
Assim que estiver em ponto de doce, aparecendo o fundo da panela, apagar o fogo e esperar esfriar.
Cortar a barra de chocolate em pedaços e colocar em um pirex. Levar ao fogo, em banho-maria, e mexer o chocolate, delicadamente, até começar a derreter e a ficar cremoso.
Formar bolinhas iguais com o doce de moranga e mergulhar no chocolate derretido. Retirar usando dois palitos ou garfos.
Forrar uma assadeira com papel-manteiga e colocar os bombons para esfriar na geladeira por 1 hora.

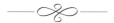

SORVETE DE ABACAXI

Ingredientes:
1 abacaxi grande descascado e sem o centro
1 copo de açúcar mal cheio
1 copo de água

Modo de preparar:
Levar ao fogo a água com o açúcar até levantar fervura. Deixar esfriar.
Passar o abacaxi por uma centrífuga (deixe 2 fatias separadas) e recolher o suco.

Assim que a calda esfriar, misturar o suco de abacaxi e levar à geladeira.

Quando estiver gelado, colocar numa sorveteira e manter no freezer até obter consistência macia.

Caso não tenha a sorveteira, levar ao freezer e quando endurecer bater com batedeira e voltar ao freezer para endurecer novamente.

Ao servir, colocar em taças decoradas com pedacinhos triangulares de abacaxi, cortadas das 2 fatias que ficaram reservadas.

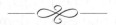

CARDÁPIO 2

REFEIÇÃO	QUANTIDADE
DESJEJUM:	
Chá verde	1 xícara
Torrada	2 unidades
Patê de tahine com missô	2 colheres de sopa
Suco de laranja com cenoura	1 copo de 350 ml
COLAÇÃO:	
Barrinha de cereais	2 unidades
Café ou chá	À vontade
ALMOÇO:	
Arroz integral com azeitona	5 colheres de sopa
Feijão-preto	1 concha rasa
Glúten refogado	5 colheres de sopa
Farofa com passas	3 colheres de sopa
Couve no vapor	½ xícara
	½ xícara
Salada mista	5 colheres de sopa
Doce de figo	2 unidades
LANCHE:	
Vitamina de mamão com leite	1 copo de 350 ml
Torrada com tempero	1 fatia
JANTAR:	
Esfiha de carne de soja	2 unidades
Frapê de coco	1 copo de 250 ml
Salada de repolho	1 xícara
Prato de frutas	1 xícara
CEIA:	
Iogurte com morango	1 taça

Refeição	Calorias (cal)	Lipídio (g)	Carboidrato (g)	Proteína (g)
Desjejum	197,81	2,03	40,90	4,99
Colação	101,00	5,10	13,00	1,54
Almoço	675,72	18,66	111,15	17,87
Lanche	151,61	3,89	24,23	5,95
Jantar	718,97	37,98	82,76	17,33
Ceia	117,13	3,41	18,24	4,82
Total	**1962,26**	**71,09**	**290,30**	**52,51**

Refeição	Fibra (g)	Cálcio (mg)	Ácido Ascórbico (Vit. C) (mg)	Retinol (Vit. A) (UI)
Desjejum	1,91	29,70	120,00	489,35
Colação		6,40	0,00	7,4
Almoço	21,70	30,21	1,12	40,70
Lanche	2,63	6,60	0,00	52,80
Jantar	13,50	44,61	19,08	15,40
Ceia	0,50	14,25	0,30	52,80
Total	**40,26**	**131,77**	**140,50**	**653,45**

Cardápio 2 – Receitas

TORRADA

Ingredientes:
Pão amanhecido (aproveitar o que foi feito ontem)
Azeite de oliva

Modo de preparar:
Cortar os pães de ontem em fatias finas e retirar as cascas. Cortar as fatias ao meio para que se formem pequenos triângulos.
Espalhar as fatias numa assadeira, sem sobrepor uma à outra.
Levar ao forno preaquecido em temperatura média, e torrar até começarem a dourar.
Ao retirar a assadeira, regar as torradas com um fio de azeite de oliva. Arrumar as torradas numa cestinha e servi-las quentes.

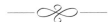

PASTA DE TAHINE COM MISSÔ

Ingredientes:
3 colheres de sopa de tahine concentrado
1 colher de chá de missô concentrado (pasta fermentada de soja)
½ xícara de água filtrada, na temperatura ambiente
½ pimentão vermelho picadinho

Modo de preparar:
Colocar o tahine e o missô numa tigela e adicionar a água aos poucos, mexendo sempre, até obter uma pasta homogênea.
Adicionar o pimentão e misturar bem.
Manter na geladeira até o momento de servir.

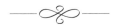

SUCO DE LARANJA COM CENOURA

Ingredientes:
2 laranjas grandes e maduras
1 cenoura média bem lavada
1 colher de sobremesa rasa de melado de cana

Modo de preparar:
Espremer as laranjas para extrair o suco.
Colocar o suco no liquidificador, adicionar os demais ingredientes e bater até obter um suco cremoso.
Servir em seguida e, se possível, não passar por peneira para aumentar a quantidade de fibras ingeridas.

BARRINHA DE CEREAIS

Ingredientes:
3 xícaras de granola pronta
6 colheres de sopa de açúcar mascavo
4 colheres de sopa de mel ou glicose de milho
2 colheres de sopa de óleo ou margarina vegetal
1 colher de café de canela em pó
1 pitada de cravo em pó

Modo de preparar:
Misturar todos os ingredientes numa tigela, de modo a ficar bem homogêneo.
Arrumar numa assadeira forrada com papel-manteiga e levar ao forno preaquecido. Deixar em temperatura média por aproximadamente 35 minutos, ou até começar a ficar dourado.
Cortar as barrinhas assim que retirar a assadeira do forno.
Quando esfriar, retirá-las, mantendo-as guardadas em um pote bem vedado para permanecerem crocantes.

ARROZ INTEGRAL

Ingredientes:
2 copos de arroz integral do tipo cateto
4 copos de água morna
1 copo de azeitonas chilenas picadas
1 colher de sobremesa de sementes de papoula
sal a gosto
1 colher de sobremesa de azeite de oliva

Modo de preparar:
Após lavar o arroz, colocá-lo numa panela com a água, as azeitonas, as sementes de papoula, o sal e o azeite de oliva.
Manter o fogo alto, sem mexer, até secar toda a água.
Adicionar um pouco mais de água morna quando secar, caso queira um arroz mais macio.
Tampar a panela e deixá-la em repouso por 20 minutos para então colocar numa travessa e servir.

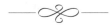

FEIJÃO-PRETO

Ingredientes:
1 xícara e feijão-preto
3 colheres de sopa de óleo
3 folhas de louro
3 colheres de sopa de alho-porro picadinho
3 colheres de sopa de cebolinha fresca picadinha
4 colheres de sopa de coentro fresco picadinho
2 colheres de sopa de salsa fresca picadinha
1 colher de sobremesa de sal

Modo de preparar:
Lavar bem o feijão e cozinhá-lo na panela de pressão por 35 minutos (após o início da pressão). Retirar bem a pressão da panela antes de abrir. Reservar.

Aquecer o óleo numa panela grossa (experimente usar panelas de pedra), refogar o louro por 5 minutos, em seguida adicionar o alho-porro picadinho, cebolinha fresca picadinha, o coentro, a salsa e o sal.

Mexer com colher de pau por 5 minutos em fogo alto e então adicionar uma concha do feijão cozido. Amassar com a parte de trás da concha para torná-lo um creme.

Deixar refogar por mais 5 minutos e então adicionar o restante do feijão cozido, com a água em que o cozinhou. Mexer e deixar em fogo baixo por 40 minutos. Servir quente.

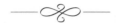

GLÚTEN

Ingredientes:
1 colher de sopa de azeite de oliva
1 colher de sopa de óleo de gergelim
½ pimentão vermelho cortado em tiras
½ pimentão amarelo cortado em tiras
1 colher de chá rasa de sal
2 xícaras de glúten cortado em tiras finas
5 colheres de sopa de molho inglês (existem marcas que não contém em sua composição extrato de carne)

Modo de preparar:
Numa panela larga, colocar o azeite de oliva e o óleo de gergelim.
Aquecer e refogar os pimentões cortados em tiras, por 10 minutos.
Adicionar o glúten e o sal e refogar por mais 10 minutos.
Regar com o molho inglês e mexer delicadamente por mais 10 minutos. Servir em seguida.

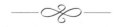

FAROFA COM PASSAS

Ingredientes:
1 xícara de farinha de mandioca do tipo beiju (em flocos)
2 colheres de sopa rasas de margarina
1 colher de café de sal
3 colheres de sopa de passas pretas sem sementes

Modo de preparar:
Derreter a margarina em fogo baixo e então colocar a farinha de mandioca e o sal.
Mexer com colher de pau, sempre em fogo baixo, por 10 minutos, ou até a farofa estar dourada.
Retirar do fogo, adicionar as passas e servir.

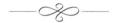

COUVE

Ingredientes:
10 folhas de couve
4 colheres de sopa de cebolinha fresca picadinha
2 colheres de sopa de salsa fresca picadinha
1 colher de chá rasa de sal
2 colheres de sopa e azeite de oliva

Modo de preparar:
Cortar as folhas de couve bem fininho. Espalhar o sal nas tirinhas.
Cozinhá-las no vapor (existem panelas próprias), até estarem cozidas, porém sem perder a cor verde-escura.
Colocar a couve numa travessa, espalhar os temperos e o azeite de oliva por cima e servir.

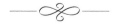

SALADA MISTA

Ingredientes:
1 xícara de abóbora kambutiá descascada e cortada em quadradinhos iguais
2 folhas de rúcula
2 folhas de alface americana
2 rodelas de abacaxi doce, cortadas em cubinhos
3 colheres de sopa de azeite de oliva
3 colheres de sopa de vinagre de arroz
2 colheres de sopa vinho branco seco
1 colher de chá de sal
2 colheres de sopa de *pignoles* levemente tostados

Modo de preparar:
Cozinhar os quadradinhos de abóbora em água e sal até estarem macios, porém bem firmes.
Cortar as folhas de rúcula e alface em tiras finas e colocá-las numa tigela. Adicionar os cubinhos de abacaxi, o azeite de oliva, o vinagre, o vinho e o sal. Por último colocar os cubinhos de abóbora e misturar delicadamente.
Arrumar a salada numa travessa, enfeitar com os *pignoles* e servir.

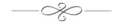

DOCE DE FIGO

Ingredientes:
4 figos frescos grandes
1 e ½ copo de suco de laranja
8 colheres de sopa de açúcar mascavo
casca de 1 laranja

Modo de preparar:
Colocar numa panela o suco de laranja junto com a casca e o açúcar e levar ao fogo baixo até o açúcar derreter.

Arrumar os figos cortados ao meio em um pirex, cobri-los com essa calda e deixar descansar por 2 horas e meia.
Assá-los em forno forte por 20 minutos aproximadamente.

VITAMINA DE MAMÃO COM LEITE

Ingredientes:
2 copos de leite de soja bem gelado
1 copo de mamão picadinho
2 colheres de sopa de aveia em flocos finos
1 gota de essência de baunilha
3 colheres de sopa de açúcar

Modo de preparar:
Bater no liquidificador todos os ingredientes e servir em seguida.

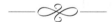

TORRADA COM TEMPEROS

Ingredientes:
1 fatia de pão amanhecido (usar o que foi feito ontem)
azeite de oliva
1 colher de sobremesa de orégano desidratado
1 colher de sobremesa de cebola desidratada
1 pitada de sal

Modo de preparar:
Cortar o pão em fatias
Cortar em tiras.
Colocá-las numa frigideira larga, em fogo baixo.
Numa tigela, misturar o azeite de oliva com os temperos e passar sobre as tiras, virando-as de lado para que dourem por igual.
Retirar do fogo e servir.

ESFIHA DE "CARNE" DE SOJA

Ingredientes:
Massa

1 xícara de farinha de trigo branca
½ xícara de farinha de trigo integral
2 colheres de chá de fermento biológico
½ colher de sobremesa de sal
3 colheres de sopa de óleo
½ de xícara de água morna

Recheio

1 xícara de proteína vegetal texturizada do tipo miúda
4 colheres de sopa de azeite de oliva
3 dentes de alho espremido
2 cebolas raladas
1 colher de sopa cheia de *zattar*
1 colher de sobremesa de sal
1 pimentão vermelho, sem as sementes, picadinho
1 pimentão amarelo, sem as sementes, picadinho
½ xícara de talo de aipo picadinho
limão a gosto

Modo de preparar:

Para o recheio, colocar a proteína numa tigela e cobrir com água quente, deixando de molho por 10 minutos. Escorrer a água e espremer bem a proteína para retirar ao máximo a água.

Numa panela larga, aquecer o azeite de oliva, dourar o alho e adicionar 1 cebola ralada. Colocar a proteína, o *zattar* e o sal, e manter a panela tampada por 15 minutos.

Retirar a panela do fogo, adicionar a cebola ralada, os pimentões picados e o aipo. Misturar bem e reservar.

Para a massa, misturar numa tigela a farinha de trigo com o fermento biológico. Adicionar o óleo, o sal, a água e mexer.

Virar a massa numa superfície lisa e enfarinhada e trabalhar com as mãos até obter uma massa bem lisa e macia.

Cortar a massa em duas partes e abri-las com um rolo de madeira.

Cortar a massa com a boca de um copo, formando discos.
Colocar uma colher de recheio dentro de cada um e fechar as laterais, apertando a massa com os dedos. Arrumar numa assadeira untada de óleo.
Aquecer o forno e colocar a assadeira. Manter em fogo médio/alto por aproximadamente 40 minutos.
Servir as esfihas com limão a gosto.

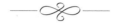

FRAPÊ DE COCO

Ingredientes:
3 cocos verdes
1 colher de sobremesa de açúcar
cubos de gelo

Modo de preparar:
Retirar a água dos cocos e reservar.
Abrir os cocos ao meio e retirar toda a polpa.
Bater no liquidificador a polpa com a água do coco, o açúcar e o gelo e em seguida passar o frapê por uma peneira fina.
Servir em seguida.

SALADA

Ingredientes:
½ xícara de repolho roxo raladinho
½ xícara de repolho branco raladinho
½ xícara de abobrinha raladinha
1 xícara de azeitonas verdes em fatias
2 colheres de sopa de castanha-do-pará em quadradinhos pequenos.
4 colheres de sopa de vinagre de maçã

4 colheres de sopa de azeite de oliva
½ colher de sobremesa de sal
1 colher de chá de semente de cardamomo
2 colheres de sopa de uva-passa sem sementes

Modo de preparar:
Misturar numa tigela todos os ingredientes.
Arrumar a salada numa travessa (pode forrá-la com folhas, se quiser) e manter na geladeira até o momento de servir

PRATO DE FRUTAS

Ingredientes:
2 laranjas
1 banana-nanica ou prata
½ abacate
½ maçã cortada em quadrados
1 colher de sopa cheia de açúcar mascavo ou melado de cana
3 colheres de sopa de nozes frescas picadas
1 colher de sopa cheia de granola

Modo de preparar:
Descascar as laranjas. Cortar uma em cubos e a outra espremer para retirar o caldo. Reservar.
Em um prato colocar a laranja cortada em cubos, a banana cortada em rodelas, o abacate picado e a maçã.
Misturar ao sumo da laranja o açúcar mascavo e regar as frutas. Espalhar as nozes por cima e por último a granola. Servir em seguida.

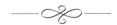

IOGURTE COM MORANGO

Ingredientes:
1 copo de iogurte de soja gelado
5 morangos maduros sem os cabinhos
2 colheres de sopa de açúcar mascavo
cubos de gelo

Modo de preparar:
Bater o iogurte de soja no liquidificador com os morangos e o açúcar e servir em seguida.

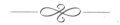

IOGURTE COM MORANGO

Ingredientes:

1 copo de iogurte de soja gelado
5 morangos maduros, sem os cabinhos
2 colheres de sopa de açúcar mascavo
cubos de gelo

Modo de preparar

Bata o iogurte de soja no liquidificador com os morangos, o açúcar e sirva em seguida.

CARDÁPIO 3

REFEIÇÃO	QUANTIDADE
DESJEJUM:	
Chá	1 xícara de chá
Pão integral com manjericão	2 fatias
Geléia de morango	2 colheres de sopa rasas
Suco de laranja com beterraba	1 copo de 350 ml
COLAÇÃO:	
Maçã	1 unidade
Castanha de caju	5 unidades
ALMOÇO:	
Arroz integral ao forno	6 colheres de sopa
Feijão-preto	1 concha rasa
Carne graúda	5 colheres de sopa
Suflê de cenoura	1 quadrado grande
Repolho no vapor	1 pedaço médio
Salada verde	1 xícara
Mamão com hortelã	½ papaia
LANCHE:	
Chá	À vontade
Bolo de banana	1 fatia média
JANTAR:	
Quibe	2 pedaços médios
Salada de grão-de-bico	½ xícara
Pão temperado	1 fatia
Tahine	1 colher de sobremesa
Suco de maracujá	1 copo de 250 ml
Uvas	5 unidades
CEIA:	
Barrinha de cereais	1 unidade

Refeição	Calorias (cal)	Lipídio (g)	Carboidrato (g)	Proteína (g)
Desjejum	340,73	3,09	72,52	7,93
Colação	125,71	5,42	19,97	2,18
Almoço	958,34	54,85	103,01	24,26
Lanche	479,76	12,57	86,09	12,26
Jantar	412,55	13,64	60,90	13,59
Ceia	67,22	2,67	9,96	1,14
Total	2384,30	92,24	350,48	61,35

Refeição	Fibra (g)	Cálcio (mg)	Ácido Ascórbico (Vit. C) (mg)	Retinol (Vit. A) (UI)
Desjejum	4,27	43,85	129,45	503,66
Colação	2,92	2,80	0,10	-
Almoço	15,95	379,31	183,18	19336,98
Lanche	0,39	47,24	2,50	0,00
Jantar	7,29	75,86	30,37	3993,10
Ceia	-	15,15	0,00	0,00
Total	30,80	564,21	345,60	23863,74

Cardápio 3 – Receitas

PÃO INTEGRAL COM MANJERICÃO

Ingredientes:
1 xícara de farinha de trigo integral
½ xícara de farinha de trigo branca
1 colher de sobremesa de açúcar mascavo
2 colheres de chá de fermento biológico
1 colher de sobremesa de manjericão seco
1 colher de chá de sal
5 colheres de sopa de azeite de oliva
¼ de xícara de água morna

Modo de preparar:
Em uma tigela, colocar o sal, o açúcar e o fermento com a farinha de trigo. Depois de mexer bem, adicionar o óleo, o manjericão seco e a água.
Misturar a massa com uma colher de pau e trabalhar com as mãos, em superfície enfarinhada, até torná-la macia e lisa.
Fazer uma bola com a massa e colocar numa assadeira untada com óleo. Cobrir e deixar em local protegido por 2 horas aproximadamente.
Fazer cortes finos com uma faca afiada e levar ao forno já bem quente.
Assar por 40 minutos em temperatura média/alta.

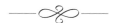

GELÉIA DE MORANGO

Ingredientes:
1 xícara de morangos frescos
1 xícara de açúcar mascavo

Modo de preparar:
Lavar os morangos muito bem, cortá-los em quatro e colocar numa panela grossa, junto com o açúcar. Manter em fogo alto até iniciar fervura.
Mexer com colher de pau e assim que os morangos estiverem cozidos retirar do fogo.
Colocar a geléia num pote e servir com pães, torradas, biscoitos, waffles, panquecas, etc.

SUCO DE LARANJA COM BETERRABA

Ingredientes:
3 laranjas grandes e maduras
2 colheres de sopa de beterraba ralada
½ rodela de abacaxi
1 colher de sopa de aveia em flocos finos
1 colher de sobremesa de melado de cana

Modo de preparar:
Espremer as laranjas para extrair o suco.
Colocar o suco no liquidificador, adicionar os demais ingredientes e bater até obter um suco cremoso.
Servir em seguida e, se possível, não passar por peneira para aumentar a quantidade de fibras ingeridas.

ARROZ INTEGRAL FEITO NO FORNO

Ingredientes:
2 e ½ copos de arroz integral
1 colher de chá de sal
3 colheres de sopa de castanha-do-pará picadinha
2 colheres de sopa de shoyo

1 colher de sopa de molho inglês
5 copos de água fria

Modo de preparar:
Lavar e escorrer o arroz integral, misturar com os demais ingredientes, exceto a água. Colocar num pirex com tampa, adicionar a água e levar ao forno preaquecido.
Manter a temperatura alta até o arroz estar macio (cerca de 1 hora e meia).
Aguardar uns 10 minutos fora do forno e ainda tampado antes de servir.

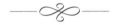

FEIJÃO-PRETO

Ingredientes:
1 copo de feijão-preto
2 colheres de sopa de óleo
4 dentes de alho espremidos
½ xícara de cebolinha verde picada
1 colher de sopa de gengibre bem picadinho
½ xícara de tomate sem pele picado
3 folhas de beterraba, bem lavadas e cortadas em tamanho bem pequeno
1 colher de sobremesa de sal
1 colher de sopa de shoyo

Modo de preparar:
Lavar bem o feijão e cozinhá-lo na panela de pressão por 35 minutos (após o início da pressão). Retirar bem a pressão da panela antes de abrir. Reservar.
Aquecer o óleo numa panela grossa (experimente usar panelas de pedra) e refogar o alho espremido até dourar. Adicionar então a cebolinha, o gengibre picadinho, o tomate, as folhas da beterraba, o sal e o shoyo.

Manter em fogo alto por 15 minutos e então adicionar o feijão cozido junto com a água em que o cozinhou.
Amassar com a parte de trás da concha um pouco dos grãos para deixar o feijão mais cremoso.
Mexer e deixar em fogo baixo por 40 minutos. Servir quente.

"CARNE" DE SOJA GRAÚDA

Ingredientes:
1 copo de proteína de soja do tipo graúda e escura
água quente
3 colheres de sopa de azeite de oliva
3 tomates sem pele
3 colheres de sopa de cebolinha verde picadinha
3 colheres de sopa de coentro fresco picadinho
4 colheres de sopa de molho inglês

Modo de preparar:
Colocar a proteína de soja numa tigela e cobrir com água quente. Deixar de molho por 15 minutos. Escorrer toda a água e espremer bem a soja para retirar-lhe ao máximo a água. Reservar.
Numa panela, aquecer o azeite de oliva e colocar a soja. Mexer de vez em quando com colher de pau, em fogo alto, até estar bem dourada. Adicionar o tomate sem pele picado, os temperos picados e o molho inglês. Tampar a panela e deixar abafado por 10 minutos. Servir quente.

SUFLÊ DE CENOURA

Ingredientes:
1 copo de cenoura ralada fina
½ copo de alho-porro picadinho

1 colher de sopa de alcaparras picadinhas
2 colheres de sopa de nozes picadas
3 colheres de sopa de azeite de oliva

Para o preparo do tofu
2 copos de tofu picadinho
3 colheres de sopa de azeite de oliva
1 colher de sopa de tahine
½ colher de sobremesa de sal
½ dente de alho
água
gergelim a gosto

Modo de preparar:
Colocar o azeite de oliva numa panela larga, refogar o alho-porro e adicionar a alcaparra e a cenoura. Mexer bem e tampar a panela, em fogo alto, por 7 minutos. Adicionar as nozes e retirar a panela do fogo. A cenoura deverá ficar apenas levemente amolecida.
Colocar o tofu dentro do liquidificador, juntar os demais ingredientes e ir adicionando água aos poucos, até tornar-se um creme grosso.
Untar um pirex, colocar a cenoura e, por cima, o creme de tofu. Cobrir com uma fina camada de gergelim.
Levar ao forno e assar por 30 minutos, em temperatura média ou até estar dourada.

REPOLHO NO VAPOR

Ingredientes:
¼ de repolho roxo cortado em cubos grandes
3 colheres de sopa de azeite de oliva
1 colher de chá rasa de sal
4 colheres de sopa de pimentão verde picadinho
1 colher de sopa cheia de salsinha fresca picadinha

Modo de preparar:
Colocar os cubos de repolho numa panela a vapor e levar ao fogo alto até estarem cozidos, porém ainda um pouco durinhos.

Arrumar o repolho numa travessa, regar com o azeite de oliva e espalhar o sal, o pimentão picadinho e a salsinha fresca bem picadinha. Servir quente.

SALADA VERDE

Ingredientes:
½ beterraba lavada, descascada e ralada bem fininha
½ xícara de repolho cru ralado bem fininho
3 folhas de alface roxa
3 folhas de alface crespa
4 rodelas de fundos de alcachofra
Molho para salada
½ rodela de abacaxi maduro e doce, bem picadinho
4 colheres de sopa de vinagre
5 colheres de sopa de azeite de oliva a gosto
1 colher de chá de sal
1 pitada de folhas desidratadas de tomilho

Modo de preparar:
Arrumar as folhas das alfaces numa travessa.
Distribuir as rodelas de alcachofra e bem no centro a beterraba e o repolho ralados. Reservar.
Separadamente, numa tigela, misturar os ingredientes do molho.
Regar a salada com o molho e servi-la em seguida.

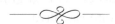

MAMÃO COM HORTELÃ

Ingredientes:
3 laranjas grandes e maduras
½ mamão papaia
5 folhas frescas de hortelã

Modo de preparar:
Espremer as laranjas e colocar o suco extraído no liquidificador.
Adicionar o mamão papaia (retirar da casca com o auxílio de uma colher) e as folhas de hortelã.
Bater no liquidificador até obter um suco homogêneo e servir em seguida.

BOLO DE BANANA

Ingredientes:
4 bananas-nanicas amassadas
½ copo de farinha de trigo
½ copo de farinha de rosca
½ copo de açúcar mascavo
5 colheres de sopa de maisena
3 colheres de sopa de nozes picadas
1 colher de sopa de fermento químico em pó
1 vidro de leite de coco
½ copo de óleo

Modo de preparar:
Misturar os ingredientes secos em uma tigela e em seguida adicionar a banana amassada, o leite de coco e o óleo.
Mexer vigorosamente com uma colher de pau ou pão-duro, até tornar-se uma massa cremosa.
Untar com óleo e farinha de trigo uma fôrma redonda alta.
Colocar a massa e levar ao forno preaquecido. Manter o forno com

temperatura em 180°C por 45 minutos aproximadamente ou até começar a dourar. Caso o bolo seja assado em fôrma retangular, o tempo de forno será menor.

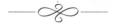

QUIBE

Ingredientes:
1 xícara de trigo para quibe
1 xícara de proteína de soja do tipo miúda
água quente
3 fatias de pão de forma
3 cebolas grandes
4 dentes de alho
½ xícara de folhas de hortelã fresca
1 colher de sobremesa rasa de sal
1 colher de sopa de *zattar*
4 colheres de sopa de azeite de oliva
4 colheres de sopa de farinha de rosca

Modo de preparar:
Colocar o trigo para quibe e a proteína de soja de molho em água bem quente, em tigelas separadas, por 30 minutos.
Escorrer bem a água e espremer com as mãos para retirar ao máximo a água de ambos. Juntar tudo numa tigela só.
Picar as fatias de pão e adicionar à tigela, assim como as cebolas picadas em tamanhos grandes, os dentes de alho inteiros, as folhas de hortelã, o sal, o *zattar*, o azeite de oliva e a farinha de rosca. Mexer bem para misturar.
Passar toda a mistura por um moedor ou mesmo processador de alimentos, para formar uma massa grossa.
Espalhar num pirex, regar com azeite de oliva por cima e, se desejar, enfeitar com folhas de hortelã.
Assar em forno já quente, por 40 minutos em temperatura média/alta. Servir quente ou frio.

SALADA DE GRÃO-DE-BICO

Ingredientes:
2 xícaras de grão-de-bico cozido na panela de pressão
½ xícara de *champignons* em fatias
1 xícara de tofu em quadradinhos
½ xícara de pimentão verde sem as sementes, cortado em quadradinhos
½ xícara de laranja descascada, sem sementes e picada em quadradinhos
3 colheres de sopa de vinagre de maçã
½ colher de sobremesa de sal
1 colher de sobremesa de óleo de gergelim
1 colher de sopa de azeite de oliva
1 colher de sobremesa de gergelim torrado

Modo de preparar:
Misturar o grão-de-bico com os *champignons*, os quadradinhos de tofu e os pimentões.
Arrumar a salada em uma travessa, temperá-la com o vinagre, sal, óleo de gergelim e azeite de oliva e enfeitar com os quadradinhos de laranja.
Salpicar o gergelim torrado e servi-la.

PÃO TEMPERADO

Ingredientes:
pão feito para o desjejum
1 xícara de tomate sem pele picadinho
1 colher de chá de alho desidratado
1 colher de sopa de azeite de oliva
1 colher de café de sal

Modo de preparar:
Cortar o pão em fatias médias e espalhá-las numa fôrma refratária.
Numa tigela, misturar ao tomate picado o alho, o azeite de oliva e o sal. Colocar sobre as fatias de pão e assar em forno preaquecido, por 30 minutos, em temperatura média/baixa.
Servir quente.

SUCO DE MARACUJÁ

Ingredientes:
4 maracujás grandes e maduros
2 folhas frescas de melissa
3 copos de água filtrada
2 colheres de açúcar demerara

Modo de preparar:
Bater todos os ingredientes no liquidificador e em seguida passar por uma peneira. Servir em seguida.

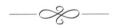

BARRINHA DE CEREAIS

Ingredientes:
½ xícara de castanha de caju picadinha
½ xícara de castanha-do-pará
2 colheres de sopa de germe de trigo
1 colher de sopa de aveia em flocos grossos
1 colher de sopa de farelo de trigo
1 pitada de sal marinho
½ xícara de melado de cana
1 colher de chá de óleo
4 colheres de sopa de uva-passa sem sementes
glicose de milho

Modo de preparar:
Colocar numa panela larga a castanha de caju, a castanha-do-pará, o germe de trigo, a aveia em flocos, o farelo de trigo e o sal. Levar ao fogo alto, mexendo sempre com colher de pau. Assim que começar a dourar, adicionar o melado de cana, o óleo e as passas.

Permanecer mexendo com colher de pau e o fogo alto até dar ponto, cerca de 10 minutos.

Espalhar sobre uma assadeira forrada com papel-manteiga, untada com óleo e nivelar com uma espátula.

Com uma faca sem serra ou cortador de pizza cortar as barrinhas, com a "massa" ainda morna. Espalhe a glicose de milho sobre as barrinhas.

Levar a assadeira ao forno em temperatura média/alta, por no máximo 10 minutos.

Esperar esfriar para soltar cada barrinha e guardá-las, seja embrulhando-as uma a uma, ou colocando-as em um pote bem bonito.

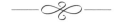

CARDÁPIO 4

REFEIÇÃO	QUANTIDADE
DESJEJUM:	
Chá	À vontade
Pão de aveia	2 fatias
Patê tofu com tahine	2 colheres de sopa
Suco de laranja com couve	1 copo de 350 ml
COLAÇÃO:	
Pêra	1 unidade madura
Noz macadâmia	5 unidades
ALMOÇO:	
Arroz colorido	5 colheres de sopa cheias
Feijão	1 concha rasa
Salsicha em tiras	5 colheres de sopa
Batata recheada	1 unidade
Brócolis	4 raminhos
Salada de escarola e repolho	à vontade
Torta semi-integral de morango	1 fatia pequena
LANCHE:	
Café	
Pão no azeite	1 fatia
Suco de laranja com tomate	1 copo de 250 ml
JANTAR:	
Risoto de arroz arbóreo	5 colheres de sopa
Cogumelo refogado	4 colheres de sopa
Salada de abobrinha com beterraba	1 prato raso
Suco uva	1 copo 250 ml
Sorvete de manga	1 taça
CEIA:	
Papaia	1 unidade média

Refeição	Calorias (cal)	Lipídio (g)	Carboidrato (g)	Proteína (g)
Desjejum	234,90	3,06	461,19	8,46
Colação	0,59	0,004	0,15	0,003
Almoço	1582,72	68,13	223,57	34,27
Lanche	220,83	9,39	32,28	4,45
Jantar	269,24	16,08	26,88	4,80
Ceia	16,50	0,07	4,11	0,18
Total	2324,29	96,73	333,02	52,17

Refeição	Fibra (g)	Cálcio (mg)	Ácido Ascórbico (Vit. C) (mg)	Retinol (Vit. A) (UI)
Desjejum	1,91	202,16	139,16	589,86
Colação	-	0,11	0,04	0,20
Almoço	12,78	196,83	26,91	1628,65
Lanche	0,66	68,81	112,62	1452,00
Jantar	5,32	49,20	27,56	77,28
Ceia	-	3,15	11,66	614,10
Total	20,67	520,26	317,95	4362,09

Cardápio 4 – Receitas

PÃO DE AVEIA

Ingredientes:
½ colher de chá de fermento biológico do tipo instantâneo
½ xícara de farinha de trigo branca
½ xícara de aveia em flocos finos
½ colher de sobremesa de sal
1 colher de chá de açúcar mascavo
4 colheres de sopa de óleo
3 colheres de sopa de água morna
1/3 de farinha de trigo branca para trabalhar a massa

Modo de preparar:
Numa tigela, colocar uma colher de sopa de farinha de trigo, o fermento e misturar até ficar com consistência de mingau. Cobrir e deixar crescer por 30 minutos.
Adicionar os demais ingredientes e trabalhar a massa com as mãos, em superfície enfarinhada, até torná-la macia e lisa.
Formar o pão e colocar numa fôrma própria para pães, untada. Deixar crescer por mais 40 minutos, coberta e protegida.
Levar o pão ao forno preaquecido e assar em temperatura média por 40 minutos, ou até estar dourado.

PASTA DE TOFU COM TAHINE

Ingredientes:
½ xícara de tofu mole
1 colher de sopa de tahine
1 colher de sobremesa de sumo de limão
1 colher de sobremesa de gergelim
1 colher de chá rasa de sal

Modo de preparar:
Bater todos os ingredientes no liquidificador, exceto o gergelim, sem adicionar água para a pasta não ficar mole demais.
Colocar numa tigela pequena, espalhar gergelim por cima e servir.

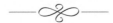

LARANJA COM COUVE

Ingredientes:
3 laranjas maduras e doces
1 folha média de couve
1 folha média de folha de repolho
4 folhas de menta (ou hortelã)
1 colher de chá de açúcar demerara

Modo de preparar:
Espremer as laranjas, colocar o suco extraído no liquidificador e bater com os demais ingredientes. Passar pela peneira se necessário e servir em seguida.

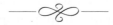

ARROZ COLORIDO

Ingredientes:
1 copo de arroz do tipo agulhinha
1 e ½ copo de água
1 pimentão vermelho em tiras finas e compridas
4 colheres de sopa de cebolinha fresca picadinha
2 colheres de sopa de uva-passa
1 colher de sopa de germe de trigo
1 colher de sopa de flocos de aveia
2 colheres de sopa de azeite de oliva
sal a gosto

Modo de preparar:
Lavar o arroz e colocá-lo na panela de barro, juntamente com todos os demais ingredientes.
Mexer bem com uma colher de pau e manter a panela em fogo alto. Não é necessário mexer mais.
Assim que a água secar, manter a panela tampada por 15 minutos, antes de servir.

FEIJÃO

Ingredientes:
1 copo de feijão do tipo roxinho
1 colher de sopa de óleo
4 colheres de sopa de alho-porro picadinho
1 cebola ralada
1 colher de sobremesa de sal
1 colher de chá de orégano desidratado

Modo de preparar:
Lavar bem o feijão e cozinhá-lo na panela de pressão por 35 minutos (após o início da pressão). Retirar bem a pressão da panela antes de abrir. Reservar.
Aquecer o óleo numa panela grossa (experimente usar panelas de pedra) e refogar o alho-porro e a cebola até estarem macios.
Adicionar o feijão cozido junto com a água em que o cozinhou, o sal e o orégano. Amassar com a parte de trás da concha um pouco dos grãos para deixar o feijão mais cremoso.
Mexer e deixar em fogo baixo por 40 minutos. Servir quente.

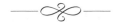

SALSICHA EM TIRAS

Ingredientes:
1 colher de sopa de azeite de oliva

1 colher de sopa de óleo de castanha-do-pará
4 salsichas vegetais cortadas em tiras
1 pimentão amarelo cortado em tiras
4 minicebolinhas cortadas em 4, no sentido do comprimento
3 colheres de sopa de molho inglês
1 colher de café de sal

Modo de preparar:
Numa panela de barro, aquecer o azeite de oliva junto com o óleo de castanha-do-pará.
Adicionar o pimentão amarelo e deixar refogar até estar macio.
Adicionar as cebolinhas cortadas e refogar até estarem macias.
Colocar a salsicha em tiras, o molho inglês e o sal. Tampar a panela e deixar refogar por 15 minutos em fogo baixo. Servir quente.

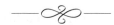

BATATA RECHEADA

Ingredientes:
2 batatas médias
3 colheres de sopa de azeite de oliva
1 copo de ervilhas congeladas
½ xícara de azeitona picada
1 colher de chá de folhas de alecrim desidratadas
1 colher de café de açafrão em pó
1 colher de café de sal
3 colheres de sopa de leite de coco
1 colher de sobremesa de maisena

Modo de preparar:
Lavar bem as batatas e, sem descascá-las, cozinhá-las no vapor até estarem macias, sem estarem se desmanchando.
Retirar do fogo, abri-las ao meio e retirar parte do miolo da batata. Reservar.
Aquecer o azeite de oliva e colocar as ervilhas congeladas. Tampar a panela e manter em fogo alto até estarem macias.

Adicionar a azeitona, o alecrim, o açafrão, o miolo da batata retirado e o sal, e mexer por 5 minutos.
Diluir a maisena no leite de coco e adicionar à panela. Mexer com colher de pau até obter consistência cremosa.
Rechear as batatas e assá-las em fogo alto por 10 minutos.
Servir quente.

BRÓCOLIS

Ingredientes:
1 maço médio de brócolis japonês, cortado em raminhos
1 manga fatiada em tiras
3 colheres de sopa de azeite de oliva
3 colheres de sopa de molho inglês
sementes de papoula

Modo de preparar:
Cozinhar os brócolis no vapor até estarem macios, porém firmes.
Arrumar os raminhos numa travessa de forma harmoniosa.
Decorar com as fatias de manga.
Regar com o azeite de oliva, molho inglês e espalhar as sementes de papoula por cima.
Servir em seguida.

SALADA DE ESCAROLA E REPOLHO

Ingredientes:
½ pé de escarola cortado em tiras finas
½ repolho pequeno ralado bem fininho
3 folhas de agrião cortadas em tiras fininhas
½ xícara de nozes pecã
1 manga descascada e cortada em tiras finas

Molho

3 colheres de sopa de limão
3 colheres de sopa de azeite de oliva
4 colheres de sopa de água filtrada
1 colher de chá rasa de sal
1 colher de chá de alho desidratado
4 colheres de sopa de cebolinha verde picadinha

Modo de preparar:

Para o molho, misturar numa tigela o caldo do limão com o azeite de oliva, a água, o sal, o alho e a cebolinha. Reservar.
Arrumar a escarola, o repolho e o agrião em uma travessa.
Temperar a salada com o molho.
Espalhar sobre a salada as tiras de manga e as nozes e servir.

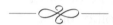

TORTA SEMI-INTEGRAL DE MORANGO

Ingredientes:
Massa
2 copos de farinha de trigo branca
3 colheres de sopa de farinha de trigo integral
½ copo de óleo ou margarina
1 colher de chá de sal

Creme Branco
2 copos de leite de coco
1 copo de leite de soja
1 colher de sopa cheia de maisena
5 colheres de sopa de açúcar demerara
1 colher de sopa rasa de margarina

Recheio
1 copo de morangos picados
1 copo de açúcar demerara
2 copos de morangos cortados ao meio para colocar por cima

Modo de preparar:
Misturar a farinha de trigo branca com a integral, o açúcar, o sal e adicionar o óleo, formando uma espécie de farofa. Espalhar num pirex raso, ou fôrma, pressionando contra as paredes e fundo.
Assar em forno médio até estar dourada, cerca de 30 minutos, aproximadamente. Retirar do forno e reservar.
Colocar os ingredientes do creme numa panela e levar ao fogo baixo, sempre mexendo, até engrossar.
Para o doce de morango, levar o copo de morangos picados com o açúcar ao fogo e deixar ferver por 5 minutos. Passar tudo por uma peneira, voltar ao fogo e deixar ferver mais 15 minutos.
Sobre a massa já assada colocar o creme branco, por cima arrumar os morangos cortados ao meio, de forma harmoniosa.
Espalhar por cima a calda de morangos.
Aguardar a torta esfriar para então levá-la à geladeira e servi-la depois de 2 horas, pelo menos.

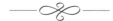

PÃO NO AZEITE

Ingredientes:
2 fatias de pão de aveia cortadas em tiras
4 colheres de sopa de azeite de oliva
1 colher de chá de manjericão desidratado
sal a gosto

Modo de preparar:
Numa frigideira grossa e larga aquecer levemente o azeite de oliva. Adicionar as tiras de pão, espalhar sal e manjericão por cima e manter o fogo baixo.
Virar tira por tira e manter no fogo até dourar o outro lado. Servir em seguida.

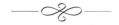

SUCO DE LARANJA COM TOMATE

Ingredientes:
2 laranjas maduras e doces
2 tomates maduros, porém firmes
1 colher de chá de gengibre fresco ralado
1 colher de sopa de salsa fresca picada

Modo de preparar:
Espremer as laranjas, colocar o suco extraído no liquidificador e bater com os demais ingredientes. Passar pela peneira, se necessário, e servir em seguida.

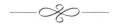

RISOTO DE ARROZ ARBÓREO

Ingredientes:
2 colheres de sopa de azeite de oliva
5 dentes de alho espremidos
1 cebola grande cortada em rodelas finas
3 colheres de sopa de cenoura picadinha
5 colheres de sopa de grãos de milho
4 colheres de sopa de pimentão verde picadinho
4 colheres de sopa de pimentão vermelho picadinho
4 colheres de sopa de cebolinha verde picadinha
1 xícara de arroz arbóreo, próprio para risotos
água fervendo
1 colher de sobremesa de caldo de vegetais
1 colher de chá rasa de sal

Modo de preparar:
Aquecer o azeite e dourar o alho. Adicionar a cebola e, assim que dourar levemente, adicionar a cenoura picada, o milho, os pimentões, a cebolinha e o arroz lavado e escorrido.
Manter em fogo alto, mexendo com colher de pau, por 10 minutos.

Adicionar a água fervendo, suficiente para cobrir tudo, o caldo de vegetais e o sal.

Manter a panela tampada por aproximadamente 25 minutos, ou até os grãos estarem macios e a água secado. Retirar a panela do fogo e mantê-la tampada por 10 minutos e então servir.

COGUMELO REFOGADO

Ingredientes:
4 cogumelos frescos, do tipo *shiitake*
2 colheres de sopa de azeite de oliva
5 tomates sem pele
1 colher de chá de alho espremido
1 pitada de sal
ervas finas a gosto

Modo de preparar:
Aquecer o azeite de oliva numa panela e adicionar os cogumelos, inteiros. Manter o fogo alto e virar os cogumelos para dourarem dos dois lados por igual.

Em outra panela colocar os tomates sem pele, picados, tampar a panela e levar ao fogo alto. Assim que estiver fervendo, adicionar o alho e o sal e deixar ferver por 5 minutos.

Adicionar os cogumelos ao molho de tomate e ferver por 5 minutos. Arrumar numa travessa, espalhar ervas finas a gosto por cima e servir em seguida.

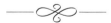

SALADA DE ABOBRINHA COM BETERRABA

Ingredientes:
1 abobrinha italiana cozida, porém bem firme
1 beterraba cozida, porém bem firme

1 colher de chá de sal
3 colheres de sopa de azeite de oliva
2 colheres de água
1 colher de sobremesa de coentro fresco picado
1 colher de sobremesa de cebolinha verde picadinha
2 colheres de sopa de caldo de limão
folhas frescas de manjericão

Modo de preparar:
Cozinhar a batata, a abobrinha e a beterraba no vapor.
Passar os legumes pela água fria e deixá-los reservado até estarem mornos.
Ralar delicadamente e arrumar numa travessa de forma harmoniosa e criativa.
Numa tigela misturar o sal com o azeite de oliva, a água, o coentro e a cebolinha e o caldo de limão. Misturar e regar a salada. Enfeitar com folhas frescas de manjericão e servir em seguida.

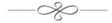

SUCO DE UVA

Ingredientes:
1 cacho de uvas escuras

Modo de preparar:
Lavar bem as uvas, retirando os cabinhos. Colocar dentro do liquidificador, bater até obter um suco homogêneo.
Passar por uma peneira e servir com gelo a gosto.

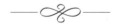

SORVETE DE MANGA

Ingredientes:
5 copos de fatias de manga
1 copo de açúcar
3 colheres de sopa de suco de laranja
1 colher de sopa de xarope de romã (encontrado em empórios turcos)
1 copo de água

Modo de preparar:
Levar ao fogo a água com o xarope e o açúcar até levantar fervura. Deixar esfriar.
Bater a manga com o suco de laranja no liquidificador até tornar-se um creme espesso. Juntar à calda fria, misturar e por na geladeira até gelar. Colocar em uma sorveteira e levar ao freezer até ficar com consistência firme.
Caso não tenha a sorveteira, levar ao freezer e quando endurecer bater com a batedeira e voltar ao freezer para endurecer novamente.
Servir o sorvete em tacinhas acompanhado de biscoito torradinho.

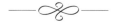

CARDÁPIO 5

REFEIÇÃO	QUANTIDADE
DESJEJUM:	
Leite de amêndoas	1 copo 250 ml
Cereal matinal	½ copo
Biscoito de gergelim	2 unidades
Doce de pêssego	1 colher de sopa
Suco de laranja com abacate	1 copo de 350 ml
COLAÇÃO:	
Maçã	1 unidade
Castanha-do-pará	3 unidades
ALMOÇO:	
Arroz integral	5 colheres de sopa
Feijão	1 concha média
Almôndegas ao sugo	3 almôndegas
Creme de milho	5 colheres de sopa
Virado de couve	3 colheres de sopa
Salada de pepino e endívia	1 xícara
Banana em calda	1 unidade
LANCHE:	
Suco de melancia	1 copo de 250 ml
Bolacha de água e sal	4 a 5 unidades
JANTAR:	
Água de coco	1 copo de 250 ml
Sanduíche de hambúrguer	1 unidade
Salada de lentilha	1 prato raso
Morango com açúcar mascavo	4 unidades
CEIA:	
Pêra	1 unidade

Refeição	Calorias (cal)	Lipídio (g)	Carboidrato (g)	Proteína (g)
Desjejum	394,09	10,20	72,24	6,29
Colação	142,74	7,32	18,70	1,67
Almoço	1228,44	46,99	182,54	34,90
Lanche	171,20	4,65	29,48	3,69
Jantar	571,53	26,19	65,05	22,37
Ceia	0,59	0,004	0,15	0,004
Total	2508,60	95,37	368,18	68,92

Refeição	Fibra (g)	Cálcio (mg)	Ácido Ascórbico (Vit. C) (mg)	Retinol (Vit. A) (UI)
Desjejum	4,74	42,14	128,18	491,50
Colação	3,12	19,80	1,00	-
Almoço	24,37	294,79	106,76	1042,00
Lanche	0,16	23,68	9,6	366,00
Jantar	7,17	258,88	4,88	67,62
Ceia	0,00	0,11	0,04	0,20
Total	39,57	639,40	250,46	1967,32

Cardápio 5 – Receitas

BISCOITO DE GERGELIM

Ingredientes:
5 colheres de sopa de gergelim descascado
5 colheres de sopa de farinha de trigo integral
3 colheres de sopa de farinha de trigo branca
½ colher de sobremesa de fermento químico
½ colher de sobremesa de sal
2 colheres de sopa de óleo de milho
7 colheres de sopa de água

Modo de preparar:
Misturar as farinhas de trigo com o gergelim, o fermento e o sal e depois acrescentar o óleo e a água. Amassar com as mãos e abrir com um rolo de madeira ou uma garrafa
Cortar a massa com a boca de um copo, fazer furinhos em cada um com um garfo. Arrumar numa assadeira untada com óleo e farinha de trigo e assar por 30 minutos ou até ficarem dourados.

DOCE DE PÊSSEGO

Ingredientes:
2 pêssegos grandes e maduros
4 colheres de sopa de açúcar mascavo

Modo de preparar:
Descascar os pêssegos e cortá-los em quadradinhos bem pequenos. Colocar numa panela grossa e adicionar o açúcar mascavo. Levar ao fogo baixo com a panela tampada. Mexer de vez em quando até obter um doce cremoso.

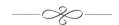

LARANJA COM ABACATE

Ingredientes:
3 laranjas grandes, maduras e doces
3 colheres de sopa de abacate maduro
1 fatia de abacaxi maduro e doce
1 colher de sopa de aveia em flocos

Modo de preparar:
Espremer as laranjas, colocar o suco extraído no liquidificador e bater com os demais ingredientes. Passar pela peneira, se necessário, e servir em seguida.

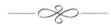

ARROZ INTEGRAL

Ingredientes:
2 copos de arroz integral cru
4 e ½ copos de água fria
1 colher de sopa de gengibre fresco ralado
3 colheres de sopa de castanha-do-pará picadinha

Modo de preparar:
Lavar o arroz integral e colocar numa panela de pedra, junto com o gengibre fresco ralado e a castanha-do-pará picadinha.
Levar a panela ao fogo alto e manter semitampada por 40 minutos aproximadamente, ou até a água secar e os grãos estarem macios.
Manter a panela tampada por 15 minutos, fora do fogo, antes de servir.

FEIJÃO

Ingredientes:
1 copo de feijão-carioquinha
1 colher de sopa de óleo
1 colher de sopa de alho picadinho
5 folhas de espinafre escaldadas
2 raízes de bardanas picadas
1 colher de sobremesa de sal
½ xícara de cebolinha picada

Modo de preparar:
Lavar bem o feijão e cozinhá-lo na panela de pressão por 35 minutos (após o início da pressão). Retirar bem a pressão da panela antes de abrir. Reservar.

Aquecer o óleo numa panela grossa (experimente usar panelas de pedra), dourar o alho, adicionar as folhas de espinafre, a bardana picada, o sal e o feijão cozido junto com a água em que o cozinhou. Amassar com a parte de trás da concha um pouco dos grãos para deixar o feijão mais cremoso. Mexer, adicionar a cebolinha e deixar em fogo baixo por 40 minutos. Servir quente.

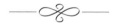

ALMÔNDEGAS AO SUGO

Ingredientes para as almôndegas:
½ copo de grãos de soja cozidos e moídos
2 colheres de sopa de cenoura ralada
1 cebola ralada
½ xícara de arroz cozido
1 pimentão amarelo bem picadinho
4 colheres de sopa de farinha de trigo
1 colher de sopa de farinha de rosca
5 colheres de sopa de óleo

Ingredientes para o Molho
2 colheres de sopa de óleo ou azeite de oliva
1 colher de sopa de alho picado
2 copos de tomate sem pele, cortado em pedacinhos
½ copo de purê de tomate
1 copo de água quente
1 colher de chá de caldo de vegetais em pó
2 colheres de sopa de salsa fresca picada
2 colheres de sopa de cebolinha fresca picada
1 colher de chá de sal

Modo de preparar:
Para as almôndegas, misturar numa tigela todos os ingredientes, amassar com as mãos e formar as almôndegas. Arrumar uma a uma numa assadeira untada e assar em forno preaquecido a 200°C, por 20 minutos.
Para o molho, aquecer o óleo, dourar o alho e adicionar os demais ingredientes. Manter no fogo alto, com a panela semitampada, por 35 minutos.
Arrumar as almôndegas numa travessa, regar com o molho e servir em seguida.

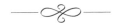

VIRADO DE COUVE

Ingredientes:
2 colheres de sopa de óleo de milho
1 cebola ralada
4 folhas de couve cortadas em tiras finas e curtas
1 colher de chá de sal
3 colheres de sopa de castanha-do-pará picadinha
1 xícara de farinha de mandioca torrada

Modo de preparar:
Aquecer o óleo de milho, dourar a cebola e adicionar a couve

picada. Tampar e deixar 5 minutos em fogo alto. Adicionar o sal, a castanha-do-pará picadinha e a farinha de mandioca torrada. Mexer com colher de pau em fogo alto por mais 5 minutos e então servir.

CREME DE MILHO

Ingredientes:
3 espigas de milho maduro
2 colheres de sopa de margarina ou óleo de milho
2 colheres de sopa de farinha de trigo
½ colher de sobremesa de sal
1 copo de leite de soja ou água fervendo
1 colher de café de noz-moscada moída
1 colher de chá de caldo de vegetais

Modo de preparar:
Retirar os grãos das espigas de milho e reservar.
Derreter a margarina e dourar a farinha de trigo com o sal, mexendo sempre. Adicionar o leite fervendo aos poucos e mexer bem.
Bater todo o molho no liquidificador, juntando a noz-moscada, o caldo de vegetais e metade dos grãos de milho.
Voltar ao fogo, adicionando o restante dos grãos inteiros e deixar ferver por 10 minutos, sempre mexendo, ou até os grãos estarem cozidos e macios.

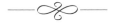

SALADA DE PEPINO E ENDÍVIA

Ingredientes:
4 pepinos descascados e cortados em palitinhos iguais
2 endívias cortadas em tirinhas finas
3 laranjas descascadas e cortadas em cubos

1 tomate sem sementes, cortado em pedaços bem pequenos
sal a gosto
3 colheres de sopa de tahine
suco de 1 limão

Modo de preparar:
Diluir o tahine colocando, aos poucos, ½ xícara de água filtrada e o suco do limão.
Arrumar as tiras de endívia em uma travessa e por cima os palitos de pepino. Temperar com sal, tomate picadinho e arrumar harmoniosamente os cubos de laranja.
Despejar o molho cremoso sobre a salada e servir em seguida.

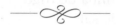

BANANA EM CALDA

Ingredientes:
2 bananas-nanicas maduras
5 colheres de sopa de melado de cana
1 colher de café de raspa de limão

Modo de preparar:
Descascar as bananas e colocá-las numa panela grossa, junto com o melado e a raspa de limão.
Levar ao fogo alto, com a panela tampada.
Quando tiver juntado água (da própria banana), destampar a panela e manter em fogo alto até a calda ter se formado.
Pode ser servida quente ou fria.

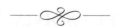

SUCO DE MELANCIA

Ingredientes:
1 fatia média de melancia

Modo de preparar:
Picar em quadradinhos a fatia de melancia e colocar no liquidificador. Bater até obter um suco. Passar pela peneira, caso haja necessidade, e servir em seguida.

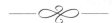

BOLACHA DE ÁGUA E SAL

Ingredientes:
1 copo de farinha de trigo
½ colher de sobremesa de sal
1 colher de sobremesa de fermento químico em pó
4 colheres de sopa de óleo de milho
½ copo de água, ou mais

Modo de preparar:
Em uma tigela misturar a farinha de trigo com o fermento, o sal. Adicionar o óleo e a água. Mexer com uma colher e trabalhar a massa em uma superfície enfarinhada.
Abrir a massa com um rolo próprio para massas, deixando-a bem fina. Fazer as bolachas com forminhas e depois furar com um palito.
Arrumar as bolachas em uma assadeira untada com óleo e farinha de trigo e levar ao forno.
Assar por aproximadamente 30 minutos ou até as bolachas estarem douradas e, depois de frias, guardá-las num pote bem tampado para permanecerem torradinhas.

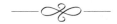

HAMBÚRGUER

Ingredientes:
3 colheres de sopa de maisena
1 copo de água
½ copo de PVT deixada de molho por 30 minutos em água quente
1 copo de grão-de-bico cozido e amassado
3 colheres de sopa de shoyo
1 colher de sopa de *zattar*
1 cebola média ralada
1 colher de sopa de farinha de rosca
óleo

Modo de preparar:
Diluir a maisena no copo de água e levar ao fogo, sempre mexendo, até obter um mingau. Virar numa tigela e adicionar os demais ingredientes.
Formar os hambúrgueres, achatando-os com um garfo e levar ao freezer por 20 minutos.
Colocar um pouco de óleo no fundo de uma frigideira e levar ao fogo alto. Colocar os hambúrgueres e dourá-los dos dois lados. Retirar e deixar em papel absorvente para absorver o excesso de óleo.

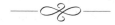

PÃO PARA HAMBÚRGUER

Ingredientes:
½ kg de farinha de trigo
1 colher de sobremesa de fermento biológico
1 colher de sobremesa de sal
1 colher de sopa de açúcar mascavo
4 colheres de sopa de óleo
1 xícara de água morna

Modo de preparar:
Colocar o fermento numa tigela com 1 colher de sopa de farinha de trigo e 4 colheres de sopa de água. Mexer até obter um creme e deixar crescer, protegido do vento, por 30 minutos.
Adicionar os demais ingredientes, misturar bem e tabalhar massa com as mãos, em superfície enfarinhada, até tornar-se macia e lisa.
Abrir com um rolo de madeira, deixando uma espessura de um dedo.
Cortar a massa com a boca de um copo largo.
Arrumar os discos de massa numa assadeira grande, deixando espaço entre eles. Manter coberto por 1 hora.
Assar por aproximadamente 35 minutos, em forno preaquecido, a 200ºC, até estar levemente dourado.

SANDUÍCHE DE HAMBÚRGUER

Ingredientes:
Pão para hambúrguer
Hambúrguer quente
Fatias de tomate
Fatias finas de cebola
Maionese de tofu
Catchup
Folhas de alface

Modo de preparar:
Montar o sanduíche, dispondo os ingredientes dentro do pão quentinho, de forma harmoniosa. Servir em seguida.

SALADA DE LENTILHA

Ingredientes:
1 xícara de lentilha
½ xícara de cenoura bem picadinha e cozida
1 laranja doce, bem picadinha
½ xícara de minicebola picadinha
3 colheres de sopa de salsa fresca picada
3 colheres de sopa e azeite de oliva
1 dente de alho espremido
1 colher de chá de sal
4 colheres de sopa de sumo de limão

Modo de preparar:
Deixar a lentilha de molho por uma noite.
Escorrer a água e cozinhar a lentilha rapidamente, até estar macia, porém sem se desmanchar.
Escorrer a água do cozimento da lentilha e colocá-la numa travessa.
Adicionar os demais ingredientes, misturar bem e deixar na geladeira por 2 horas antes de servir.

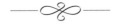

CARDÁPIO 6

REFEIÇÃO	QUANTIDADE
DESJEJUM:	À vontade
Chá	
Bolo de fubá	1 fatia
Suco de laranja, repolho e abacaxi	1 copo de 350 ml
COLAÇÃO:	
Barrinha de cereais de semente de girassol	1 unidade
ALMOÇO:	
Arroz branco com trigo e bardana	5 colheres de sopa
Feijão especial	1 concha média
Grão-de-bico ensopado	5 colheres de sopa
Chuchu recheado	1 chuchu recheado
Batata-doce com maçã e abacaxi	1 pedaço de cada
Salada de brócolis com molho verde	1 prato raso
Maçã	1 unidade
LANCHE:	
Suco de laranja com garapa e couve	1 copo de 350 ml
Waffle	1 unidade
Doce de laranja	1 colher de sopa
JANTAR:	
Crepe de glúten ao molho de tomate	1 unidade grande
Arroz com folhas	1 xícara
Salada de pepino e abacate	1 copo
Banana-da-terra cozida com canela e melado	1 unidade
CEIA:	
Mexerica	1 unidade

Refeição	Calorias (cal)	Lipídio (g)	Carboidrato (g)	Proteína (g)
Desjejum	236,70	7,83	42,56	3,50
Colação	74,25	3,83	9,30	1,15
Almoço	724,73	35,43	84,65	21,59
Lanche	514,64	4,16	112,80	11,38
Jantar	789,42	36,80	88,54	14,47
Ceia	43,00	0,20	10,90	0,70
Total	2382,74	88,25	348,75	52,76

Refeição	Fibra (g)	Cálcio (mg)	Ácido Ascórbico (Vit. C) (mg)	Retinol (Vit. A) (UI)
Desjejum	1,10	44,39	136,77	630,44
Colação	-	4,80	0,00	5,55
Almoço	8,46	179,74	31,31	7042,90
Lanche	4,35	91,19	22,18	26,40
Jantar	9,72	57,69	6,30	28,21
Ceia	0,40	30,00	33,00	-
Total	24,04	407,81	229,57	7733,50

Cardápio 6 – Receitas

BOLO DE FUBÁ

Ingredientes:
1 vidro de leite de coco
a mesma medida do vidro de água
½ xícara de óleo
1 pacote de coco ralado adocicado
1 xícara de fubá tipo creme de milho
2 colheres de sopa de farinha de trigo
4 colheres de sopa de açúcar demerara
1 colher de sopa de fermento químico em pó

Modo de preparar:
Colocar na ordem indicada os ingredientes no liquidificador, deixando o fermento para o final.
Bater e assim que obter uma massa cremosa, colocar numa fôrma redonda com furo central.
Levar ao forno preaquecido e deixar por 1 hora e 20 minutos ou até estar levemente dourado.
Esperar o bolo esfriar para desenformá-lo, espalhar coco ralado adocicado sobre o bolo e servir.

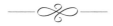

SUCO DE LARANJA, REPOLHO E ABACAXI

Ingredientes:
2 laranjas grandes, maduras e doces
2 fatias grandes de abacaxi maduro e doce
½ xícara de repolho ralado
1 colher de sobremesa de melado de cana
5 folhas frescas de menta

Modo de preparar:
Espremer as laranjas, colocar o suco extraído no liquidificador e bater com os demais ingredientes. Passar pela peneira, se necessário, e servir em seguida.

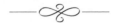

BARRINHA COM SEMENTE DE GIRASSOL

Ingredientes:
1 xícara de flocos crocantes de arroz
½ xícara de castanha-do-pará bem picadinha
½ xícara de amêndoas laminadas
2 colheres de sopa de aveia
5 colheres sopa de semente de girassol descascada e picada
3 colheres de sopa de açúcar mascavo
4 colheres de sopa de melado de cana
3 colheres de sopa de óleo de canola

Modo de preparar:
Misturar o óleo com o açúcar mascavo e o melado e levar ao fogo alto até ferver.
Apagar o fogo, misturar os demais ingredientes, mexendo bem com uma colher de pau.
Despejar numa assadeira forrada com papel-manteiga e levar ao forno preaquecido. Deixar em temperatura média por aproximadamente 35 minutos, ou até começar a ficar dourado.
Cortar as barrinhas assim que retirar a assadeira do forno. Ao esfriar, mantê-las guardadas em um pote bem vedado para permanecerem crocantes.

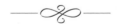

ARROZ BRANCO COM TRIGO E BARDANA

Ingredientes:
1 xícara de arroz branco japonês, deixado de molho por 30 minutos
½ xícara de trigo deixado de molho por uma noite
2 raízes de bardana picadas

Modo de preparar:
Lavar bem o arroz que ficou de molho, escorrer e colocar numa panela de vapor juntamente o trigo escorrido e a bardana picada. Levar ao fogo alto e manter a panela tampada até que os grãos estejam macios.
Se a água da parte de baixo da panela começar a secar, colocar mais água fervendo e manter sempre o fogo alto. Não é necessário mexer.

FEIJÃO ESPECIAL

Ingredientes:
1 copo de feijão-preto
3 colheres de sopa de óleo
5 dentes de alho grandes
2 cebolas
1 cenoura média picada
5 ramos de couve-flor cortados em tamanhos pequenos
4 colheres de sopa de coentro fresco picado
½ xícara de cebolinha picada
5 colheres de sopa de shoyo
2 tomates sem pele picados

Modo de preparar:
Lavar bem o feijão e cozinhá-lo na panela de pressão por 35 minutos (após o início da pressão). Retirar bem a pressão da panela antes de abrir. Reservar.

Aquecer o óleo numa panela grossa (experimente usar panelas de pedra), dourar o alho, adicionar a cebola picadinha, a cenoura, a couve-flor, o coentro, a cebolinha, o shoyo e o tomate. Mexer e adicionar o feijão cozido junto com a água em que o cozinhou. Amassar com a parte de trás da concha um pouco dos grãos para deixar o feijão mais cremoso. Mexer e deixar em fogo baixo por 40 minutos. Servir quente.

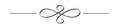

GRÃO-DE-BICO ENSOPADO

Ingredientes:
1 xícara de grão-de-bico
4 colheres de sopa de pimentão vermelho picadinho
4 colheres de sopa de pimentão verde picadinho
4 colheres de sopa de pimentão amarelo picadinho
2 colheres de sopa de folhas frescas de manjericão
1 colher de chá de sal
1 colher de sopa de shoyo
1 colher de sopa de molho inglês
2 colheres de sopa de azeite de oliva
3 tomates sem pele, picados

Modo de preparar:
Cozinhar o grão-de-bico na panela de pressão por 35 minutos, aproximadamente, ou até os grãos estarem bem macios.
Retirar a tampa da panela, adicionar os demais ingredientes na ordem descrita e deixar ferver, destampada, por 20 minutos.
Servir quente.

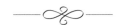

CHUCHU RECHEADO

Ingredientes:
2 chuchus grandes
1 xícara de proteína vegetal texturizada, do tipo miúda
3 copos de água
1 colher de sobremesa de caldo de vegetais em pó
1 cebola roxa ralada
4 colheres de sopa de noz pecã picada

Modo de preparar:
Descascar os chuchus e cozinhá-los no vapor até estarem levemente macios.
Cortá-los ao meio, retirando-lhes a semente e parte da polpa. Reservar.
Aquecer os 3 copos de água e quando ferver adicionar o caldo de vegetais. Adicionar a proteína vegetal e deixar em fogo alto até a água secar. Misturar a cebola roxa ralada, a polpa retirada do chuchu e a noz pecã. Mexer delicadamente e rechear os chuchus.
Arrumar numa fôrma refratária, cobrir com papel-alumínio e levar ao forno em temperatura alta por 20 minutos.
Servir quente.

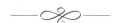

BATATA-DOCE COM MAÇÃ E ABACAXI

Ingredientes:
1 batata-doce grande
3 rodelas finas de abacaxi doce
2 maçãs pequenas descascadas e cortadas em quatro partes no sentido do comprimento
2 colheres de sopa cheias de açúcar mascavo
2 colheres de sopa de margarina
cravos da índia

Modo de preparar:
Cozinhar a batata-doce até estar macia. Retirar a casca e cortá-la em rodelas. Arrumar numa fôrma refratária e, junto, colocar as rodelas de abacaxi e maçã.
Espetar um cravo em cada pedaço de maçã. Espalhar açúcar mascavo sobre tudo.
Cobrir a fôrma com papel-alumínio e levar ao forno quente por 35 minutos, ou até a maçã e o abacaxi estarem cozidos.
Servir quente.

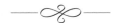

SALADA DE BRÓCOLIS COM MOLHO VERDE

Ingredientes:
1 maço de brócolis
1 colher de sopa de sumo de limão
2 colheres de sopa de azeite de oliva
1 colher de sopa de tofu cremoso
1 colher de sobremesa de gengibre fresco ralado
1 colher de chá rasa de sal
5 tomates cereja (minitomate)

Modo de preparar:
Cozinhar o brócolis no vapor até estar macio, porém bem firme. Cortar em raminhos e arrumá-los numa travessa. Colocar os talos do brócolis no liquidificador e bater junto com o sumo de limão, o azeite, o tofu, o gengibre e o sal.
Arrumar os tomates junto com os raminhos de brócolis e por cima espalhar o molho verde. Manter na geladeira por pelo menos 30 minutos antes de servir.

SUCO DE LARANJA COM GARAPA E COUVE

Ingredientes:
2 laranjas grandes, maduras
½ copo de garapa (caldo de cana)
1 folha grande de couve-manteiga

Modo de preparar:
Retirar o talo da folha de couve e colocá-la no liquidificador.
Espremer as laranjas, colocar o suco extraído no liquidificador e adicionar o caldo de cana.
Bater até se tornar um caldo homogêneo.
Passar por uma peneira e servir em seguida, com cubos de gelo.

WAFFLE

Ingredientes:
½ xícara de farinha de trigo branca
½ xícara de farinha de glúten
1 colher de sobremesa rasa de fermento químico
1 pitada de sal
3 colheres de sopa de óleo
2 copos de leite de soja ou água

Modo de preparar:
Bater os ingredientes da massa no liquidificador, deixando por último o fermento em pó.
Aquecer o aparelho de fazer *waffles* e colocar um pouco de massa.
Assim que estiver dourado, retirar e servir com doce de laranja, ou alguma outra geléia, ou melado de cana.

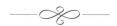

DOCE DE LARANJA

Ingredientes:
10 laranjas doces
8 copos de açúcar mascavo
água para deixar as laranjas de molho

Modo de preparar:
Cortar as laranjas em tirinhas finas, sem retirar-lhes a casca, mas retirando as sementes.
Deixar as tiras de laranja de molho na água numa tigela grande, por um dia inteiro.
Retirar a água e misturar então as laranjas com o açúcar e levar ao fogo, mexendo sempre até aparecer o fundo da panela.
Manter o doce na geladeira ou conservá-lo em vidros esterilizados e bem tampados.

CREPE DE GLÚTEN AO MOLHO DE TOMATE

Ingredientes:
Massa
1 copo de leite de soja ou água
1 copo de farinha de trigo branca
1 colher de chá de sal
3 colheres de sopa de óleo
1 colher de sobremesa de fermento químico
Molho
3 copos de tomate cortado em pedacinhos
1 colher de sobremesa de ervas finas
1 colher de sopa de azeite de oliva
1 colher rasa de sobremesa de sal
Recheio
2 colheres de sopa de azeite de oliva
2 copos de glúten cortado em tiras

1 xícara de cogumelo *shiitake* seco cortado em tiras (deixar de molho em água quente por 15 minutos e então escorrer bem a água)
2 colheres de sopa de molho inglês
4 colheres de sopa de cebolinha fresca picada
1 xícara de arroz integral cozido

Modo de preparar:
Bater os ingredientes da massa no liquidificador, deixando para o fim o fermento em pó.
Aquecer uma frigideira de *teflon* e colocar 1 concha de massa. Espalhar a massa virando a própria frigideira para espalhar, formando uma camada bem fininha.
Virar com o auxílio de uma espátula de modo a dourar dos dois lados.
Proceder assim sucessivamente até o término da massa. Empilhar as panquecas prontas uma sobre a outra para que com o calor elas tornem-se mais macias. Reservar.
Para o molho, levar todos os ingredientes ao fogo baixo e deixar ferver por 25 minutos. Retirar e reservar.
Para o recheio, colocar o azeite de oliva numa panela grossa e refogar o glúten até dourar. Adicionar o *shiitake*, o molho inglês, a cebolinha e o arroz. Mexer em fogo alto por 10 minutos e então rechear os crepes.
Arrumar os crepes recheados numa travessa, regar com o molho e servir.

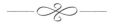

ARROZ COM FOLHAS

Ingredientes:
3 copos de arroz branco cru
1 colher de sobremesa rasa de sal
5 copos de água quente
10 azeitonas fatiadas

5 minicebolas cortadas ao meio no sentido do comprimento
2 xícaras de folhas de mostarda cortadas em tiras finas e curtas
10 folhas de rúcula cortadas em tiras finas e curtas

Modo de preparar:
Lavar o arroz, escorrer bem a água e colocar numa panela de pressão. Juntar o sal, a água quente, a azeitona, as minicebolas e a mostarda. Mexer bem, tampar a panela e levar ao fogo alto até atingir pressão.
Manter o fogo médio por 25 minutos. Esperar sair toda a pressão naturalmente antes de retirar a tampa.
Arrumar o arroz numa travessa, misturar a rúcula e servir quente.

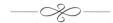

SALADA DE PEPINO E ABACATE

Ingredientes:
½ xícara de polpa de abacate
2 colheres de sopa de coentro fresco picado
2 colheres de sopa de salsa fresca picada
1 colher de sopa de cebolinha fresca picada
1 colher de chá de missô ou sal
5 colheres de sopa de caldo de limão
1 pepino caipira descascado e cortado em quadradinhos
½ xícara de rabanete bem picadinho

Modo de preparar:
Amassar o abacate com um garfo e ir adicionando os ingredientes na ordem descrita. Manter na geladeira até o momento de servir.

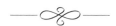

BANANA-DA-TERRA COZIDA COM CANELA E MELADO DE CANA

Ingredientes:
3 bananas-da-terra supermaduras (escolher as que já estejam com a casca escura)
2 colheres de sopa de melado de cana
caldo de uma laranja
canela em pó a gosto

Modo de preparar:
Descascar as bananas, arrumá-las num pirex, regar com o caldo da laranja, cobrir com papel-alumínio e levar ao forno alto, por 20 minutos.
Retirar o papel, cortar as bananas ao meio, regar com o melado de cana e voltar ao forno quente por mais 15 minutos, sem cobrir.
Retirar do forno, polvilhar canela e servir quente ou fria.

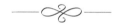

CARDÁPIO 7

REFEIÇÃO	QUANTIDADE
DESJEJUM:	
Banana cozida	1 unidade
Torrada	2 unidades
Pasta de tahine com com missô e salsa	2 colheres de sopa
Suco de laranja com ameixa	1 copo de 350 ml
COLAÇÃO:	
Chá	À vontade
Biscoito de gergelim	3 unidades
ALMOÇO:	
Macarrão à bolonhesa	1 prato médio
Pastel assado de cogumelo	2 unidades
Salada de legumes assados	1 prato raso
Torta folhada de maçã e nozes	1 pedaço pequeno
LANCHE:	
Panqueca de pêra	1 unidade pequena
Suco de laranja	1 copo de 250 ml
JANTAR:	
Pizza de escarola	3 fatias
Suco de melancia	1 copo de 250 ml
Salada de cenoura e couve-de-bruxelas	1 prato raso
Papaia com ameixa de molho	1 unidade
CEIA:	
Maracujá doce	2 unidades

Refeição	Calorias (cal)	Lipídio (g)	Carboidrato (g)	Proteína (g)
Desjejum	409,87	8,14	76,66	11,33
Colação	119,45	6,39	13,22	3,11
Almoço	984,22	63,72	85,37	23,58
Lanche	247,15	2,62	48,06	8,53
Jantar	435,78	12,72	75,88	11,59
Ceia	15,85	0,24	2,89	0,52
Total	2212,32	93,85	302,09	58,68

Refeição	Fibra (g)	Cálcio (mg)	Ácido Ascórbico (Vit. C) (mg)	Retinol (Vit. A) (UI)
Desjejum	3,62	150,90	125,84	480,00
Colação	0,60	124,50	-	-
Almoço	7,55	383,15	109,54	42,80
Lanche	2,70	24,34	82,76	330,10
Jantar	3,10	75,81	417,07	739,70
Ceia	0,51	-	98,93	-
Total	18,10	758,70	417,07	1592,60

Cardápio 7 – Receitas

BANANA COZIDA

Ingredientes:
2 bananas-nanicas
caldo de 1 laranja
1 colher de sopa de melado de cana
1 colher de sopa de nozes picadas

Modo de preparar:
Descascar as bananas e colocá-las numa frigideira grossa.
Espalhar o caldo da laranja e o melado de cana, tampar e levar ao fogo baixo.
Quando começar a ferver, destampar a panela e manter em fogo alto até a calda estar grossa.
Servir com nozes picadas.

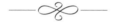

TORRADA

Ingredientes:
2 fatias de pão de forma cortadas ao meio formando 2 triângulos
2 colheres de sopa de azeite de oliva
1 pitada de sal
1 colher de sobremesa de sementes de papoula

Modo de preparar:
Arrumar as fatias de pão numa frigideira larga, em fogo baixo.
Misturar o azeite com o sal e as sementes de papoula. Espalhar sobre as fatias de pão e virá-las. Manter em fogo baixo até estarem douradas.
Retirar as torradas do forno e, depois de frias, mantê-las em pote bem tampado para permanecerem crocantes por mais tempo.

PATÊ DE TAHINE COM MISSÔ

Ingredientes:
2 colheres de sopa de tahine concentrado
3 colheres de sopa de água
1 colher de sobremesa de missô
1 colher de salsa desidratada

Modo de preparar:
Colocar o tahine numa tigela e ir adicionando a água aos poucos, mexendo sempre, até obter um creme. Adicionar o missô e a salsa e misturar até estar homogêneo.

SUCO DE LARANJA COM AMEIXA

Ingredientes:
3 laranjas grandes, maduras e doces
3 ameixas maduras bem lavadas e fatiadas
1 colher de sobremesa de melado de cana

Modo de preparar:
Espremer as laranjas, colocar o suco extraído no liquidificador, bater com os demais ingredientes e servir em seguida.

BISCOITO DE GERGELIM

Ingredientes:
4 colheres de sopa de gergelim integral
2 colheres de sopa de açúcar
1 pitada de sal
2 colheres de sopa de farinha de trigo
1 colher de sobremesa de fermento químico

1 colher de sopa de óleo
3 colheres de sopa de água

Modo de preparar:
Misturar todos os ingredientes e amassar com as mãos.
Fazer pequenas bolinhas e, com as mãos enfarinhadas, achatar cada uma, bem fininhas.
Fazer furinhos com um garfo ou palito e arrumar em assadeira untada com óleo e farinha de trigo. Assar por 30 minutos em forno médio ou até estarem com o fundinho dourado.

MACARRÃO À BOLONHESA

Ingredientes:
½ pacote de espaguete grano duro
1 colher de sopa de óleo para cozinhar a massa
1 colher de sobremesa rasa de sal para cozinhar a massa
4 colheres de sopa de azeite de oliva
1 colher de sopa de alho espremido
1 cebola ralada
5 colheres de sopa de cenoura ralada
3 copos de proteína vegetal texturizada, do tipo grande, deixada de molho por 20 minutos em água quente e depois bem escorrida
6 tomates grandes, maduros e sem pele, picados
1 copo de água quente
3 colheres de sopa de coentro fresco picado
1 colher de sobremesa de sal
1 colher de sobremesa de caldo de vegetais em pó

Modo de preparar:
Dourar o alho no azeite. Adicionar a cebola e a cenoura ralada e refogar por mais 5 minutos em fogo alto. Adicionar a proteína texturizada e mexer por 10 minutos em fogo alto.
Adicionar os tomates picados, a água quente, o coentro, o sal e o

caldo de vegetais. Manter em fogo baixo por 35 minutos, ou até o molho estar encorpado.

Numa panela grande colocar água e levar ao fogo alto. Assim que ferver adicionar o óleo e o sal. Adicionar a massa e cozinhar pelo tempo recomendado na embalagem. Escorrer a água, arrumar a massa numa travessa. Regar com o molho quente e servir quente.

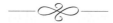

PASTEL ASSADO DE COGUMELO

Ingredientes:
Massa
½ kg de farinha de trigo
1 colher de sobremesa de fermento biológico
1 colher de sobremesa de sementes de gergelim
½ colher de sobremesa de sal
5 colheres de sopa de azeite de oliva
1 xícara de água morna
Recheio
1 colher de sopa de óleo
1 colher de sobremesa de alho espremido
1 xícara de cogumelo fresco picadinho
1 xícara de leite de soja
1 colher de sopa de maisena
1 colher de sopa de molho inglês
1 colher de chá de sal
1 colher de café rasa de noz-moscada ralada

Modo de preparar:
Misturar numa tigela a farinha de trigo com o gergelim, o sal e o fermento. Em seguida adicionar o azeite de oliva e a água morna.

Trabalhar a massa com as mãos, em superfície enfarinhada, até tornar-se macia e lisa. Colocar numa tigela untada com óleo e deixar coberta, em local protegido do frio, por 2 horas.

Para o recheio, aquecer o óleo, dourar o alho e adicionar o cogumelo, mexendo por 5 minutos em fogo alto. Diluir a maisena no leite e adicionar à panela, junto com o molho inglês, o sal e a noz-moscada. Mexer sempre com colher de pau, até engrossar. Retirar do fogo e reservar.

Abrir a massa com um rolo de madeira. Cortar com a boca de um copo largo, rechear os pastéis e arrumá-los numa assadeira untada. Cobrir e deixar crescer por 30 minutos.

Assar em forno preaquecido, em temperatura média, por 35 minutos aproximadamente ou até estarem levemente dourados.

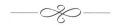

SALADA COM LEGUMES ASSADOS

Ingredientes:
1 xícara de cenoura cortada em cubos pequenos
2 xícaras abobrinha cortada em cubinhos
1 xícara de tomatinhos cortados ao meio e sem as sementes
1 xícara de tofu cortado em quadrados pequenos
½ xícara de talo de erva-doce cortado em rodelas
1 xícara de pimentões cortados em tiras
1 colher de sobremesa de shoyo
1 maço pequeno de mostarda fresca
1 pé de alface
1 colher de sopa de temperos verdes secos
1 colher de sobremesa de sal
3 colheres de sopa de vinagre
2 colheres de sopa de azeite de oliva

Modo de preparar:
Passar um pouco de shoyo sobre as cenouras, a abobrinha, os tomatinhos, o tofu, as rodelas de erva-doce e os pimentões, e colocar numa assadeira. Levar ao forno quente e virar de vez em quando para dourar por igual.

Forrar uma travessa com as folhas de alface e mostarda e arrumar os legumes sobre elas.

Misturar, em um pote à parte, o azeite de oliva, os temperos verdes, o sal e o vinagre e temperar toda a salada.

TORTA FOLHADA DE MAÇÃ E NOZES

Ingredientes:
1 maçã grande, vermelha
3 colheres de sopa de açúcar mascavo
1 colher de sobremesa de margarina
4 colheres de sopa de nozes frescas picadas
½ pacote de massa folhada sem estar congelada

Modo de preparar:
Após lavar bem a maçã, ralar deixando-a em tiras grossas.
Derreter o açúcar mascavo com a margarina. Adicionar a maçã ralada e deixar por 5 minutos em fogo baixo, com a panela tampada.
Cortar a massa folhada em duas partes iguais e abri-las com um rolo para ficar bem fina. Espalhar o doce de maçã sobre uma e cobrir com a outra. Colocar numa fôrma refratária untada e manter na geladeira por 20 minutos e enquanto isso deixar o forno esquentando.
Manter o forno em temperatura média e assar por 30 minutos. Servir quente ou fria.

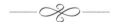

PANQUECA DE PÊRA

Ingredientes:
Massa
½ xícara de água à temperatura ambiente
½ xícara de farinha de trigo
1 colher de sopa de fibra de trigo

1 colher de sopa rasa de aveia em flocos grossos
1 pitada de sal
1 colher de sopa de óleo
1 colher de sobremesa cheia de fermento químico em pó
Recheio
1 pêra bem madura
2 colheres de sopa de melado de cana
óleo para untar a frigideira
canela em pó a gosto

Modo de preparar:
Bater os ingredientes da massa no liquidificador, deixando para o fim o fermento químico em pó.
Levar uma frigideira de *teflon* média ao fogo alto e, assim que estiver quente, colocar a massa.
Abaixar o fogo e dispor a pêra cortada em fatias finas.
Assim que estiver com o fundo dourado virar a panqueca de lado, colocando um pouquinho mais de óleo se for necessário para não grudar no fundo.
Manter o fogo baixo e assim que os dois lados estiverem dourados retirar. Servir com melado e canela em pó a gosto.

PIZZA DE ESCAROLA

Ingredientes:
Massa
1 colher de sopa de fermento biológico
1 e ½ xícara de farinha de trigo branca
3 colheres de sopa de óleo
1 colher de chá rasa de sal
½ xícara de água morna
½ xícara de farinha de trigo para trabalhar a massa
Recheio
4 tomates inteiros, sem pele, cortados ao meio no sentido do comprimento

1 pé de escarola bem lavado e escorrido, cortado em tiras finas
1 colher de sobremesa de *zattar*
1 pitada de sal
3 colheres de sopa de azeite de oliva
azeitonas portuguesas pretas

Modo de preparar:
Misturar o fermento biológico com 1 colher de sopa de farinha de trigo e 4 colheres de água. Mexer e deixar crescer por 30 minutos. Adicionar os demais ingredientes e trabalhar a massa com as mãos, em superfície enfarinhada com 1 xícara de farinha de trigo, até torná-la macia e lisa.
Abrir a massa com um rolo de madeira, colocar numa fôrma grande própria para pizza, untada com óleo e farinha de trigo. Deixar crescer por 30 minutos.
Colocar a escarola cortada em tiras em uma panela com o azeite de oliva, o sal e o *zattar*. Mexer bem e deixar a panela semitampada. Assim que estiver macia, retirar do fogo.
Espalhar o tomate picado sobre a massa. E em seguida a escarola e as azeitonas.
Assar a pizza por 30 minutos em temperatura alta.

SALADA DE CENOURA E COUVE-DE-BRUXELAS

Ingredientes:
1 batata grande
2 cenouras grandes cozidas
1 xícara de couves-de-bruxelas cozidas "al dente"
½ xícara de minitomatinhos cortados ao meio
1 colher de sopa de molho de mostarda
3 colheres de sopa de sumo de limão
1 colher de chá rasa de sal
4 colheres de sopa de azeite extra virgem

Modo de preparar:
Cozinhar a batata e a cenoura e a couve-de-bruxelas e reservar a água.
Colocar a cenoura e a couve-de-bruxelas numa travessa junto com os tomatinhos.
Bater a batata cozida com a água do cozimento (suficiente para formar um creme), adicionar a mostarda, o limão, o sal e o azeite.
Regar a salada com o creme de batata e levar à geladeira até o momento de servir.

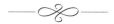

PAPAIA COM AMEIXA DE MOLHO

Ingredientes:
5 ameixas pretas sem caroço
1 copo de chá preto (preparar usando 1 sachê para 1 copo de água fervendo)
1 colher de chá de açúcar mascavo
1 mamão papaia

Modo de preparar:
Colocar as ameixas dentro de uma tigela e o açúcar mascavo por cima.
Preparar o chá preto e, assim que estiver pronto, colocar sobre as ameixas. Deixar de molho por uma noite pelo menos.
Abrir o papaia ao meio e retirar-lhe as sementes.
Espalhar as ameixas sobre as metades, assim como a calda.
Servir.

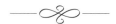

CARDÁPIO 8

REFEIÇÃO	QUANTIDADE
DESJEJUM:	
Chá	1 xícara
Pão integral	2 unidades
Geléia de papaia	3 colheres de sopa
Suco de laranja com abacaxi	1 copo de 350 ml
COLAÇÃO:	
Maçã	1 unidade média
Castanha-do-pará	4 unidades
ALMOÇO:	
Arroz integral	5 colheres de sopa
Feijão-preto	1 concha rasa
Brócolis	4 raminhos
Torta de palmito	1 pedaço médio
Bife vegetal	2 unidades
Salada de repolho e alface	1 prato raso
Manjar de coco	1 fatia pequena
LANCHE:	
Suco de melão e hortelã	1 copo de 250 ml
Torrada	2 unidades
Patê de berinjela	2 colheres de sobremesa
JANTAR:	
Esfiha de carne de soja	2 unidades
Salada de tomate, milho e tofu	1 prato raso
Suco de maçã com cenoura	1 copo de 250 ml
CEIA:	
Maracujá doce	2 unidades

Refeição	Calorias (cal)	Lipídio (g)	Carboidrato (g)	Proteína (g)
Desjejum	538,07	3,39	125,64	9,77
Colação	97,69	3,68	15,18	0,93
Almoço	566,17	28,11	74,96	9,42
Lanche	244,81	13,56	30,83	3,79
Jantar	518,15	21,53	69,32	11,64
Ceia	15,84	0,24	2,89	0,52
Total	1980,75	70,52	318,83	39,09

Refeição	Fibra (g)	Cálcio (mg)	Ácido Ascórbico (Vit. C) (mg)	Retinol (Vit. A) (UI)
Desjejum	3,82	172,61	477,08	2048,10
Colação	3,05	-	-	1587,08
Almoço	7,50	92,75	25,73	434,46
Lanche	1,85	111,53	55,48	-
Jantar	11,57	195,86	22,34	33,20
Ceia	0,51	-	-	-
Total	28,33	572,75	580,63	4102,84

Cardápio 8 – Receitas

PÃO INTEGRAL

Ingredientes:
1 xícara de farinha de trigo branca
4 colheres de sopa de farinha de trigo integral
4 colheres de sopa de óleo
½ colher de sobremesa de sal
1 colher de sobremesa de açúcar mascavo
1 colher de sobremesa de linhaça
1 colher de chá de fermento biológico
½ xícara de água morna

Modo de preparar:
Misturar o fermento biológico com 1 colher de sopa de farinha de trigo e 4 colheres de água. Mexer e deixar crescer por 30 minutos. Adicionar os demais ingredientes e trabalhar a massa com as mãos, em superfície enfarinhada com 1 xícara de farinha de trigo, até torná-la macia e lisa.
Colocar a massa dentro de uma fôrma própria para pães, untada. Deixar crescer mais 40 minutos.
Levar ao forno preaquecido e assar em temperatura média por 45 minutos.

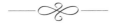

GELÉIA DE PAPAIA

Ingredientes:
5 papaias maduros
casca de 1 laranja inteira
1 copo de açúcar mascavo

Modo de preparar:
Retirar a polpa dos papaias com o auxílio de uma colher e colocar numa panela de pressão.
Adicionar o açúcar e a casca de laranja e levar ao fogo alto. Assim que iniciar pressão manter em fogo baixo por 40 minutos.
Retirar a casca de laranja, bater o doce no liquidificador e voltar ao fogo alto por mais 30 minutos.
Retirar do fogo e guardar a geléia num pote.
Ao esfriar, manter na geladeira.

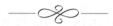

SUCO DE LARANJA COM ABACAXI

Ingredientes:
2 laranjas grandes, maduras e doces
3 rodelas de abacaxi bem doce e maduro
1 colher de café de gengibre fresco ralado
2 colheres de sopa de repolho roxo ralado
1 colher de sobremesa de melado de cana

Modo de preparar:
Espremer as laranjas, colocar o suco extraído no liquidificador, bater com os demais ingredientes e servir em seguida.

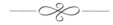

ARROZ INTEGRAL

Ingredientes:
1 copo de arroz cateto
2 copos de água em temperatura ambiente
1 talo de alho-porro picadinho
1 cenoura ralada
2 colheres de uva-passa sem sementes
4 colheres de salsa fresca picada

Modo de preparar:
Lavar e escorrer o arroz. Colocar numa panela de pedra juntamente com os demais ingredientes. Levar ao fogo alto e manter a panela tampada até secar a água. Retirar do fogo e manter a panela tampada por uns 15 minutos, se possível, dentro de uma caixa térmica para não esfriar.
Colocar o arroz em uma travessa e enfeite-o com um raminho de salsa crespa. Sirva-o polvilhado com gersal a gosto.

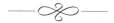

FEIJÃO-PRETO

Ingredientes:
1 copo de feijão-preto
1 colher de sopa de óleo
1 colher de sopa de alho picadinho
5 folhas de espinafre escaldadas
2 raízes de bardanas picadas
1 colher de sobremesa de sal
½ xícara de cebolinha picada

Modo de preparar:
Lavar bem o feijão e cozinhá-lo na panela de pressão por 35 minutos (após o início da pressão). Retirar bem a pressão da panela antes de abrir. Reservar.
Aquecer o óleo numa panela grossa (experimente usar panelas de pedra), dourar o alho, adicionar as folhas de espinafre, a bardana picada, o sal e o feijão cozido junto com a água em que o cozinhou. Amassar com a parte de trás da concha um pouco dos grãos para deixar o feijão mais cremoso. Mexer, adicionar a cebolinha e deixar em fogo baixo por 40 minutos. Servir quente.

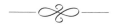

BRÓCOLIS

Ingredientes:
1 maço de brócolis cortado em raminhos
1 colher de sopa de cebolinha verde picada
1 colher de sobremesa de manjericão fresco picadinho
1 colher de sopa de azeite de oliva
1 colher de chá de sal
3 colheres de sopa de molho inglês

Modo de preparar:
Cortar o brócolis em raminhos iguais, sem retirar muito o talo.
Aquecer o azeite de oliva numa panela de ferro (se possível), refogar rapidamente a cebolinha fresca e o manjericão. Adicionar os raminhos de brócolis, o sal e o molho inglês. Tampar a panela e deixar em fogo alto por 10 minutos, ou até o brócolis estar macio, porém bem firme.
Arrumar harmoniosamente numa travessa e servir quente.

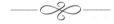

TORTA DE PALMITO

Ingredientes:
Massa
1 copo de farinha de trigo integral
1 colher de sobremesa de sal
7 colheres de sopa de óleo
Recheio
2 copos de palmito picado
4 colheres de sopa de cebola picadinha
4 colheres de sopa de molho de tomate
1 colher de sobremesa rasa de sal
1 colher de sobremesa de farinha de trigo diluída em ½ copo de água ou leite de soja
3 colheres de sopa de azeite de oliva
2 colheres de sopa de sementes de papoula

Modo de preparar:
Para a massa, misturar numa tigela todos os ingredientes e colocar numa fôrma com fundo removível (ou num pirex untado). Apertar a massa com as mãos para que tome consistência. Levar ao forno em temperatura média e retirar após 30 minutos, quando a massa deverá estar levemente dourada.
Para o recheio, colocar o azeite de oliva numa panela, levá-la ao fogo alto e refogar a cebola rapidamente.
Adicionar o palmito picado, o molho de tomate, o sal e, após 5 minutos em fogo alto, adicionar a farinha de trigo diluída. Mexer sem parar até dar ponto.
Virar o recheio dentro da massa já assada e polvilhar sementes de papoula para enfeitar.
Esta torta pode ser servida quente ou fria.

BIFE VEGETAL

Ingredientes:
½ lata de bife vegetal pronto
1 cebola cortada em fatias bem finas
1 colher sopa de vinagre de arroz
1 colher de sobremesa de alho desidratado
2 colheres de sopa de shoyo
1 colher de sopa de azeite de oliva
3 colheres de sopa de salsa fresca picada

Modo de preparar:
Colocar os bifes vegetais numa tigela e temperar com o vinagre, o alho, o shoyo e o azeite. Deixar reservado por 2 horas.
Aquecer o forno por 15 minutos e assar os bifes dos dois lados em temperatura de 200°C.
Ao servir, espalhar salsa fresca por cima.

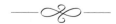

SALADA DE REPOLHO E ALFACE

Ingredientes:
1 copo de repolho roxo ralado
2 copos de alface fresca cortada em tiras finas
4 folhas de agrião cortadas em tiras finas
4 colheres de sopa de azeitona preta do tipo Azapa, picada
½ xícara de abacaxi picadinho
1 colher de sopa de vinagre balsâmico
2 colheres de sopa de azeite de oliva
1 colher de chá de sal

Modo de preparar:
Colocar numa tigela todos os ingredientes da salada e temperar com o vinagre, o azeite e o sal.
Misturar delicadamente e servir em seguida.

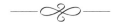

MANJAR DE COCO

Ingredientes:
4 copos de leite de coco
4 colheres de sopa de açúcar demerara
3 colheres de sopa de maisena
4 colheres de sopa de coco fresco ralado
Para a calda
1 copo de ameixas secas sem caroço
1e ½ copo de chá preto bem forte
5 colheres de sopa de melado de cana

Modo de preparar:
Levar ao fogo o leite de coco junto com o açúcar, a maisena e o coco ralado.
Mexer sempre com colher de pau.
Assim que engrossar, despejar numa fôrma com furo central

(passar um pouco de água fria por ela antes de virar o doce).
Quando esfriar, levar o manjar à geladeira.
Separadamente cozinhar as ameixas pretas no chá preto com o melado até obter uma calda grossa.
Após 4 horas na geladeira, desenformar o manjar num prato e cobrir com a calda de ameixas.

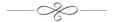

SUCO DE MELÃO E HORTELÃ

Ingredientes:
3 fatias pequenas de melão maduro
1 copo de água gelada
4 folhas de hortelã
1 colher de chá de açúcar demerara

Modo de preparar:
Retirar a casca das fatias de melão, picar a fruta e colocar dentro do liquidificador, junto com a água, as folhas de hortelã e o açúcar demerara.
Bater até obter um suco homogêneo e servir em seguida.

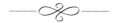

TORRADA

Ingredientes:
2 fatias do pão integral
1 colher de sopa de azeite de oliva
1 colher de chá de orégano desidratado
1 pitada de sal

Modo de preparar:
Cortar as fatias de pão em tiras iguais.
Aquecer o azeite de oliva numa frigideira larga.

Colocar as tiras de pão e por cima colocar o sal e o orégano desidratado. Manter em fogo baixo e após 10 minutos virar de lado. Quando as torradas estiverem douradas dos dois lados, retirar do fogo e servir em seguida.

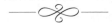

PATÊ DE BERINJELA

Ingredientes:
1 berinjela grande
1 colher de sopa de cebolinha verde picadinha
½ pimentão amarelo picadinho
½ pimentão vermelho picadinho
1 colher de chá de sal
1 colher de sobremesa de azeite de oliva
2 colheres de sopa rasas de tahine
1 colher de sopa de salsa fresca picada
3 colheres de sopa de azeitona picada

Modo de preparar:
Colocar a berinjela na boca do fogão e manter a chama baixa.
Virar a berinjela de lado para que fique cozida por igual.
Após 15 minutos retirar a berinjela do fogo, abrir ao meio e retirar com uma colher toda a polpa.
Colocar numa tigela, adicionar todos os demais ingredientes e misturar até tornar-se uma mistura homogênea.
Manter na geladeira até o momento de servir.

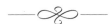

ESFIHA DE "CARNE" DE SOJA

Ingredientes:
Recheio
1 copo de proteína vegetal texturizada
água fervente

3 colheres de sopa de azeite de oliva
1 cebola roxa ralada
1 pimentão verde picadinho
1 colher de sopa de *zattar*
4 colheres de sopa de cebolinha verde picada
1 colher de chá de sal

Massa
1 e ½ xícara de farinha de trigo branca
1 colher de sobremesa de fermento biológico
1 colher de chá de sal
3 colheres de sopa de azeite de oliva
¼ de xícara de água morna

Modo de preparar:
Para o recheio, colocar a proteína numa tigela e cobrir com água fervente. Deixar de molho por 10 minutos e então escorrer bem a água, espremendo bem com as mãos.
Aquecer o azeite numa panela, refogar rapidamente a cebola, adicionar a proteína e mexer por 10 minutos em fogo alto. Adicionar os demais ingredientes e deixar por 5 minutos em fogo alto, com a panela tampada. Retirar do fogo e reservar.
Para a massa, misturar os ingredientes da massa e trabalhar com as mãos, em superfície enfarinhada, até que se torne macia e lisa.
Abrir a massa com um rolo de madeira e cortar discos de massa usando a boca de um pote plástico.
Rechear os discos e arrumá-los numa assadeira grande, untada.
Assar em forno preaquecido, em temperatura média, por aproximadamente 50 minutos ou até as esfihas estarem douradas.

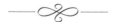

SALADA DE TOMATE, MILHO E TOFU

Ingredientes:
2 tomates grandes e maduros
1 copo de grão de milho verde cozido

½ copo de tofu amassado
1 colher de café de alho espremido
1 colher de chá de sal
2 colheres de sopa de azeite de oliva
folhas de alface

Modo de preparar:
Bater no liquidificador metade do milho com metade do tofu e o azeite de oliva e virar numa vasilha.
Adicionar o restante do milho, o alho, o sal e misturar bem.
Cortar uma leve fatia do fundo dos tomates para que se firmem em pé.
Abrir uma tampa maior na parte superior.
Retirar, com uma colher pequena, parte da polpa do tomate e reservar para posteriormente usar em molhos e sopas.
Rechear os tomates com o creme preparado. Servir sobre folhas de alface.

SUCO DE MAÇÃ COM CENOURA

Ingredientes:
1 maçã grande e madura, lavada e cortada em quatro partes
1 folha de couve-manteiga bem lavada
1 cenoura bem lavada e sem o cabinho e as folhas
1 folha de cenoura bem lavada

Modo de preparar:
Passar todos os ingredientes por uma centrífuga e servir o suco em seguida.

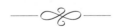

CARDÁPIO 9

REFEIÇÃO	QUANTIDADE
DESJEJUM:	
Chá	À vontade
Bolo de cenoura	1 fatia média
Suco de laranja couve maçã	1 copo de 250 ml
COLAÇÃO:	
Ameixa fresca	1 unidade
Castanha de caju	5 unidades
ALMOÇO:	
Arroz integral	5 colheres de sopa
Feijão	1 concha média
Legumes cozidos	1 pedaço de cada
Batata-doce	1 pedaço médio
Polenta com molho à bolonhesa	1 pedaço médio
Salada de couve-flor	1 prato raso
Salada de frutas	1 taça
LANCHE:	
Bolo de cenoura	1 fatia fina
Iogurte com morango	1 copo 250 ml
JANTAR:	
Hot-dog	1 unidade
Enroladinho de repolho	2 unidades
CEIA:	
Chá	1 xícara
Biscoito de castanha-do-pará	4 unidades

Refeição	Calorias (cal)	Lipídio (g)	Carboidrato (g)	Proteína (g)
Desjejum	498,78	3,74	104,12	13,36
Colação	65,18	3,78	7,29	1,72
Almoço	926,61	39,13	126,63	22,28
Lanche	367,47	4,15	70,36	12,28
Jantar	551,49	20,30	84,34	13,04
Ceia	67,81	2,75	8,96	1,79
Total	2477,38	73,87	401,72	64,50

Refeição	Fibra (g)	Cálcio (mg)	Ácido Ascórbico (Vit. C) (mg)	Retinol (Vit. A) (UI)
Desjejum	4,20	129,84	163,81	506,40
Colação	0,21	5,60	2,60	-
Almoço	20,13	84,77	26,21	1555,40
Lanche	2,71	24,35	1,41	52,80
Jantar	9,10	31,05	83,70	330,00
Ceia	1,50	0,00	0,00	0,00
Total	37,88	275,61	277,73	1644,60

Cardápio 9 – Receitas

BOLO DE CENOURA

Ingredientes:
2 xícaras de farinha de trigo integral
1 colher de sobremesa de bicarbonato de sódio
3 colheres de sopa de cacau em pó
1 xícara de açúcar mascavo
1 xícara de leite de soja
1 xícara de suco de laranja
4 colheres de sopa de óleo
½ xícara de cenoura ralada bem fininha

Modo de preparar:
Bater todos os ingredientes no liquidificador, deixando por último o bicarbonato de sódio.
Colocar a massa numa assadeira untada e assar em forno preaquecido, em temperatura média, por 45 minutos.

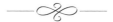

SUCO DE LARANJA, COUVE E MAÇÃ

Ingredientes:
4 laranjas grandes, maduras e doces
2 folhas de couve
1 maçã vermelha, madura
1 colher de chá de germe de trigo

Modo de preparar:
Espremer as laranjas, colocar o suco extraído no liquidificador, adicionar os demais ingredientes, bater e servir em seguida

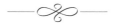

ARROZ INTEGRAL

Ingredientes:
½ copo de arroz integral
½ copo de lentilhas deixadas de molho por 1 noite
4 copos de água fria
½ colher de sobremesa de sal
2 colheres de sopa de cebola desidratada
azeite de oliva a gosto

Modo de preparar:
Lavar o arroz, misturar com a lentilha e os demais ingredientes, exceto o azeite.
Colocar numa panela de barro ou pedra e levar ao fogo alto por 40 minutos ou até a água secar e os grãos estarem macios. Servir quente, com azeite de oliva a gosto.

FEIJÃO

Ingredientes:
1 copo de feijão
1 colher de sopa de óleo de uva
2 pimentões vermelhos
1 cebola roxa ralada
1 xícara de folha de beterraba bem picadinha
3 colheres de sopa de shoyo
1 colher de chá de sal

Modo de preparar:
Lavar bem o feijão e cozinhá-lo na panela de pressão por 35 minutos (após o início da pressão). Retirar bem a pressão da panela antes de abrir. Reservar.
Aquecer o óleo numa panela grossa (experimente usar panelas de pedra), refogar o pimentão por 10 minutos, adicionar a cebola e

deixar mais 5 minutos. Juntar a folha de beterraba, o shoyo, o sal e o feijão cozido junto com a água em que o cozinhou. Amassar com a parte de trás da concha um pouco dos grãos para deixar o feijão mais cremoso. Mexer, e deixar em fogo baixo por 40 minutos. Servir quente.

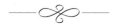

LEGUMES COZIDOS

Ingredientes:
1 cenoura
4 ramos de brócolis
3 colheres de sopa de azeite de oliva
1 colher de sopa cheia de cebolinha fresca picada
1 colher de sobremesa de gengibre picado em pedaços bem pequenos

Modo de preparar:
Colocar os legumes numa panela de vapor e cozinhá-los até estarem macios, porém sem se desmancharem.
Aquecer o azeite, adicionar a cebolinha e o gengibre e em seguida retirar do fogo.
Arrumar os legumes cozidos numa travessa, regar com o azeite temperado e servir quente.

BATATA-DOCE

Ingredientes:
2 batatas-doces
1 colher de sopa de azeite de oliva
1 colher de sopa de açúcar mascavo
5 ameixas sem caroço, deixadas de molho em água fervente por 10 minutos

1 colher de sopa de alho-porro em tiras finas
1 colher de sopa de cebolinha fresca picadinha
1 colher de sopa de sementes de papoula

Modo de preparar:
Cozinhar as batatas e quando estiverem um pouco macias retirar do fogo.
Descascá-las e arrumá-las, em fatias, numa travessa refratária. Regar com o azeite de oliva.
Derreter o açúcar mascavo e adicionar as ameixas, misturando bem. Colocar por cima das batatas.
Espalhar o alho-porro, a cebolinha e as sementes de papoula. Cobrir com papel-alumínio e levar ao forno quente por 15 minutos. Servir quente.

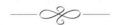

POLENTA COM MOLHO À BOLONHESA

Ingredientes:
Polenta
1 copo de fubá próprio para polenta (costuma vir pré-cozida, o que torna o preparo mais rápido)
5 copos de água
1 colher de sobremesa de sal
Molho
1 copo de proteína de soja miúda deixada de molho por 15 minutos em água filtrada
½ copo de temperos verdes frescos picados
1 colher de sobremesa de alcaparras
6 tomates grandes e maduros sem a pele
6 colheres de sopa de extrato de tomate
1 copo de água quente
1 colher rasa de sobremesa de sal
4 colheres de sopa de azeite de oliva

Modo de preparar:
Misturar o fubá com a água e o sal e levar ao fogo, sempre mexendo, até aparecer o fundo da panela. Virar num travessa refratária e reservar.
Para o molho, colocar o azeite de oliva numa panela e refogar a proteína de soja com o sal e os temperos verdes. Adicionar as alcaparras, o tomate picado, o extrato e a água. Mexer bem e deixar em fogo alto por 15 minutos aproximadamente.
Regar a polenta com o molho, cobrir o pirex com papel-alumínio e levar ao forno preaquecido. Deixar 10 minutos em temperatura alta.

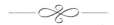

SALADA DE COUVE-FLOR

Ingredientes:
5 folhas de alface
12 raminhos de couve-flor cozidos rapidamente no vapor até ficarem pouco macios
5 folhas de agrião
1 fatia de abacaxi cortada em quadradinhos
1 colher de chá de gengibre ralado
1 colher de sopa de azeite de oliva
2 colheres de sopa de sumo de limão

Modo de preparar:
Arrumar as folhas de alface numa travessa pequena. Dispor harmoniosamente os raminhos de couve-flor e as folhas de agrião. Espalhar os quadradinhos de abacaxi e em seguida temperar com o gengibre, o azeite e o limão. Servir em seguida.

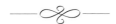

SALADA DE FRUTAS

Ingredientes:
½ maçã vermelha bem lavada e picadinha
½ pêra bem lavada e picadinha
1 laranja-lima descascada e picadinha
1 castanha-do-pará cortada em pedaços grandes
3 morangos
caldo de 1 laranja-da-baía
1 colher de chá de açúcar demerara

Modo de preparar:
Arrumar numa travessa a maçã, a pêra e a laranja.
Bater no liquidificador os morangos com o caldo da laranja e o açúcar. Regar as frutas e dispor em tacinhas. Manter na geladeira até o momento de servir.

IOGURTE COM MORANGO

Ingredientes:
1 copo de iogurte de soja
5 morangos cortados em fatias finas
2 colheres de sopa de melado de cana

Modo de preparar:
Bater o iogurte no liquidificador com os morangos e o melado e servir em seguida.

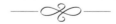

SALSICHA PARA *HOT-DOG*

Ingredientes:
4 salsichas vegetais

1 colher de sopa de azeite de oliva
1 pimentão amarelo cortado em tiras
1 cebola cortada em tiras fininhas
4 tomates sem pele cortados em tiras
1 colher de chá rasa de sal
½ xícara de purê de tomate

Modo de preparar:
Aquecer o azeite e refogar as tiras de pimentão por 15 minutos, ou até estarem macias. Adicionar a cebola e as salsichas e tampar a panela, deixando por 10 minutos. Adicionar o tomate, o sal e o purê de tomate. Tampar a panela e deixar mais 15 minutos.

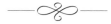

PÃO PARA *HOT-DOG*

Ingredientes:
½ kg de farinha de trigo branca
1 colher de sopa de fibra de trigo
1 colher de sobremesa de fermento biológico
½ colher de sobremesa de sal
5 colheres de sopa de óleo
1 copo de leite
3 colheres de sopa de água na temperatura ambiente

Modo de preparar:
Numa tigela, misturar o fermento biológico, 1 colher de sobremesa de farinha de trigo e as três colheres de água, até ficar uma mistura homogênea. Manter em local protegido de correntes de frio, por 30 minutos.
Adicionar ao fermento todos os demais ingredientes, misturar com colher de pau e em seguida virar a massa numa superfície lisa e enfarinhada. Trabalhar a massa com as mãos até torná-la lisa e macia.
Com porções iguais de massa, formar pãezinhos pequenos, em formato para cachorro-quente.

Arrumá-los numa travessa untada, deixando um pouco de espaço entre eles, para crescerem.
Cobrir com um pano grande e deixar em local protegido por mais 40 minutos.
Enquanto a massa cresce, preaquecer o forno a 180°C.
Levar os pães ao forno e assar por 45 minutos ou até estarem com a superfície dourada.

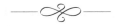

HOT-DOG

Ingredientes:
Pão para *hot-dog*
Salsicha com molho
Catchup
Mostarda
Cebola em fatias finas

Modo de preparar:
Preparar o *hot-dog* colocando dentro do pão quente 2 salsichas, molho, cebola fatiada, molho de catchup e mostarda a gosto, e servir em seguida.

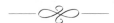

ENROLADINHO DE REPOLHO

Ingredientes:
4 folhas de repolho
1 xícara de arroz integral cozido
5 colheres de sopa de azeitona chilena fatiada
2 figos maduros cortados em palitos finos
3 colheres de sopa de pepino desfiado com descascador manual
3 colheres de sopa de cenoura desfiada com descascador manual
3 colheres de sopa de azeite de oliva

½ colher de sobremesa de sal
1 colher de sopa de tahine diluído em água
5 colheres de sopa de caldo de limão
1 colher de café de pimenta síria (não é picante)
folhas de rúcula
cubos de laranja

Modo de preparar:
Escaldar as folhas de repolho para ficarem amolecidas. Reservar.
Numa tigela misturar o arroz cozido com a azeitona, o figo, o pepino, a cenoura, o azeite, o sal, o tahine, o limão e a pimenta síria.
Rechear as folhas de repolho, colocando para segurar um palito de madeira.
Colocar os rolinhos numa panela, regar com limão e aquecer antes de servir. Enfeitar com as folhas de rúcula e os cubos de laranja

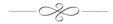

BISCOITO DE CASTANHA-DO-PARÁ E AVEIA

Ingredientes:
1 xícara de castanha-do-pará inteiras descascadas
2 colheres de sopa de farinha de trigo branca
1 colher de sopa de farinha de trigo integral
2 colheres de sopa de aveia em flocos
1 pitadinha de sal (menos de meia colherinha de café)
10 colheres de sopa de água
2 colheres de sopa de óleo de milho
2 colheres de sopa de açúcar mascavo
Passinhas escuras ou claras, sem sementes

Modo de preparar:
Colocar as castanhas no liquidificador, sem água, e bater até ficarem moídas. Em seguida virar em uma tigela e adicionar as farinhas de trigo, a aveia, o sal e o fermento.

Bater no liquidificador a água com o óleo e o açúcar e misturar com as farinhas da tigela. Mexer com uma colher de pau e em então amassar com as mãos.

Fazer bolinhas do mesmo tamanho com a massa e dentro de cada uma colocar uma passinha de modo que não dê para se ver. Dar uma ligeira achatada em cada bolinha de massa para ficar com formato de biscoito.

Arrumar os biscoitos numa assadeira untada com óleo e farinha de trigo e assar em forno médio por aproximadamente 35 minutos ou até estarem com o fundo levemente dourado.

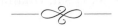

CARDÁPIO 10

REFEIÇÃO	QUANTIDADE
DESJEJUM:	
Chá	1 xícara
Pãozinho de nozes	2 unidades
Goiabada	2 colheres de sopa
Suco de laranja, mamão e cenoura	1 copo de 350 ml
COLAÇÃO:	
Suco de melancia	1 copo de 250 ml
Biscoito de maisena	4 unidades
ALMOÇO:	
Arroz integral	5 colheres de sopa
Grão-de-bico	1 concha rasa
Couve-de-bruxelas	4 colheres de sopa
Glúten	4 colheres de sopa
Creme de milho	4 colheres de sopa
Salada de couve e batata	1 prato raso
Laranja	1 unidade
LANCHE:	
Bolo de chocolate	1 fatia média
Chá	1 xícara
JANTAR:	
Pão com linhaça	2 fatias
Patê de abacate	2 colheres de sopa
Salada de agrião e alface	1 prato raso
Suflê de tofu	1 pedaço médio
Vitamina de pêra	1 copo de 250 ml
CEIA:	
Banana-prata	1 unidade

Refeição	Calorias (cal)	Lipídio (g)	Carboidrato (g)	Proteína (g)
Desjejum	664,99	13,08	128,48	12,63
Colação	299,19	2,36	62,68	8,11
Almoço	694,57	36,98	78,63	14,04
Lanche	397,22	4,25	78,37	10,00
Jantar	455,77	15,74	64,71	15,57
Ceia	35,60	0,12	9,12	0,52
Total	2547,35	72,55	422,30	60,88

Refeição	Fibra (g)	Cálcio (mg)	Ácido Ascórbico (Vit. C) (mg)	Retinol (Vit. A) (UI)
Desjejum	12,61	141,20	292,20	1246,80
Colação	1,22	43,86	19,64	732,00
Almoço	12,97	108,44	34,41	0,00
Lanche	1,20	19,45	0,30	4,80
Jantar	9,29	176,89	19,44	734,18
Ceia	0,16	6,00	5,60	-
Total	37,46	495,84	376,59	2717,78

Cardápio 10 – Receitas

PÃOZINHO DE NOZES

Ingredientes:
1 xícara de farinha de trigo branca
½ xícara de fibra de trigo ou germe de trigo
½ xícara de nozes picadas
1 colher de sobremesa de fermento biológico do tipo seco
1 colher de chá de sal
4 colheres de sopa de óleo
¼ de xícara de água morna

Modo de preparar:
Misturar numa tigela os ingredientes da massa, deixando para o fim a água e o óleo.
Trabalhar a massa com as mãos, em superfície enfarinhada, até tornar-se macia.
Colocar numa tigela untada e deixar coberta em local protegido do frio. Após 2 horas abrir a massa, formar os pãezinhos e arrumá-los numa assadeira untada.
Deixar crescer por mais 30 minutos e então levar ao forno preaquecido. Assar por 40 minutos em forno a 200ºC.

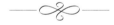

GOIABADA

Ingredientes:
10 goiabas grandes
1 copo de açúcar mascavo

Modo de preparar:
Cortar as goiabas ao meio, colocá-las na panela de pressão junto com o açúcar, sem adicionar água. Manter em fogo baixo por 35 minutos após iniciar a pressão.

Bater tudo no liquidificador, passar por uma peneira e levar ao fogo por mais 10 minutos.

SUCO DE LARANJA, MAMÃO E CENOURA

Ingredientes:
2 laranjas grandes, maduras e doces
1 mamão papaia
1 cenoura pequena
1 colher de sobremesa de melado de cana
1 castanha-do-pará

Modo de preparar:
Espremer as laranjas, colocar o suco extraído no liquidificador, adicionar os demais ingredientes, bater e servir em seguida.

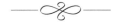

BISCOITO DE MAISENA

Ingredientes:
3 colheres de sopa de farinha de trigo branca
4 colheres de sopa de maisena
2 colheres de sopa de fibra de trigo
3 colheres de sopa de leite de soja em pó
1 colher de sobremesa de casca de laranja ralada
3 colheres de sopa de açúcar mascavo
2 colheres de sopa de óleo
9 colheres de sopa de água

Modo de preparar:
Misturar numa tigela todos os ingredientes secos. Bater no liquidificador o óleo com a água e colocar na tigela. Mexer com uma colher de pau ou pão-duro.

Colocar a massa em uma mesa enfarinhada e abrir com um rolo, deixando-a bem fina. Com a boca de um copo cortar e com um garfo ou palitinho fazer diversos furos para que o biscoito fique torrado. Arrumar as rodelas de massa em uma assadeira e levar para assar em forno já quente por 25/30 minutos, ou até o fundo estar levemente dourado.

SUCO DE MELANCIA

Ingredientes:
1 copo de melancia picada
1 colher de chá de gengibre fresco picado
1 colher de chá de melado de cana

Modo de preparar:
Espremer as laranjas, colocar o suco extraído no liquidificador, adicionar os demais ingredientes, bater e servir em seguida

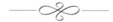

ARROZ INTEGRAL SIMPLES

Ingredientes:
2 e ½ copos de arroz integral
5 copos de água fria

Modo de preparar:
Lavar e escorrer o arroz integral, colocá-lo numa panela de pedra e levar ao fogo alto, com a panela semitampada, até a água secar. Retirar a panela do fogo e deixar tampada por 20 minutos. Colocar o arroz numa travessa e servir.

GRÃO-DE-BICO

Ingredientes:
1 copo de grão-de-bico
1 colher de sopa de azeite de oliva
1 alho-porro cortado em rodelas finas
½ xícara de cebolinha picada
1 colher de sobremesa de sal
2 folhas de louro
1 colher de sopa de shoyo

Modo de preparar:
Lavar bem o grão-de-bico e cozinhá-lo na panela de pressão por 1 hora, em fogo baixo.
Retirar bem a pressão da panela antes de abrir. Reservar.
Aquecer o azeite numa panela, refogar o alho-porro, adicionar o grão-de-bico cozido com a água em que o cozinhou, a cebolinha, o sal, as folhas de louro e o shoyo.
Manter em fogo baixo por 35 minutos. Servir quente.

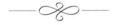

COUVE-DE-BRUXELAS

Ingredientes:
1 copo de couves-de-bruxelas frescas
1 colher de sopa de azeite de oliva
1 colher de sopa cheia de cebolinha verde picada
2 colheres de sopa de pimentão vermelho picado
1 colher de sopa de limão

Modo de preparar:
Cozinhar as couves-de-bruxelas rapidamente, o suficiente apenas para amaciar. Arrumar numa travessa, regar com azeite, cebolinha, pimentão e limão.

GLÚTEN

Ingredientes:
3 dentes de alho espremidos
3 colheres de sopa de salsa fresca picada
1 copo de glúten picadinho
3 colheres de sopa de azeite de oliva
1 colher de sopa de sumo de limão
1 colher de chá de sal
3 colheres de sopa de vinho branco
1 copo de molho de tomate quente

Modo de preparar:
Aquecer o azeite numa panela, dourar o alho, adicionar a salsa, os quadradinhos de glúten, o sal, o limão e o vinho. Refogar por 15 minutos. Retirar do fogo e servir.

CREME DE MILHO

Ingredientes:
5 colheres de sopa de óleo
4 colheres de sopa de farinha de trigo
1 xícara de milho doce cozido
1 xícara de leite de amêndoas
1 xícara de leite coco
1 colher chá de sal
1 colher de chá de açúcar mascavo

Modo de preparar:
Aquecer o óleo numa panela grossa, adicionar a farinha de trigo, mexer com uma colher de pau em fogo alto até dourar.
Misturar o leite de amêndoas com o leite de coco e aquecer.
Bater no liquidificador a farinha dourada com os leites quentes, o sal, o açúcar e metade do milho cozido.

Voltar tudo à panela e acrescentar o restante do milho cozido. Manter em fogo alto, sempre mexendo até obter um creme consistente.

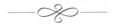

SALADA DE COUVE E BATATA

Ingredientes:
3 folhas de couve cortadas bem fininhas
4 colheres de sopa de morango picadinho
½ xícara de batata ralada
Molho
2 colheres de sopa de molho de mostarda
5 colheres de sopa de suco de laranja
1 colher de sobremesa de melado de cana
4 colheres de sopa de água filtrada
1 colher de chá de salsa fresca picada

Modo de preparar:
Misturar todos os ingredientes do molho numa tigela e reservar.
Dar uma fervura na batata ralada até ficar macia, porém sem deixar que fique desmanchando. Escorrer e reservar.
Arrumar numa travessa a couve picada e harmoniosamente colocar o morango picado e a batata.
Temperar a salada com o molho de mostarda e servir em seguida.

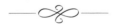

BOLO DE CHOCOLATE

Ingredientes:
2 xícaras de farinha de trigo integral
3 colheres de sopa de cacau em pó
1 xícara de açúcar mascavo
2 xícaras de água ou leite de soja

1 xícara de nozes picadas
4 colheres de sopa de uva-passa sem semente
1 colher de sobremesa de fermento químico em pó

Modo de preparar:
Bater todos os ingredientes da massa no liquidificador, exceto as nozes e a uva-passa, deixando por último o fermento em pó.
Desligar o liquidificador, adicionar as nozes e a uva-passa, mexendo com colher de pau.
Untar uma assadeira e despejar a massa. Assar em forno médio, preaquecido, por 45 minutos.

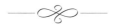

PÃO COM LINHAÇA

Ingredientes:
½ kg de farinha de trigo
1 colher de sobremesa de fermento biológico
1 colher de sobremesa de linhaça
½ colher de sobremesa de sal
5 colheres de sopa de óleo
1 xícara de água morna

Modo de preparar:
Misturar em uma tigela a farinha de trigo com a linhaça, o sal, o açúcar e o fermento. Em seguida adicionar o óleo e a água morna. Trabalhar a massa com as mãos, em superfície enfarinhada até tornar-se macia e lisa.
Colocar numa tigela untada com óleo e deixar coberta em local protegido do frio, por 2 horas aproximadamente.
Formar os pães e deixar crescer mais 30 minutos.
Assar em forno já bem quente. Manter em temperatura de 220ºC e assar por 40 minutos.

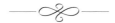

PATÊ DE ABACATE

Ingredientes:
1 abacate maduro
1 colher de sopa de sumo de limão
1 colher de sopa de cebolinha verde picada
1 colher de sopa de salsa crespa bem picadinha
1 colher de sopa de azeitona verde picadinha
1 colher de sopa de azeite de oliva

Modo de preparar:
Amassar o abacate com garfo e adicionar os demais ingredientes, mexendo delicadamente até obter um patê homogêneo. Manter na geladeira até o momento de servir.

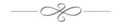

SALADA DE AGRIÃO E ALFACE

Ingredientes:
Molho
1 colher de sopa de vinagre de arroz
1 colher de café de sal
3 colheres de sopa de azeite de oliva
1 colher de chá de tahine
3 colheres de sopa de água filtrada
1 colher e sobremesa de cebolinha verde picadinha
Salada:
4 folhas de agrião
3 folhas grandes de alface lisa
1 rodela de abacaxi cortada em cubos pequenos
4 colheres de beterraba ralada e levemente cozida

Modo de preparar:
Misturar os ingredientes do molho numa tigela até obter uma mistura homogênea. Manter na geladeira.

Misturar delicadamente os ingredientes da salada numa tigela e arrumar num prato grande e bonito. Regar com o molho e servir em seguida.

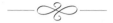

VITAMINA DE PÊRA

Ingredientes:
3 laranjas
1 pêra madura
4 folhas de menta
1 colher de sobremesa de melado de cana
1 colher de sopa de aveia em flocos

Modo de preparar:
Espremer as laranjas, colocar o suco no liquidificador e bater com os demais ingredientes. Servir em seguida.

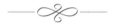

SUFLÊ DE TOFU

Ingredientes:
1 bloco de tofu firme
5 colheres de sopa de salsa fresca picada
1 colher de chá de sal
1 abobrinha verde ralada com casca (lavar bem antes de ralar)
1 colher de sopa cheia de azeite de oliva
leite de soja para dar ponto na massa
Semente de papoula

Modo de preparar:
Picar o tofu e colocar no liquidificador. Adicionar as colheres de salsa fresca picada, o sal e ligar o aparelho. Adicionar leite de soja aos poucos, para funcionar o aparelho. Cuidado para não deixar a massa mole demais!

Colocar numa tigela e adicionar os demais ingredientes.

Colocar a massa num pirex ou fôrma refratária untada e levar ao forno preaquecido. Assar por 45 minutos em temperatura média. Retirar quando estiver dourado. Servir quente ou frio com saladas.

CARDÁPIO 11

REFEIÇÃO	QUANTIDADE
DESJEJUM:	
Chá	1 xícara
Panqueca	2 unidades pequenas
Papaia	1 unidade pequena
Suco de laranja com morango	1 copo de 250 ml
COLAÇÃO:	
Barrinha de cereais	1 unidade média
Chá	1 xícara
ALMOÇO:	
Arroz integral	4 colheres de sopa
Lentilha	1 concha rasa
Mostarda	4 colheres de sopa
Farofa	2 colheres de sopa
Laranja	1 unidade
Bife vegetal	1 unidade média
Batata recheada	1 unidade pequena
Salada de minitomates recheados	4 tomates
Bombom de chuchu	2 unidades pequenas
LANCHE:	
Pipoca	1 prato raso
Suco de melancia	1 copo de 250 ml
JANTAR:	
Salada Tropicália	1 prato raso
Penne com legumes assados	1 prato raso
Vitamina de morango	1 copo de 20 ml
Torta doce folhada	1 pedaço pequeno
CEIA:	
Chá	1 xícara
Torrada	2 unidades pequenas

Refeição	Calorias (cal)	Lipídio (g)	Carboidrato (g)	Proteína (g)
Desjejum	524,02	9,24	99,55	11,34
Colação	134,40	5,34	19,92	2,28
Almoço	106,93	31,45	170,49	30,24
Lanche	341,20	6,11	70,93	6,66
Jantar	501,39	14,62	78,16	16,66
Ceia	229,49	7,73	30,85	11,97
Total	**2792,44**	**74,51**	**469,93**	**79,17**

Refeição	Fibra (g)	Cálcio (mg)	Ácido Ascórbico (Vit. C) (mg)	Retinol (Vit. A) (UI)
Desjejum	1,78	56,54	120,75	480
Colação	4,35	30,30	0,00	0,00
Almoço	25,51	220,38	5,13	45,90
Lanche	0,38	68,56	71,82	2793,36
Jantar	6,49	184,01	37,12	594,14
Ceia	1,47	26,55	20,30	105,60
Total	**16,98**	**586,34**	**255,12**	**4019,00**

Cardápio 11 – Receitas

PANQUECA

Ingredientes:
Massa
1 copo de farinha de trigo branca
1 copo de germe de trigo
1 e ½ copo de leite de amêndoa
2 colheres de sopa de óleo de milho
1 colher de sobremesa de fermento químico em pó
1 colher de chá rasa de sal
melado de cana para acompanhar as panquecas

Modo de preparar:
Bater os ingredientes da massa no liquidificador, deixando por último o fermento em pó.
Aquecer uma frigideira de *teflon* e colocar 1 concha cheia de massa. Diminuir o fogo e assim que o fundo estiver dourado, virar a panqueca, para dourar dos dois lados.
Cuidar para não ficar muito fina, pois esta panqueca é diferente do crepe – que tem a consistência bem mais fina.
Servir as panquecas quentes com melado de cana.

LARANJA COM MORANGO

Ingredientes:
3 laranjas grandes, maduras e doces
3 morangos maduros, bem lavados
1 colher de sopa de farinha de aveia
1 colher de sobremesa de melado de cana

Modo de preparar:
Espremer as laranjas, colocar o suco extraído no liquidificador, bater com os demais ingredientes e servir em seguida.

BARRINHA DE CEREAIS

Ingredientes:
½ xícara de castanha-do-pará
1 xícara de coco ralado
½ xícara de flocos grandes de aveia
2 colheres de sopa de uva-passa escura sem sementes
½ xícara de glicose de milho
1 pitada de sal marinho
1 colher de chá de óleo ou margarina vegetal

Modo de preparar:
Cortar as castanhas-do-pará com uma faca grande, sem serra e afiada, deixando-as em pedaços pequenos. Colocar as castanhas numa panela larga, juntamente com a aveia em flocos, o coco ralado e a pitada de sal, levando ao fogo alto. Mexer com colher de pau até começar a ficar ligeiramente dourado. Retirar a panela do fogo e permanecer mexendo até a panela esfriar.
Em outra panela, colocar a margarina vegetal junto com a glicose de milho e levar ao fogo para derreter. Mexer até estar bem líquido. Transferir a glicose derretida à panela das castanhas, do coco e da aveia. Juntar as passinhas e misturar.
Espalhar tudo sobre uma assadeira forrada com papel-manteiga. Quando estiver morno, cortar com faca afiada dando formato às barrinhas. Após esfriar, retirar com o auxílio de uma espátula.

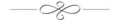

ARROZ INTEGRAL

Ingredientes:
2 copos de arroz integral do tipo cateto
4 copos de água morna
sal a gosto
1 colher de sobremesa de azeite de oliva

Modo de preparar:
Após lavar o arroz colocá-lo numa panela com a água, o sal e o azeite de oliva.
Manter o fogo alto, sem mexer, até secar toda a água.
Adicionar um pouco mais de água morna quando secar, caso queira uma arroz mais macio.
Tampar a panela e deixar em repouso por 20 minutos para então colocar em uma travessa e servir.

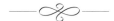

LENTILHA

Ingredientes:
1 copo de lentilha (deixar de molho por 1 noite)
1 colher de sopa de óleo
1 colher de sopa e azeite de oliva
2 dentes de alho espremidos
4 copos de água fervendo
½ xícara de cebolinha picada
½ xícara de alho-porro picado
1 colher de sobremesa de sal

Modo de preparar:
Numa panela grossa aquecer o óleo e o azeite.
Dourar o alho, juntar os demais ingredientes.
Tampar a panela e quando a lentilha estiver cozida, manter a panela semitampada até obter um caldo encorpado.
Servir quente.

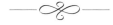

MOSTARDA

Ingredientes:
4 folhas de mostarda

3 colheres de sopa de cebolinha picada
2 colheres de sopa de azeite de oliva
1 colher de sopa de shoyo

Modo de preparar:
Cortar as folhas em tiras bem finas.
Colocar numa panela com 2 colheres de sopa de água e tampar.
Manter em fogo alto até as folhas murcharem
Escorrer, colocar numa travessa e temperar com a cebolinha, o azeite e o shoyo.
Servir quente.

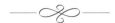

FAROFA

Ingredientes:
4 colheres de sopa de azeite de oliva
1 colher de café de açafrão em pó
1 xícara de farinha de mandioca do tipo biju (em flocos)
1 colher de chá de sal
4 colheres de sopa de uva-passa sem semente

Modo de preparar:
Aquecer o azeite numa panela grossa, junto com o açafrão
Adicionar a farinha de mandioca e mexer com colher de pau até dourar.
Adicionar a uva-passa e virar numa travessa.
Servir quente.

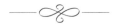

BIFE VEGETAL

Ingredientes:
1 bife de glúten
1 colher de sopa de azeite de oliva

1 alho-porro cortado em fatias
1 colher de chá de sal
3 colheres de sopa de salsa fresca picada
3 colheres de sopa de molho inglês

Modo de preparar:
Aquecer um pouco o azeite de oliva.
Dourar o bife de glúten dos dois lados.
Adicionar o alho-porro, o sal, e o molho inglês e tampar a panela por 10 minutos.
Colocar a salsa fresca picada por cima e servir quente.

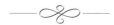

BATATA RECHEADA

Ingredientes:
2 batatas grandes inteiras e com a casca
1 copo de milho verde recém-tirado das espigas
1 copo de salsicha vegetal picadinha
1 copo de tomate pelado e sem sementes, bem picadinho
1 copo de tofu firme
½ cebola roxa picadinha
½ copo de leite de soja
½ copo de temperos verdes picados
4 colheres de sopa de azeite de oliva
1 colher de chá de *zattar*
½ colher de sobremesa de sal

Modo de preparar:
Lavar bem e furar as batatas com um garfo, levando-as ao forno, num pirex, por 50 minutos, ou até estarem macias.
Cortar uma fatia pequena da lateral de cada batata e com uma colher, retirar o máximo possível de polpa das batatas. Reservar.
Aquecer o azeite, refogar a cebola até ficar macia. Adicionar o milho, misturar, tampar a panela e deixar por 10 minutos. Adicionar a salsicha

vegetal picadinha e deixar mais 5 minutos com a panela tampada.
Bater o tofu no liquidificador com o leite de soja, os temperos verdes, o *zattar* e o sal. Virar o creme obtido na panela. Acrescentar também a polpa retirada das batatas e o tomate picadinho. Manter o fogo alto, com a panela destampada e mexer por 10 minutos.
Rechear cada batata, aquecer no forno em temperatura alta, por 15 minutos e servir em seguida.

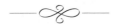

SALADA DE MINITOMATES RECHEADOS

Ingredientes:
1 xícara de tomatinhos cortados ao meio e sem as sementes
1 xícara de tofu picado
3 colheres de sopa de talo de erva-doce bem picadinho
5 colheres de sopa de pimentão vermelho bem picadinho
2 colheres de sopa de nozes frescas bem picadinhas
1 colher de chá de sal
4 colheres de sopa de azeite de oliva
folhas de alface
folhas de agrião

Modo de preparar:
Amassar o tofu com um garfo e adicionar os pimentões, a erva-doce, o sal e o azeite de oliva. Rechear os tomatinhos.
Numa travessa, arrumar as folhas de alface e agrião e em seguida dispor os tomatinhos recheados, de forma harmoniosa.
Manter na geladeira até o momento de servir.

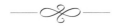

BOMBOM DE CHUCHU

Ingredientes:
1 copo de chuchu ralado

4 copos de açúcar mascavo
1 colher de sobremesa de raspa de laranja
6 colheres de sopa de caldo de laranja
2 cravos
1 e ½ barra de chocolate amargo, sem leite
uvas-passas sem sementes

Modo de preparar:
Colocar numa panela o chuchu ralado e misturar com o açúcar, a raspa e o caldo de laranja e os cravos. Levar ao fogo baixo, mexer de vez em quando com colher de pau e esperar dar ponto, aparecendo o fundo da panela. Quando o doce esfriar, dar formatos aos bombons.
Cortar a barra de chocolate em pedaços e colocá-los num pirex. Levar o pirex ao fogo, em banho-maria, e mexer o chocolate, delicadamente, até começar a derreter e a ficar cremoso.
Mergulhar as bolinhas de doce de chuchu no chocolate.
Retirar usando dois palitos ou garfos. Sobre cada um colocar uma passinha.
Esperar esfriar e manter na geladeira até o momento de servir.

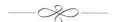

PIPOCA

Ingredientes:
Óleo de milho, soja ou girassol
Milho de pipoca
Pouco sal ou ervas secas a gosto

Modo de preparar:
Colocar numa panela o óleo e aquecer um pouco. Adicionar o milho de pipoca, o sal e as ervas (opcional).
Misturar com o auxílio de uma colher de pau e tampar a panela.
Manter em fogo alto e assim que pararem os estouros, retirar a

panela do fogo e colocar a pipoca numa tigela.

Para manter a pipoca crocante, depois de feita, colocá-la dentro de um saco plástico após esfriar e fechar bem.

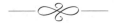

SUCO DE MELANCIA

Ingredientes:
2 fatias grandes de melancia
4 folhas grandes de menta
2 cubos de gelo
1 colher de chá de melado de cana
1 colher de chá de fibra solúvel (opcional)

Modo de preparar:
Retirar as cascas da melancia.
Cortar a fruta em pedaços pequenos e colocar dentro do liquidificador junto com os demais ingredientes.
Bater aos poucos até obter um suco homogêneo.
Servir o suco, se possível, sem passar por peneira para aproveitar a quantidade de fibras.

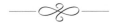

PENNE COM LEGUMES ASSADOS

Ingredientes:
½ pacote de penne
1 abobrinha cortada em pedaços pequenos
1 pimentão amarelo cortado em quadrados médios
1 copo de brócolis cortado em raminhos
4 minicebolas cortadas ao meio
3 colheres de sopa de salsa fresca picada bem pequena
1 colher de sopa de orégano fresco
1 pitada de sal

1 colher de chá (ou mais) de shoyo
2 colheres de sopa de azeite de oliva
1 colher de sopa de óleo de milho
4 dentes de alho espremidos
3 copos de molho (ou purê) de tomate

Modo de preparar:
Cozinhar o macarrão do tipo penne, respeitando o tempo sugerido na embalagem.
Escorrer a água e reservar a massa cozida.
Misturar numa tigelinha o shoyo com o azeite, o sal, a salsa picadinha e o orégano.
Cortar todos os legumes em tamanhos iguais e passar neles o shoyo temperado. Levar ao forno para assar. Virá-los para que fiquem dourados por igual.
Numa panela colocar 1 colher de sopa de óleo de milho e dourar o alho. Adicionar o molho de tomate e, assim que ferver, adicionar os legumes assados.
Assim que ferver novamente, adicionar a massa cozida.
Misturar delicadamente e servir quente.

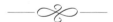

SALADA TROPICÁLIA

Ingredientes:
2 batatas médias cozidas e cortadas em quadradinhos
2 cenouras cozidas e cortadas em quadradinhos
1 xícara de tofu
1 colher de sobremesa rasa de sal
4 colheres de sopa de caldo de limão
1 colher de sopa cheia de molho de mostarda
1 cebola picadinha
2 laranjas doces, grandes descascadas e cortadas em quadrados
1 maçã descascada e cortada em quadrados

1 pêra mole, descascada e cortada em quadrados
1 xícara de abacaxi descascado e cortado em quadrados
1 xícara de uvas cortadas ao meio
2 colheres de sopa de água
4 colheres de sopa de salsa fresca picada

Modo de preparar:
Cozinhar as batatas e as cenouras.
Colocar 1 batata e 1 cenoura no liquidificador e bater com pouca água, acrescentar o tofu, o azeite de oliva, a mostarda, o limão e o sal.
Misturar a batata e a cenoura restante numa tigela, com os demais ingredientes e regar com o creme do liquidificador.

TORTA DOCE FOLHADA

Ingredientes:
Massa
1 pacote de massa folhada ou 4 folhas de massa folhada de tamanhos iguais
1º Recheio
2 copos de tofu fresco amassado com um garfo
½ copo de cerejas ao marrasquino picadas
6 colheres de sopa de nozes picadas
2 colheres de sobremesa de frutose
1 pitada de sal
2º Recheio
3 maçãs grandes, maduras, descascadas e sem miolo e cabinhos
½ copo de uva-passa sem sementes
4 colheres de sopa de açúcar mascavo
2 colheres de sopa de glicose de milho ou glicose de mandioca
1 colher de café de canela em pó

Modo de preparar:
Com um rolo de madeira abrir a massa folhada (descongelada) bem fina.
Cortar 3 retângulos iguais. Arrumar em assadeiras separadas e deixar na geladeira por 30 minutos.
Amassar o tofu com um garfo e adicionar os demais ingredientes do primeiro recheio, misturando bem com uma colher grande. Reserve.
Levar uma panela grande com água ao fogo alto e assim que estiver fervendo adicione as maçãs, deixando que fervam por 5 minutos. Retirar da panela e cortar em fatias finas.
Em outra panela, derreter o açúcar mascavo e colocar as fatias de maçã e a canela em pó. Deixar 5 minutos em fogo alto, adicionar a glicose, ferver por mais 5 minutos e então retirar do fogo.
Aquecer o forno e assar as massas por 15 minutos em temperatura média.
Ao retirar as massas do forno arrumar numa travessa retangular uma camada de massa, por cima distribua uma camada de recheio de tofu.
Arrume outra massa por cima e espalhe o doce de maçã. Tampe com a última massa e sirva a torta em seguida.

VITAMINA DE MORANGO

Ingredientes:
2 copos de leite de soja gelado
2 copos de morangos frescos sem os cabinhos
1 colher de sopa de açúcar mascavo
1 colher sobremesa de germe de trigo
1 colher de sopa de aveia em flocos finos

Modo de preparar:
Bater todos os ingredientes no liquidificador e servir em copos grandes.

CARDÁPIO 12

REFEIÇÃO	QUANTIDADE
DESJEJUM:	
Chá	1 xícara
Pão temperado	2 unidades
Patê	2 colheres de sobremesa
Suco de laranja com beterraba	1 copo de 300 ml
COLAÇÃO:	
Maçã	1 unidade
Castanha-do-pará	3 unidades
ALMOÇO:	
Arroz integral	4 colheres de sopa
Feijão-preto	1 concha média, rasa
Proteína vegetal	4 colheres de sopa
Batata com brócolis	4 colheres de sopa
Quiabo	4 quiabos
Crepe de cogumelo com molho de tomate	1 unidade
Salada	1 prato raso
Curau	1 tacinha
LANCHE:	
Biscoito salgado	4 unidades
Vitamina de frutas	1 copo de 300 ml
JANTAR:	
Hambúrguer	1 unidade
Pão	1 unidade
Salada de ervilha	1 prato raso
Molho de tomate e berinjela para o hambúrguer	5 colheres de sopa
Suco de laranja	1 copo de 200 ml
Curau	1 tacinha pequena
CEIA:	
Maracujá doce	1 unidade

Refeição	Calorias (cal)	Lipídio (g)	Carboidrato (g)	Proteína (g)
Desjejum	393,77	9,45	66,62	13,41
Colação	106,97	3,91	14,47	1,06
Almoço	998,94	29,14	154,81	32,41
Lanche	291,10	10,01	41,13	12,60
Jantar	494,40	9,24	92,22	16,85
Ceia	15,84	0,24	2,88	0,52
Total	2301,05	62,02	375,17	76,88

Refeição	Fibra (g)	Cálcio (mg)	Ácido Ascórbico (Vit. C) (mg)	Retinol (Vit. A) (UI)
Desjejum	2,78	238,46	122,19	520,10
Colação	2,92	9,90	0,50	-
Almoço	24,95	186,94	74,95	1135,09
Lanche	2,41	34,49	4,96	140,70
Jantar	8,94	82,08	52,45	43,70
Ceia	0,51	-	-	-
Total	42,54	551,87	255,05	1839,59

Cardápio 12 – Receitas

PÃO TEMPERADO

Ingredientes:
1 e ½ xícara de farinha de trigo branca
2 colheres de chá de fermento biológico
1 colher de chá de sal
2 colheres de sopa de azeite de oliva
¼ de xícara de água morna
folhas frescas de orégano
3 colheres de sopa de azeitonas

Modo de preparar:
Misturar numa tigela os ingredientes da massa, deixando para o fim a água e o azeite. Trabalhar a massa com as mãos, em superfície enfarinhada, até torná-la macia e lisa.
Colocar numa tigela untada com óleo e deixar coberta em local protegido do frio por 2 horas aproximadamente.
Formar os pãezinhos e arrumá-los numa assadeira untada. Deixar crescer por 1 hora e então levar ao forno preaquecido. Manter em temperatura média por 45 minutos ou até os pãezinhos estarem dourados.

PATÊ

Ingredientes:
1 xícara de tofu mole
1 colher de sopa de salsa fresca picada
1 colher de sopa de tahine
4 colheres de sopa de água filtrada
1 colher de sobremesa de sumo de limão
1 colher de chá de sal

Modo de preparar:
Bater todos os ingredientes no liquidificador e colocar numa tigela. Manter na geladeira até o momento de servir.

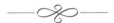

SUCO DE LARANJA COM BETERRABA

Ingredientes:
3 laranjas grandes, maduras e doces
½ beterraba
1 colher de sopa de aveia em flocos
1 colher de chá de gengibre fresco ralado
1 colher de sobremesa rasa de açúcar mascavo

Modo de preparar:
Espremer as laranjas, colocar o suco extraído no liquidificador, adicionar os demais ingredientes, bater e servir em seguida.

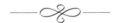

ARROZ INTEGRAL

Ingredientes:
2 copos de arroz integral do tipo cateto
4 copos de água morna
sal a gosto
1 colher de sobremesa de azeite de oliva
5 dentes de alho espremidos
azeite de oliva

Modo de preparar:
Após lavar o arroz, colocá-lo numa panela com a água, o sal e o azeite de oliva.
Manter o fogo alto, sem mexer, até secar toda a água.
Adicionar um pouco mais de água morna quando secar, caso queira um arroz mais macio.

Tampar a panela e deixar em repouso por 20 minutos para então colocar em uma travessa e servi-lo.
Aquecer o azeite de oliva numa panelinha e dourar o alho.
Escorrer o alho em papel absorvente.
Colocar o alho sobre o arroz no momento de servir.

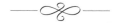

FEIJÃO

Ingredientes:
1 copo de feijão
½ copo de glúten cortado em tiras
2 colheres de sopa de óleo
1 colher de sopa de alho picadinho
1 cebola grande ralada
1 xícara de repolho ralado
½ xícara de cebolinha picada
1 colher de sobremesa de sal

Modo de preparar:
Lavar bem o feijão e cozinhá-lo na panela de pressão por 35 minutos (após o início da pressão). Retirar bem a pressão da panela antes de abrir. Reservar.
Aquecer o óleo numa panela grossa (experimente usar panelas de pedra). Dourar o alho, adicionar o glúten em tiras, a cebola, o repolho e refogar por 5 minutos em fogo alto.
Colocar a cebolinha, o sal e o feijão cozido junto com a água em que o cozinhou. Amassar com a parte de trás da concha um pouco dos grãos para deixar o feijão mais cremoso.
Mexer, adicionar a cebolinha e deixar em fogo baixo por 40 minutos.
Servir quente.

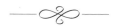

PROTEÍNA VEGETAL ("CARNE VEGETAL")

Ingredientes:
1 xícara de PVT de tamanho médio e cor escura (use outra, caso não encontre da escura)
1 colher de sopa de óleo de milho
1 colher de sopa de azeite de oliva
1 cebola do tipo roxa, grande
1 colher de sobremesa, rasa, de sal
1 pimentão verde cortado em tiras
1 colher de chá de gengibre fresco ralado
3 tomates sem pele, picados

Modo de preparar:
Deixar a PVT de molho na água fervente por 10 minutos. Escorrer e apertar com as mãos para retirar o excesso de água. Reservar. Aquecer o óleo e o azeite numa panela grossa e dourar a PVT. Adicionar a cebola, o sal, o pimentão, o gengibre e o tomate. Manter a panela em fogo baixo, tampada, por 15 minutos. Servir quente.

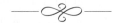

BATATA COM BRÓCOLIS

Ingredientes:
1 batata inglesa descascada e cortada em quadradinhos pequenos
½ maço de brócolis cortado em raminhos pequenos
2 colheres de sopa de fatias de azeitonas pretas
2 colheres de sopa de folhas de manjericão picadas
5 colheres de sopa de azeite de oliva
3 colheres de sopa de nozes frescas picadas
1 colher de chá de sal
3 colheres de sopa de tofu mole

Modo de preparar:
Cozinhar separadamente a batata e o brócolis e retirar quando ambos estiverem cozidos, porém bem firmes (*al dente*). Reservar.
Colocar no liquidificador as fatias de azeitona, as folhas de manjericão, o azeite, as nozes, o sal e o tofu, e pulsar várias vezes até obter uma pasta homogênea.
Arrumar a batata e o brócolis numa travessa refratária.
Espalhar o creme de temperos sobre eles. Cobrir com papel-alumínio e levar ao forno preaquecido por 15 minutos.
Servir quente.

QUIABO

Ingredientes:
quiabos frescos e tenros
um pouco de azeite de oliva
molho shoyo

Modo de preparar:
Cortar os quiabos ao meio e passar os pedaços pelo shoyo.
Aquecer uma panela, colocar os quiabos e regar com um pouquinho de azeite de oliva.
Mexer delicadamente e colocar um pouco de molho shoyo.
Assim que o quiabo estiver macio, porém sem se desmanchar, retirar a panela do fogo.
Dispor os quiabos numa travessa e servir quente.

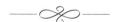

CREPE DE COGUMELO COM MOLHO DE TOMATE

Ingredientes:
Massa
1 xícara de farinha de trigo branca

1 xícara de farinha de trigo integral
1 colher de chá de sal
3 colheres de sopa de óleo de milho
2 xícaras de leite de soja em temperatura ambiente
1 colher de sobremesa de fermento químico em pó

Molho
3 colheres de sopa de óleo
3 dentes de alho espremidos
1 cebola cortada em tiras finas
6 tomates grandes e bem maduros
3 colheres de sopa de extrato de tomate
1 xícara de água
1 colher de chá de sal

Recheio
1 colher de sopa de óleo
1 colher de sopa de alho desidratado
½ xícara de coentro fresco picado
1 colher de sopa de aneto fresco picado
2 copos de cogumelo fresco cortado em tiras
1 copo de cará descascado e ralado
1 xícara de água quente
1 colher de sobremesa de sal

Modo de preparar:
Bater os ingredientes da massa no liquidificador e deixar para o fim o fermento químico. Virar a massa numa tigela ou num jarro de plástico para facilitar o manuseio.

Aquecer uma frigideira (se possível com *teflon*) e untar somente para a primeira panqueca, com pouco óleo. Colocar meia concha de massa na frigideira e espalhar uniformemente.

Após 5 minutos, em fogo alto, virar a panqueca utilizando uma espátula. Ao retirar as panquecas, empilhá-las em um prato para que o calor entre elas deixe-as mais macias devido à umidade. Reservar.

Para o molho, aquecer o óleo, dourar o alho, em seguida adicionar a cebola e, quando estiver macia adicionar o tomate, o extrato, a água e o sal. Manter a panela tampada em fogo brando por 25 minutos. Retirar a panela do fogo e reservar.

Para o recheio, dourar o alho no óleo, adicionar o coentro, o aneto e refogar por 5 minutos. Adicionar o cogumelo e refogar por mais 5 minutos. Colocar então o cará, a água quente e o sal. Mexer bem, tampar a panela e deixar em fogo brando por 20 minutos, mexendo de vez em quando. Deixar a panela destampada por 5 minutos e então retirar do fogo. Assim que o recheio estiver morno, colocar uma colher cheia sobre cada crepe e dobrá-los em quatro.

Arrumar numa fôrma refratária untada, cobrir com o molho e levar ao forno quente por 10 minutos. Servir quente.

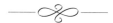

SALADA

Ingredientes:
5 folhas de agrião fresco cortadas em tirinhas finas
5 folhas de azedinha fresca cortadas em tirinhas
5 folhas de rúcula fresca cortadas em tirinhas finas
2 laranjas descascadas, sem os caroços e cortadas em cubinhos
3 colheres de sopa de uva-passa sem sementes
1 colher de sopa de temperos verdes secos
4 colheres de sopa de azeite de oliva
½ colher de sobremesa de sal
6 colheres de sopa de vinagre de arroz
1 colher de chá de manjericão seco

Modo de preparar:
Misturar as folhas cortadas. Adicionar a laranja e a uva-passa e mexer delicadamente.

À parte, numa tigela, misturar 4 colheres de sopa de azeite de oliva com os temperos verdes secos, o vinagre e o sal e regar a salada.

Manter na geladeira até o momento de servir.

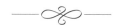

CURAU

Ingredientes:
4 espigas de milho bem amarelas
3 copos de leite de soja
½ copo de açúcar demerara
canela em pó a gosto

Modo de preparar:
Retirar os grãos das espigas e bater no liquidificador com o leite de soja. Passar por uma peneira e misturar o açúcar.
Levar ao fogo alto, sempre mexendo com colher de pau.
Assim que estiver bem consistente, aparecendo o fundo da panela, retirar do fogo e colocar num pirex ou em tacinhas.
Polvilhar canela em pó a gosto e cobrir com filme plástico para não formar nata.
Depois de frio, levar à geladeira até o momento de servir.

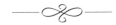

BISCOITO SALGADO

Ingredientes:
½ xícara de amêndoa chilena
4 colheres de sopa de farinha de trigo integral
1 colher de café de fermento químico em pó
1 colher de sobremesa de óleo
2 colheres de sopa de água

Modo de preparar:
Triturar as amêndoas no liquidificador seco, sem água.
Colocar a amêndoa triturada numa tigela, adicionar os demais ingredientes e misturar bem.
Formar biscoitinhos finos com as mãos e arrumá-los numa assadeira untada com óleo e farinha de trigo.
Assar por aproximadamente 25 minutos, ou até o fundo estar levemente dourado. Depois de frios, manter os biscoitos em um recipiente bem tampado para que permaneçam torradinhos.

VITAMINA DE FRUTAS

Ingredientes:
2 copos leite de soja gelado
1 colher de sopa de polpa de maracujá
1 banana pequena (do tipo prata ou nanica)
½ maçã
½ pêra
1 colher de sopa de melado de cana
3 colheres de sopa de farinha de aveia

Modo de preparar:
Colocar todos os ingredientes da vitamina no liquidificador e bater até obter uma consistência homogênea.
Servir em copo grande.
Se possível não passar a vitamina por peneira antes de servir para não diminuir a quantidade de fibras.

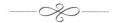

HAMBÚRGUER

Ingredientes:
1 copo de PVT
1 cebola roxa picadinha
3 dentes de alho
3 colheres de sopa de salsa fresca
4 colheres de sopa de cebolinha verde picadinha
2 colheres de sopa de molho shoyo
1 colher de chá de sal
4 colheres de sopa de farinha de trigo integral
óleo para refogar
água fervente
cebola em rodelas para montar o sanduíche
rodelas de tomate para montar o sanduíche

Modo de preparar:
Deixar a PVT de molho na água fervente por 5 minutos. Escorrer a água pressionando bem para retirar o excesso de água.
Colocar a PVT numa tigela e adicionar os demais ingredientes.
Com as mãos enfarinhadas, fazer bolinhas com a massa obtida. Pressionar cada bolinha com o aparelho de fazer hambúrguer, ou então pressioná-la dentro de um prato fundo, para que fiquem com o mesmo formato e altura.
Levar os hambúrgueres ao freezer por 30 minutos.
Retirar do freezer a quantidade de hambúrguer desejada e assar no forno preaquecido, em temperatura média (180°C).
Assim que os hambúrgueres estiverem dourados, retirar do forno.
Servir quente, dentro do pão fresco, com a cebola e rodelas de tomate.

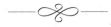

PÃO DE HAMBÚRGUER

Ingredientes:
1 colher de chá de fermento biológico
1 xícara de farinha de trigo branca
4 colheres de sopa de fibra de trigo
6 colheres de sopa de óleo
½ colher de sobremesa de sal
1 colher de sobremesa de açúcar mascavo
½ xícara de água quente (temperatura suportável aos dedos)
azeite de oliva para pincelar os pães

Modo de preparar:
Misturar numa tigela 1 colher de sopa de farinha de trigo com o fermento e um pouco de água. Mexer até formar um mingau e deixar coberto por 30 minutos.
Adicionar os demais ingredientes e trabalhar a massa até obter consistência lisa e macia.
Deixar crescer por mais 30 minutos.

Abrir a massa com rolo, sem deixá-la muito fina. Cortar a massa com a boca de um copo grande ou um pote plástico redondo. Arrumar as massas numa assadeira untada com óleo e deixar crescer por mais 30 minutos. Enquanto isto, deixar o forno aquecendo. Pincelar um pouco de azeite de oliva ou óleo na parte superior das massas.
Assar os pães em forno médio/alto, por 35 minutos, até estarem dourados.

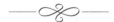

SALADA DE ERVILHA TORTA

Ingredientes:
6 xícaras de ervilhas tortas, sem as pontas e laterais fibrosas
½ pimentão amarelo cortado em rodelas finas
1 xícara de tiras de manga
1 colher de chá rasa de sal
3 colheres de sopa de azeite de oliva
2 colheres de sopa de caldo de limão

Modo de preparar:
Cozinhar as ervilhas até ficarem macias.
Arrumar numa travessa as ervilhas e sobre elas colocar as rodelas de pimentão e as tiras de manga.
Temperar a salada com sal, limão e azeite de oliva e servir.

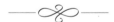

MOLHO DE TOMATE E BERINJELA PARA O HAMBÚRGUER

Ingredientes:
1 berinjela pequena, bem lavada, cortada em quadradinhos
2 colheres de sopa de óleo
2 colheres de sopa de coentro fresco picado

1 cebola pequena ralada
2 tomates grandes e vermelhos, sem pele e cortados em pedaços
1 xícaras de purê de tomate
½ xícara de água quente
1 colher de chá de sal
1 colher de café de pimenta-da-jamaica em pó (é um tempero levemente adocicado)

Modo de preparar:
Refogar no óleo a berinjela em quadradinhos por 10 minutos, então adicionar o coentro, a cebola e os tomates picados.
Continuar mexendo delicadamente, colocar o purê de tomate, a água, o sal e a pimenta-da-jamaica.
Manter a panela em fogo alto, mexendo-a de vez em quando.
Assim que o molho estiver encorpado retirar do fogo e usar com o hambúrguer.

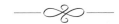

CARDÁPIO 13

REFEIÇÃO	QUANTIDADE
DESJEJUM:	
Chá verde	1 xícara
Torrada	2 fatias
Geléia	2 colheres de sobremesa rasas
Suco verde	1 copo de 350 ml
COLAÇÃO:	
Barrinha	1 unidade média
Suco de laranja	1 copo de 250 ml
ALMOÇO:	
Arroz integral	4 colheres de sopa
Feijão-preto	1 concha rasa
Cará	3 colheres de sopa
Escarola	4 colheres de sopa
Salsicha	2 unidades
Salada de arroz selvagem	5 colheres de sopa
Abacaxi	2 rodelas pequenas
LANCHE:	
Biscoito doce	4 unidades
Suco de acerola	1 copo de 200 ml
JANTAR:	
Pizza de champignon francês	2 fatias pequenas
Salada de legumes	1 prato raso
Doce de milho	4 colheres de sopa
CEIA:	
Laranja-lima	1 unidade

Refeição	Calorias (cal)	Lipídio (g)	Carboidrato (g)	Proteína (g)
Desjejum	343,27	2,66	73,64	9,70
Colação	194,38	8,35	26,93	4,05
Almoço	480,85	22,02	59,19	10,90
Lanche	335,28	5,39	70,97	3,42
Jantar	865,66	28,86	132,31	22,09
Ceia	92,31	3,95	12,56	2,21
Total	2311,78	72,26	375,64	52,40

Refeição	Fibra (g)	Cálcio (mg)	Ácido Ascórbico (Vit. C) (mg)	Retinol (Vit. A) (UI)
Desjejum	6,83	153,74	121,33	338,25
Colação	0,97	15,20	0,24	11,10
Almoço	11,22	41,55	14,74	2,20
Lanche	5,96	28,49	0,98	-
Jantar	11,01	91,42	2,73	11,62
Ceia	4,13	9,90	0,50	-
Total	40,15	340,30	200,40	363,17

Cardápio 13 – Receitas

TORRADA

Ingredientes:
pão amanhecido
água morna
gergelim

Modo de preparar:
Cortar os pães em tiras.
Colocar um pouco de água morna numa tigela.
Colocar gergelim numa outra tigela.
Passar rapidamente as fatias na água e em seguida pelo gergelim.
Arrumar as tiras numa assadeira e levar ao forno preaquecido.
Manter o forno em temperatura média e torrar as fatias por 30 minutos, ou até estarem douradas.

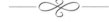

GELÉIA DE AMORA

Ingredientes:
7 copos de amoras frescas, bem lavadas e sem os cabinhos
½ copo de água
4 copos de açúcar mascavo
cascas de 1 laranja

Modo de preparar:
Levar as amoras ao fogo com a água até elas quase se desmancharem.
Derreter o açúcar até virar calda e derramar na panela das amoras.
Deixar no fogo por mais 5 minutos, mexendo sempre.
Servir.

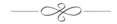

SUCO VERDE

Ingredientes:
1 folha de couve
6 folhas de agrião
6 folhas de salsa
2 cenouras
suco de 6 laranjas

Modo de preparar:
Passar os 4 primeiros ingredientes por uma centrífuga. Espremer as laranjas e juntar ao caldo obtido na centrífuga. Mexer e servir com gelo.

BARRINHA

Ingredientes:
½ xícara de castanha de caju picadinha
½ xícara de noz pecã picadinha
2 colheres de sopa de germe de trigo
2 colheres de sopa de gergelim
1 colher de sopa de aveia em flocos grossos
1 colher de sopa de farelo de trigo
1 pitada de sal marinho
½ xícara de ameixas secas picadas em pedaços bem pequenos
½ xícara de melado de cana
1 colher de chá de óleo
1 colher de sopa de sementes de papoula
glicose de milho

Modo de preparar:
Colocar numa panela larga a castanha de caju, a noz pecã, o germe de trigo, o gergelim, a aveia em flocos, o farelo de trigo e o sal.

Levar ao fogo alto, mexendo até dourar.
Adicionar o melado de cana, o óleo e a ameixa seca picada. Mexer até dar ponto, cerca de 7 minutos.
Espalhar sobre uma assadeira forrada com papel-manteiga untado com óleo ou margarina vegetal e nivelar com uma espátula.
Cortar as barrinhas com a massa ainda morna. Espalhar a glicose sobre as barrinhas e em seguida salpicar as sementes de papoula.
Levar a assadeira ao forno, em temperatura média/alta por no máximo 10 minutos.
Ao retirar do forno esperar que esfrie para soltar cada barrinha e guardá-las, seja embrulhando-as uma a uma, ou colocando-as em um pote bem bonito.

ARROZ INTEGRAL

Ingredientes:
2 copos de arroz integral do tipo cateto
4 copos de água morna
1 copo de bardana picadinha
1 colher de sobremesa de folhas desidratadas de manjerona
sal a gosto

Modo de preparar:
Após lavar o arroz, colocá-lo numa panela com os demais ingredientes.
Manter o fogo alto, sem mexer, até secar toda a água.
Adicionar um pouco mais de água morna quando secar, caso queira um arroz mais macio.
Tampar a panela e deixar em repouso por 20 minutos para então colocar numa travessa e servir.

FEIJÃO-PRETO

Ingredientes:
1 xícara de feijão-preto
3 colheres de sopa de óleo
3 folhas de louro
2 folhas de couve-manteiga picada em quadrados médios
1 colher de sobremesa de gengibre fresco ralado
3 colheres de sopa de cebolinha fresca picadinha
4 colheres de sopa de coentro fresco picadinho
2 colheres de sopa de salsa fresca picadinha
1 colher de sobremesa de sal

Modo de preparar:
Lavar bem o feijão e cozinhá-lo na panela de pressão por 35 minutos (após o início da pressão). Retirar bem a pressão da panela antes de abrir. Reservar.
Aquecer o óleo numa panela grossa, refogar rapidamente as folhas de louro e em seguida adicionar as folhas picadas, o gengibre e os demais temperos.
Mexer com colher de pau por 5 minutos em fogo alto e então adicionar uma concha do feijão cozido. Amassar com a parte de trás da concha para torná-lo um creme. Deixar refogar por mais 5 minutos e então adicionar o restante do feijão cozido, com a água em que o cozinhou. Mexer e deixar em fogo baixo por 40 minutos. Servir quente.

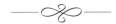

CARÁ

Ingredientes:
2 copos de cará picado
3 colheres de sopa de azeite de oliva
1 cebola grande ralada
3 colheres de sopa de coentro fresco picado

3 colheres de sopa de azeitona em fatias
2 colheres de sopa de salsa fresca picada
1 colher de chá de sal
1 vidrinho de leite de coco

Modo de preparar:
Cozinhar o cará picado e quando estiver macio retirar do fogo e reservar.
Numa panela de barro aquecer o azeite de oliva, refogar rapidamente a cebola ralada, adicionar o cará amassado com um garfo, os temperos e metade do leite de coco.
Misturar delicadamente, tampar a panela e manter em fogo baixo por 35 minutos.
Adicionar um pouco mais de leite de coco e servir quente.

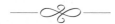

ESCAROLA

Ingredientes:
1 maço de escarola
1 colher de sopa de azeite de oliva
1 colher de chá de ervas finas
sal a gosto

Modo de preparar:
Cortar as folhas de escarola em tamanhos pequenos.
Cozinhar no vapor e tão logo fiquem macias, colocar numa travessa, regar com azeite de oliva, salpicar ervas finas e sal a gosto. Servir quente.

SALSICHA

Ingredientes:
1 lata de salsicha vegetal
1 colher de chá de cebola desidratada
1 colher de chá de salsa desidratada
1 colher de sopa de vinagre balsâmico
2 colheres de sopa de azeite de oliva
1 colher de sopa de molho shoyo
molho de catchup a gosto

Modo de preparar:
Colocar as salsichas numa tigela e temperar com os demais ingredientes.
Colocar as salsichas numa panela com os demais ingredientes, tampar e deixar em fogo alto por 15 minutos, mexendo de vez em quando.
Servir quente.

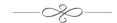

SALADA DE ARROZ SELVAGEM

Ingredientes:
1 xícara de arroz selvagem
3 colheres de sopa de cebolinha verde picada
½ xícara de aipo picado
½ xícara de maçã picada
3 colheres de sopa de azeite de oliva
3 colheres de sopa de sumo de limão
1 colher de café de sal

Modo de preparar:
Cozinhar o arroz selvagem até estar macio.
Escorrer e passar na água fria.
Colocar o arroz cozido numa tigela e reservar.

Quando estiver frio adicionar os demais ingredientes e manter na geladeira até o momento de servir.

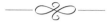

BISCOITO DOCE

Ingredientes:
½ xícara de castanha de caju
½ xícara de uva-passa
2 colheres de sopa de açúcar mascavo
4 colheres de sopa de farinha de trigo integral
2 colheres de sopa de farinha de trigo branca
1 colher de sopa de fermento químico em pó
1 pitada de sal
3 colheres de sopa de óleo
3 colheres de sopa de água

Modo de preparar:
Bater a castanha de caju no liquidificador o suficiente somente para quebrar. Colocar numa tigela e adicionar os demais ingredientes. Fazer biscoitinhos com as mãos e arrumá-los numa assadeira untada.
Assar em forno com temperatura média por 25 minutos ou até estarem com o fundo dourado.
Após esfriarem, conservar os biscoitos em pote bem vedado para que permaneçam crocantes.

SUCO DE ACEROLA

Ingredientes:
2 copos de acerolas frescas, bem lavadas
2 copos de água filtrada, gelada
2 colheres de sopa de açúcar mascavo
cubos de gelo a gosto

Modo de preparar:
Bater no liquidificador as acerolas com a água, o açúcar e o gelo. Passar o suco por uma peneira e servir.

PIZZA DE *CHAMPIGNON* FRANCÊS

Ingredientes:
Recheio
2 colheres de sopa de azeite de oliva
1 saco de *champignon* francês congelado (pode-se usar cogumelo fresco)
1 colher de sopa de alho espremido
½ xícara de molho de tomate
½ colher de sobremesa de sal
rodelas de tomate vermelho
orégano a gosto
temperos verdes secos a gosto
azeitonas a gosto
Massa
1 e ½ xícara de farinha de trigo
3 colheres de sopa de germe de trigo
1 colher de sopa de linhaça
½ colher de sopa de fermento químico em pó
½ colher de sobremesa de sal
5 colheres de sopa de óleo
6 colheres de sopa de água

Modo de preparar:
Colocar as 4 colheres de sopa de azeite de oliva em uma frigideira grande e refogar os *champignon*s. Temperar com sal e o alho. Mantenha o fogo alto, sem tampar a frigideira. Assim que os *champignon*s estiverem macios apagar o fogo.
Misturar numa tigela os ingredientes secos da massa e depois acrescentar o óleo e a água.

Amassar com as mãos e, em seguida, abrir com um rolo de madeira, deixando-a bem fina, para ficar crocante.
Colocar numa assadeira redonda, untada. Espalhar um pouco de molho de tomate e assar em forno médio por aproximadamente 30 minutos (não deixar ficar morena).
Dispor sobre a massa as rodelas de tomate, os *champignons* refogados, os temperos e as azeitonas.
Assar a pizza por mais 15 a 20 minutos.

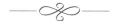

SALADA DE LEGUMES

Ingredientes:
½ xícara de cenoura cortada em cubos pequenos
½ xícara de abobrinha italiana
½ xícara de tomatinhos cortados ao meio e sem as sementes
1 xícara de minicebolas cortadas ao meio
1 xícara de tofu cortado em quadrados pequenos
½ xícara de talo de erva-doce cortado em rodelas
1 xícara de pimentões cortados em tiras
1 colher de sobremesa de shoyo
1 maço pequeno de mostarda fresca
1 pé de alface
1 colher de sopa de temperos verdes secos
1 colher de sobremesa de sal
3 colheres de sopa de vinagre
2 colheres de sopa de azeite de oliva

Modo de preparar:
Passar um pouco de shoyo sobre a cenoura, a abobrinha, o tomatinho, o tofu, a cebola, a erva-doce e o pimentão.
Arrumar tudo numa assadeira pincelada com azeite de oliva e levar ao forno quente.
Mexer de de vez em quando para assar por igual, até os legumes estarem macios, porém sem se desmanchar.

Forrar uma travessa com as folhas de alface e mostarda e arrumar os legumes assados sobre elas.
Misturar, num pote à parte, o azeite de oliva, os temperos verdes, o sal e o vinagre e temperar toda a salada.

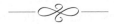

DOCE DE MILHO

Ingredientes:
15 espigas de milho verde
2 e ½ copos de água quente
1 ½ copo de açúcar mascavo
½ colher de café de sal
1 coco

Modo de preparar:
Ralar as espigas e passar os grãos por uma peneira.
Abrir o coco e bater toda a polpa com a água quente.
Espremer o coco batido num pano limpo, para retirar-lhe o leite e colocá-lo numa panela. Juntar à panela o milho ralado, o açúcar e o sal.
Levar ao fogo, mexendo sempre até aparecer o fundo da panela.
Virar o doce em um pirex e, quando esfriar, levar à geladeira.

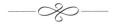

CARDÁPIO 14

REFEIÇÃO	QUANTIDADE
DESJEJUM:	
Leite de soja	1 xícara
Cacau	2 colheres de sobremesa
Waffle	2 quadradinhos
Geléia de maçã	2 colheres de sobremesa
Suco de laranja com couve	1 copo de 350 ml
COLAÇÃO:	
Banana-nanica cozida	1 unidade
nozes	3 unidades
ALMOÇO:	
Macarrão com legumes	1 prato raso
Torta	1 fatia média
Salada de tomate recheado	1 unidade
Sorvete de melancia	À vontade
LANCHE:	
Suco de laranja e mamão	1 copo de 200 ml
Bolo de banana fofo	1 fatia média
JANTAR:	
Sopa cremosa	1 prato fundo
Pão fresco	2 fatias
Pasta de grão-de-bico	2 colheres de sobremesa
Salada de *shiitake*	1 prato raso
Docinhos de abacaxi	2 unidades
CEIA:	
Melão	1 fatia

Refeição	Calorias (cal)	Lipídio (g)	Carboidrato (g)	Proteína (g)
Desjejum	628,25	8,09	125,99	16,09
Colação	248,31	10,98	16,69	3,04
Almoço	695,24	26,99	100,30	21,95
Lanche	855,58	26,76	145,92	14,36
Jantar	322,06	9,31	52,67	8,08
Ceia	31,50	0,09	8,26	0,41
Total	2780,96	82,24	449,85	63,94

Refeição	Fibra (g)	Cálcio (mg)	Ácido Ascórbico (Vit. C) (mg)	Retinol (Vit. A) (UI)
Desjejum	4,95	149,42	144,97	544,00
Colação	5,78	-	-	-
Almoço	7,84	271,87	52,66	1387,40
Lanche	6,41	114,09	255,44	1096,80
Jantar	7,47	2,60	0,60	52,00
Ceia	-	5,40	22,32	36,00
Total	32,46	543,38	475,99	3116,20

Cardápio 14 – Receitas

WAFFLE

Ingredientes:
1 copo de leite de soja
2 colheres de sopa de margarina na temperatura ambiente
1 pitada de sal
1 pitada de açúcar mascavo
1 colher de sopa de gergelim
1 e ½ copo de farinha de trigo
1 colher de sopa de aveia em flocos
1 colher de sobremesa de fermento químico em pó

Modo de preparar:
Ligar e untar o aparelho próprio para fazer *waffles*.
Colocar o leite de soja no liquidificador junto com a margarina, o sal e o açúcar e bater.
Adicionar a farinha de trigo e a aveia e, quando formar uma massa homogênea, o gergelim e o fermento em pó.
Colocar massa suficiente para cobrir a chapa do aparelho, já quente. Fechar e ao retirar o *waffle,* espalhar margarina a gosto, doce de morango e castanha de caju a gosto. Servir quente.

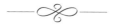

GELÉIA DE MAÇÃ

Ingredientes:
5 maçãs grandes e maduras
5 copos de água para cozinhar as maçãs
1 limão descascado, sem as sementes e cortado em pedaços
3 copos de açúcar mascavo
7 e ½ copos de água para a calda

Modo de preparar:
Retirar as sementes e os cabinhos das maçãs. Cortá-las em pedaços e levar ao fogo para cozinhar com a água e os pedaços de limão. Quando os pedaços de maçã estiverem bem cozidos passar tudo por uma peneira.
Colocar o açúcar mascavo e a água numa panela e fazer uma calda. Assim que começar a engrossar, adicionar o creme de maçãs. Mexer e deixar no fogo até dar ponto de geléia.

SUCO DE LARANJA COM COUVE

Ingredientes:
3 laranjas grandes, maduras e doces
1 folha de couve-manteiga
½ cenoura
½ maçã
1 colher de sopa de farinha de aveia
1 colher de sobremesa de melado de cana

Modo de preparar:
Espremer as laranjas, colocar o suco extraído no liquidificador, adicionar os demais ingredientes, bater e servir em seguida.

MACARRÃO COM LEGUMES

Ingredientes:
½ pacote de fettucine
8 tomatinhos-rubi, cortados ao meio
1 abobrinha em pedaços pequenos
1 pimentão amarelo cortado em quadrados
3 minicebolas
½ xícara de alho-porro

3 colheres de sopa de salsa fresca picado bem miúdo
1 colher de sopa de orégano fresco
1 pitada de sal
1 colher de chá (ou mais) de shoyo
2 colheres de sopa de azeite de oliva

Modo de preparar:
Colocar o macarrão para cozinhar, respeitando o tempo sugerido na embalagem.
Escorrer a água e arrumar a massa cozida em uma travessa.
Misturar em uma tigelinha o shoyo com o azeite, o sal, a salsa picadinha e o orégano.
Cortar todos os legumes em tamanhos iguais e passar neles o shoyo temperado.
Assar em forno quente, mexendo para que assem por igual.
Misturar os legumes assados à massa cozida e servir quente, com azeite de oliva a gosto

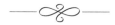

TORTA

Ingredientes:
½ copo de chuchu ralado fino
½ copo de abóbora japonesa ralada fina
½ copo de cebolinha verde picada
½ copo de coentro picado
1 colher de sopa de alcaparras picadinhas
2 colheres de sopa de nozes picadas
1 colher de sopa de passinhas sem sementes
3 colheres de sopa de azeite de oliva
Para o preparo do tofu:
2 copos de tofu picadinho
3 colheres de sopa de azeite de oliva
1 colher de sopa de tahine
½ colher de sobremesa de sal
½ dente de alho

água
gergelim a gosto

Modo de preparar:
Colocar o azeite de oliva em uma panela larga, refogar a cebolinha, o coentro, a alcaparra, os legumes ralados e mexer bem.
Tampar a panela, mantendo o fogo alto e aguardar 7 minutos.
Misturar então as passinhas e as nozes e retirar a panela do fogo. Os legumes não deverão ficar inteiramente cozidos, apenas levemente amolecidos.
Colocar o tofu dentro do liquidificador. Juntar os demais ingredientes e bater adicionando água aos poucos, até obter um creme grosso.
Untar um pirex e espalhar os legumes refogados. Por cima colocar o creme de tofu. Polvilhar gergelim.
Levar o pirex ao forno em temperatura média, já preaquecido, e assar por 30 minutos, quando então deverá estar levemente dourado.

SALADA DE TOMATE RECHEADO

Ingredientes:
2 tomates grandes lavados
1 xícara de tofu em quadrados
1 cebola roxa picadinha
5 colheres de sopa de nozes pecã picadinhas
4 colheres de sopa de tâmaras secas picadinhas
1 colher de sobremesa de sal
2 colheres de sobremesa de *zattar*
2 colheres de sopa de catchup
2 colheres de sopa de azeite de oliva
2 *radicchios*
4 colheres de sopa de caldo de laranja

Modo de preparar:
Cortar cada tomate ao meio e, com cuidado, retirar as sementes.
Colocar numa tigela o tofu, a cebola picadinha, o azeite de oliva, o sal, o *zattar*, as tâmaras, as nozes e o catchup.
Rechear os tomates com o tofu temperado e arrumar numa travessa forrada com as tiras de *radicchio*.
Temperar a salada com mais azeite de oliva e sal a gosto.

SORVETE DE MELANCIA

Ingredientes:
Melancia

Modo de preparar:
Cortar a melancia em fatias. Retirar a casca e picar a polpa.
Colocar a polpa no liquidificador, bater aos poucos e ir colocando numa tigela.
Levar a tigela ao freezer por 2 horas. Bater a polpa semicongelada com uma batedeira.
Voltar a tigela ao freezer e deixar por, pelo menos, mais 4 horas antes de servir.
Adoçar se achar necessário.

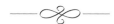

BOLO FOFO DE BANANA

Ingredientes:
4 bananas-nanicas, maduras, amassadas
½ copo de farinha de trigo
½ copo de farinha de rosca
½ copo de açúcar mascavo
5 colheres de sopa de maisena
1 colher de sopa de fermento químico em pó

1 vidrinho de leite de coco (melhor se usado o leite de coco feito em casa)
½ copo de óleo

Modo de preparar:
Misturar os ingredientes secos numa tigela.
Adicionar a banana amassada, o leite de coco e o óleo. Mexer vigorosamente com uma colher de pau ou pão-duro, até obter uma massa cremosa.
Untar com óleo e farinha de trigo uma fôrma redonda e alta. Colocar a massa e levar ao forno preaquecido.
Assar a 180ºC por 45 minutos aproximadamente ou até o bolo começar a dourar.
Caso o bolo seja assado em forma retangular, o tempo de forno será menor.

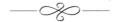

SUCO DE LARANJA E MAMÃO

Ingredientes:
1 copo de suco de laranja
1 mamão papaia
3 folhas de hortelã
1 folha pequena de agrião
1 colher de chá de fibra solúvel
alguns pedaços de casca de laranja (lavados) para decorar

Modo de preparar:
Cortar o mamão ao meio e retirar os caroços.
Com uma colher, colocar a polpa do papaia no liquidificador. Adicionar as folhas de hortelã, de agrião, a fibra solúvel e um pouco de suco de laranja, suficiente para dissolver o mamão e obter um creme.
Num jarro, misturar o mamão batido com o restante de suco de laranja. Servir em seguida.

SOPA CREMOSA

Ingredientes:
6 colheres de sopa de azeite de oliva
1 cebola picada
1 xícara de cebolinha verde picada
3 cenouras médias
2 batatas médias
1 litro de caldo de vegetais (se preferir, dilua 1 envelope de caldo de vegetais em 1 litro de água fervente)
1 xícara de leite de coco
1 colher de sobremesa rasa de sal
2 colheres de sopa de sumo de limão

Modo de preparar:
Aquecer o azeite de oliva e acrescentar a cebola picadinha e a cebolinha.
Tampar a panela e manter em fogo baixo por 15 minutos.
Adicionar as cenouras picadas e as batatas descascadas e picadas e o caldo de vegetais.
Tampar a panela e deixar mais 35 minutos.
Bater a sopa no liquidificador. Adicionar o leite de coco e o sal.
Voltar ao fogo até levantar fervura e adicionar o limão.

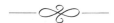

PÃO

Ingredientes:
1 colher de farinha de trigo branca para preparar o fermento
1 colher de sopa de fermento biológico em pó
1 e ½ xícara de farinha de trigo integral
1 xícara de farinha de trigo branca
1 colher de sobremesa de sal
2 colheres de sopa de óleo de milho
1 e ½ xícara de leite de amêndoa morno

Modo de preparar:
Misturar numa tigela a colher de farinha de trigo com o fermento e 4 colheres de sopa de água. Mexer para formar um mingau e deixar crescer por 30 minutos.
Adicionar os demais ingredientes e trabalhar a massa com as mãos numa superfície enfarinhada.
Assim que a massa estiver com consistência bem lisa e macia, formar o pão e colocar na assadeira (ou fôrma própria para pão). Cobrir a massa e deixar crescer por 1 hora e meia.
Aquecer o forno e colocar a massa para assar, em temperatura média (180°C).
Retirar o pão quando estiver dourado, cerca de 40 minutos.

PASTA DE GRÃO-DE-BICO

Ingredientes:
1 copo de grão-de-bico cozido na panela de pressão
1 copo da água em que cozinhou o grão-de-bico
3 colheres de sopa de tahine concentrado
1 colher de chá de sal
1 colher de chá de alho espremido
1 colher de sopa de cebolinha fresca picadinha
1 colher de sopa de salsa fresca picadinha
1 colher de sopa de pimentão vermelho picadinho
1 colher de sopa de pimentão verde picadinho
1 colher de sopa de azeite de oliva

Modo de preparar:
Bater o grão-de-bico no liquidificador com a água em que o cozinhou e adicionar o tahine.
Virar numa tigela e adicionar os demais ingredientes, misturando bem.
Manter a pasta na geladeira até o momento de servir.

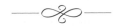

SALADA DE *SHIITAKE*

Ingredientes:
2 colheres de sopa de azeite de oliva
2 xícaras de *shiitakes* frescos cortados em tiras iguais
1 colher de sobremesa de alho desidratado
1 pêra madura descascada e cortada em quadrados pequenos e escaldados
2 copos de rúcula cortada em tiras finas
1 colher de chá de sal
1 limão
sal a gosto
azeite de oliva a gosto

Modo de preparar:
Colocar as 2 colheres de azeite de oliva numa panela larga e refogar os *shiitakes* com sal e o alho, até estarem macios.
Arrumar em uma travessa os *shiitakes* já frios, a pêra e a folha de rúcula cortada em tirinhas.
Temperar com limão, sal e azeite de oliva a gosto.

DOCINHO DE ABACAXI

Ingredientes:
1 abacaxi grande descascado e ralado
1 coco pequeno ralado
3 e ½ copos de açúcar cristalizado
cravos da índia

Modo de preparar:
Misturar o abacaxi ralado com o coco e o açúcar, colocar tudo numa panela e levar ao fogo baixo.
Mexer sempre com colher de pau até dar ponto, aparecendo o fundo da panela.
Assim que o doce esfriar, fazer bolinhas e passar pelo açúcar cristalizado. Colocar um cravo em cada um.

CARDÁPIO 15

REFEIÇÃO	QUANTIDADE
DESJEJUM:	
Chá	1 xícara
Bolo de chocolate	1 fatia média
Suco de laranja, couve e cenoura	1 copo de 350 ml
COLAÇÃO:	
Pêra madura	1 unidade
Castanhas-do-pará	3 unidades
ALMOÇO:	
Arroz	4 colheres de sopa
Feijão	1 concha rasa
Purê de batata	4 colheres de sopa
PVT	5 colheres de sopa
Espinafre	3 colheres de sopa
Salada de rúcula	1 prato raso
Banana-prata	1 unidade
LANCHE:	
Bolo de chocolate	1 fatia méida
Chá gelado	1 copo
JANTAR:	
Esfiha de milho	2 unidades
Salada de repolho roxo e palmito	1 prato raso
Sopa de missô e brócolis	1 prato fundo
Vitamina	1 copo de 200 ml
Pastel assado de banana	1 unidade
CEIA:	
Maracujá doce	1 unidade

Refeição	Calorias (cal)	Lipídio (g)	Carboidrato (g)	Proteína (g)
Desjejum	350,35	8,28	64,18	6,05
Colação	32,39	3,19	0,80	0,70
Almoço	899,52	43,35	108,11	26,99
Lanche	356,72	3,78	72,06	8,66
Jantar	524,71	22,08	67,11	17,93
Ceia	638,87	9,53	31,18	11,10
Total	**2602,58**	**90,23**	**443,46**	**71,46**

Refeição	Fibra (g)	Cálcio (mg)	Ácido Ascórbico (Vit. C) (mg)	Retinol (Vit. A) (UI)
Desjejum	1,80	30,04	3,82	4,80
Colação	0,17	10,01	0,54	0,20
Almoço	11,26	206,41	94,01	60,30
Lanche	0,11	24,04	2,58	22,40
Jantar	8,64	127,65	22,29	955,00
Ceia	0,56	166,27	310,16	1246,80
Total	**22,55**	**564,42**	**433,40**	**2289,50**

Cardápio 15 – Receitas

BOLO DE CHOCOLATE

Ingredientes:
2 xícaras de farinha de trigo integral
1 colher de sobremesa de fermento para bolos
3 colheres de sopa de cacau em pó
1 xícara de melado de cana ou açúcar mascavo
2 xícaras de leite de soja

Modo de preparar:
Bater todos os ingredientes no liquidificador, deixando por último o fermento próprio para bolos.
Untar uma assadeira com óleo e cacau em pó, ou farinha de trigo, e despejar a massa.
Assar o bolo em forno médio por 40 minutos aproximadamente ou até estar bem seco.
Ao retirar o bolo do forno, desenformar com cuidado.
Servir o bolo quente ou frio.

SUCO DE LARANJA, COUVE E CENOURA

Ingredientes:
3 laranjas grandes, maduras e doces
½ cenoura
1 folha de couve-manteiga
3 rodelas de tomate
1 colher de chá de açúcar mascavo

Modo de preparar:
Espremer as laranjas.
Colocar o suco de laranja no liquidificador, adicionar os demais ingredientes e bater até obter uma consistência homogênea.
Servir em seguida.

ARROZ INTEGRAL

Ingredientes:
2 copos de arroz integral do tipo cateto
4 copos de água morna
sal a gosto
1 colher de sobremesa de azeite de oliva
2 dentes de alho espremidos

Modo de preparar:
Após lavar o arroz colocá-lo numa panela com a água, o sal, o azeite de oliva e o alho.
Manter o fogo alto, sem mexer, até secar toda a água.
Adicionar um pouco mais de água fria quando secar, caso queira uma arroz mais macio.
Tampar a panela e deixar em repouso por 20 minutos para então colocar em uma travessa e servir.

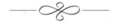

FEIJÃO

Ingredientes:
1 copo de feijão
2 colheres de sopa de óleo
1 colher de sopa de alho picadinho
1 cebola roxa ralada
½ copo de folha de beterraba cortada em tiras finas
½ xícara de cebolinha picada
1 colher de sobremesa de sal
1 colher de sopa de shoyo
3 colheres de sopa de coentro fresco picadinho

Modo de preparar:
Lavar bem o feijão e cozinhar na panela de pressão por 35 minutos (após o início da pressão).

Retirar bem a pressão da panela antes de abrir. Reservar.
Aquecer o óleo numa panela grossa (experimente usar panelas de pedra), dourar o alho, adicionar a cebola, a folha de beterraba e refogar por 5 minutos em fogo alto.
Colocar a cebolinha, o sal, o shoyo e o feijão cozido junto com a água em que o cozinhou.
Amassar com a parte de trás da concha um pouco dos grãos para deixar o feijão mais cremoso.
Mexer, adicionar o coentro e deixar em fogo baixo por 40 minutos.
Servir quente.

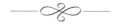

PURÊ FÁCIL DE BATATA

Ingredientes:
1 beterraba média
3 batatas inglesas
1 colher de chá de sal
azeite de oliva
2 colheres de sopa de cebolinha verde picadinha

Modo de preparar:
Descascar a beterraba e levar ao fogo alto, com água, para cozinhar. Quando estiver macia, retirar do fogo e reservar.
Descascar as batatas e cozinhá-las inteiras, em fogo alto. Assim que estiverem macias, retirar do fogo, escorrer a água e passar as batatas pelo espremedor.
Colocar o purê de batatas numa travessa, salpicar sal e espalhar azeite de oliva por cima.
Ralar a beterraba cozida e decorar o prato com a beterraba e a cebolinha verde.

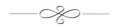

PVT

Ingredientes:
1 copo de proteína vegetal texturizada do tipo miúda deixada de molho em água quente por 15 minutos
2 dentes de alho espremido
1 cebola pequena cortada em tiras finas
½ copo de molho de tomate
1 copo de tiras finas de pimentão vermelho
1 copo de tiras finas de pimentão amarelo
2 colheres de sopa de óleo
½ colher de sobremesa de sal
azeitonas pretas a gosto
orégano a gosto

Modo de preparar:
Colocar a PVT numa tigela e cobrir com água quente. Deixar de molho por 15 minutos.
Em uma panela larga colocar o óleo e levar ao fogo alto. Fritar o alho e a cebola e quando começarem a dourar colocar as tiras de pimentão e o sal.
Espremer bem a PVT que ficou de molho e juntar à panela. Mexer com colher de pau e manter o fogo alto. Quando estiver levemente dourada, juntar o molho de tomate.
Manter o fogo alto e aguardar 10 minutos para que o molho possa tomar consistência.
Servir quente.

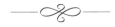

ESPINAFRE

Ingredientes:
2 pés de espinafre
água quente
5 dentes de alho

½ xícara de nozes frescas
1 punhado de folhas de manjericão
azeite de oliva
sal a gosto
1 copo de tomate pelado com purê

Modo de preparar:
Separar as folhas do espinafre e escalda-las. Escorrer bem, retirando o excesso de água.
Arrumar de 3 em 3 folhas escaldadas, uma sobre a outra.
Bater no liquidificador os dentes de alho com as nozes, as folhas de manjericão e azeite de oliva suficiente para dar liga e sal a gosto.
Colocar uma colher do molho obtido no liquidificador dentro das folhas de espinafre e enrolar, fechando-as com o auxílio de um palito de madeira.
Arrumar os rolinhos numa travessa, cobrir com os tomates picados e um pouco do purê.
Aquecer rapidamente no forno e servir quente.

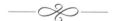

SALADA DE RÚCULA

Ingredientes:
1 maço de folhas de rúcula, bem lavadas
½ xícara de azeitonas pretas do tipo chilena em fatias
3 tomates maduros porém firmes, cortados em rodelas
1 pepino caipira descascado e cortado em rodelas finas
2 colheres de sopa de castanhas-do-pará trituradas
½ xícara de polpa de abacate
1 colher de chá de sal ou missô
5 colheres de sopa de caldo de limão
3 fatias de pão de forma cortado em quadradinhos iguais
4 colheres de sopa de azeite de oliva

Modo de preparar:

Arrumar as folhas de rúcula em uma travessa e dispor as rodelas de tomate e pepino.

No liquidificador bater a polpa do abacate com o sal, ou missô, o limão e um pouquinho de água.

Passar os quadradinhos de pão no azeite com um pouco de sal, e levar ao fogo numa panela grossa, até ambos os lados estarem dourados.

Temperar a salada com o creme de abacate e, por cima, espalhar as azeitonas e a castanha-do-pará.

Servir com os quadradinhos torrados de pão.

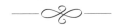

ESFIHA DE MILHO

Ingredientes:
Massa
2 copos de farinha de trigo branca
1 colher de sobremesa de fermento biológico
2 colheres de sopa de água à temperatura ambiente
½ colher de sobremesa de sal
2 colheres de sopa de óleo
1 colher de chá de xarope de romã
1 copo de água morna (ou leite de soja)

Recheio
4 copos de grãos de milho
1 copo de tofu amassado com garfo
5 dentes de alho
1 cebola roxa picadinha
4 colheres de sopa de salsa fresca picada
1 colher de sobremesa de *zattar*
3 colheres de sopa de azeite de oliva
1 colher de sobremesa rasa de sal
limão a gosto

Modo de preparar:

Para o recheio, aquecer o azeite de oliva, dourar o alho e a cebola, adicionar o milho, a salsa, o *zattar* e o sal. Mexer e deixar a panela tampada em fogo baixo por 15 minutos e depois em fogo alto por 5 minutos. Juntar o tofu e retirar a panela do fogo. Virar tudo numa vasilha e reservar.

Separadamente, misturar o fermento com 1 colher de sobremesa de farinha de trigo e 2 colheres de sopa de água. Mexer bem e deixar em repouso por 30 minutos.

Adicionar então os demais ingredientes da massa, misturar bem e virar numa superfície lisa e enfarinhada. Trabalhar com as mãos até obter uma massa lisa e macia. Cortar em duas ou três partes.

Abrir a massa com um rolo de madeira deixando bem fina. Com o auxílio de um pote plástico quadrado cortar a massa. Colocar duas colheres de sopa de recheio dentro de cada quadrado e dobrar, unindo duas pontas, dando um formato triangular. Fechar a lateral apertando a massa com os dedos.

Proceder assim até o término da massa.

Arrumar as esfihas numa assadeira untada e assar em forno preaquecido a 180ºC, por 40 minutos.

Retirar as esfihas do forno quando estiverem douradas e serví-las quentes ou frias, deixando disponível o limão.

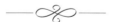

SALADA DE REPOLHO ROXO E PALMITO

Ingredientes:
3 xícaras de repolho roxo ralado bem fininho
1 vidro de palmito cortado em pedacinhos
4 colheres de sopa de temperos verdes frescos picadinhos
4 colheres de sopa de uva-passa
2 xícaras de melão em quadrados iguais
azeitonas a gosto

Modo de preparar:
Arrumar o repolho roxo e o palmito misturados numa travessa.
Espalhar os temperos verdes, o sal, o azeite de oliva, o limão e a uva-passa.
Decorar a salada com os quadrados de melão e as azeitonas e manter na geladeira até o momento de servir.

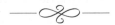

VITAMINA

Ingredientes:
1 copo de iogurte de soja gelado
½ copo de leite de coco
1 maçã grande
2 colheres de sopa de farinha de aveia
1 colher de sobremesa pa de germe de trigo
1 colher de sopa de açúcar mascavo

Modo de preparar:
Bater todos os ingredientes no liquidificador.
Servir a vitamina em copos grandes.

SOPA DE MISSÔ E BRÓCOLIS

Ingredientes:
2 xícaras de raminhos de brócolis
3 colheres de sopa de missô
2 copos de água quente
1 colher de sopa de salsa fresca picadinha
1 colher de sopa de cebolinha verde picadinha
1 colher de sopa de alho-porro cortado bem picadinho

Modo de preparar:
Cozinhar os raminhos de brócolis no vapor até estarem cozidos, porém bem firmes. Reservar.
Colocar o missô numa panela e diluir com a água quente, mexendo com uma colher de pau.
Adicionar os raminhos de brócolis e levar ao fogo alto até quase ferver.
Retirar do fogo, adicionar os temperos e deixar em repouso, com a panela tampada, por 10 minutos antes de servir.

PASTEL ASSADO DE BANANA

Ingredientes:
Massa
2 copos de farinha de trigo
1 copo de farinha de trigo integral
2 colheres de sopa de fermento biológico
1 colher de chá de sal
5 colheres de sopa de açúcar mascavo
3 colheres de sopa de óleo
½ copo de leite de coco
½ copo de água morna ou leite de soja
1 colher de café de canela em pó
Recheio
6 bananas-nanicas maduras amassadas
½ copo de sopa de açúcar mascavo
3 colheres de sopa de melado de uva ou glicose de milho
casca de 1 laranja
3 colheres de sopa de açúcar

Modo de preparar:
Misturar 2 colheres de sopa de farinha de trigo com o fermento e água morna suficiente para fazer um mingau. Misturar bem e deixar tampado por 15 minutos.

Adicionar os demais ingredientes da massa e trabalhá-la em mesa enfarinhada até estar macia.

Pôr a massa numa tigela untada, cobrir e deixar crescer por 30 minutos.

Descascar as bananas e amassar com um garfo.

Colocar as bananas amassadas numa panela com o açúcar, o melado de uva, ou glicose de milho, e a casca de laranja. Levar ao fogo alto e mexer com colher de pau até dar ponto, cerca de 30 minutos.

Apagar o fogo e retirar a casca de laranja. Virar o doce numa travessa aberta, para ir esfriando.

Abrir a massa já crescida com rolo de madeira em mesa enfarinhada e com um copo de boca larga, fazer discos finos.

Colocar 1 colher de sopa de recheio no centro de cada disco e fechar apertando as bordas com um garfo.

Arrumar os pastéis numa assadeira untada com óleo e polvilhada de farinha de trigo e deixar descansar, cobertos, por 30 minutos.

Preaquecer o forno e colocar os pastéis para assar à temperatura de 200ºC.

Assim que estiverem com o fundo dourado, cerca de 30 minutos, retirar.

Misturar açúcar com canela em pó e polvilhar os pastéis, ainda quentes.

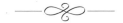

CARDÁPIO 16

REFEIÇÃO	QUANTIDADE
DESJEJUM:	
Chá	1 unidade
Pão de linhaça	2 unidades
Patê	2 colheres de sobremesa
Prato de frutas e granola	1 prato raso
Suco de laranja, maçã e salsa	1 copo de 300 ml
COLAÇÃO:	
Suco de goiaba	1 copo de 200 ml
Biscoito de nozes e chocolate	3 unidades
ALMOÇO:	
Risoto de arroz integral	4 colheres de sopa
Quibe de soja	4 colheres de sopa
Salada de broto de trigo	6 colheres de sopa
Banana em calda	1 unidade
LANCHE:	
Chá gelado	1 copo de 200 ml
Bolo fácil de fubá	1 fatia média
JANTAR:	
Creme fino de feijão	1 prato fundo
Bolacha água e sal	4 unidades
Patê	4 colheres de sobremesa rasas
Salada de berinjela	5 colheres de sopa
Bolo de fubá com geléia	1 fatia pequena
CEIA:	
Suco de laranja e caqui	1 copo

Refeição	Calorias (cal)	Lipídio (g)	Carboidrato (g)	Proteína (g)
Desjejum	700,56	31,53	95,66	17,25
Colação	284,49	11,33	38,27	6,70
Almoço	782,77	28,74	96,73	20,09
Lanche	463,29	16,98	69,91	7,61
Jantar	375,99	24,08	31,03	10,88
Ceia	350,13	1,70	87,87	3,88
Total	2957,56	114,38	419,50	66,44

Refeição	Fibra (g)	Cálcio (mg)	Ácido Ascórbico (Vit. C) (mg)	Retinol (Vit. A) (UI)
Desjejum	8,77	272,50	125,10	504,00
Colação	0,84	9,71	0,52	0,00
Almoço	17,33	79,68	19,48	480,30
Lanche	0,75	25,36	0,36	6,40
Jantar	6,66	138,66	4,48	2,20
Ceia	6,46	40,08	119,96	330,00
Total	40,83	565,99	139,90	1322,90

Cardápio 16 – Receitas

PÃO COM LINHAÇA

Ingredientes:
½ kg de farinha de trigo branca
1 colher de sopa de flocos de aveia
1 colher de sopa de germe de trigo
1 colher de sopa de fibra de soja
1 colher de sopa de fermento biológico
1 e ½ colher de sobremesa de sal
5 colheres de sopa de azeite de oliva
1 copo de leite de soja morno
4 colheres de sopa de água na temperatura ambiente
1 colher de sopa de linhaça
4 sementes de cardamomo descascadas

Modo de preparar:
Numa tigela, misturar o fermento biológico com 1 colher de sobremesa de farinha de trigo e 4 colheres de sopa de água, até obter um mingau. Deixar crescer por 30 minutos.
Adicionar todos os demais ingredientes e misturar bem.
Trabalhar a massa com as mãos em superfície enfarinhada até tornar-se uma massa lisa e macia.
Com porções iguais de massa, fazer pequenos pãezinhos e arrumá-los numa assadeira untada, dando uma distância de 3 dedos entre eles.
Cobrir com uma folha de papel-alumínio e por cima um pano. Deixar crescendo por 2 horas.
Preaquecer o forno por 20 minutos.
Assar os pães à temperatura de 180ºC, por 30 minutos.

PATÊ

Ingredientes:
1 xícara de tofu macio
4 colheres de sopa de cenoura ralada bem fina
1 colher de chá de sal
3 colheres de sopa de azeite de oliva
2 dentes de alho espremidos
1 colher de sopa de tahine

Modo de preparar:
Colocar todos os ingredientes numa tigela e mexer vigorosamente até obter uma patê homogêneo. Manter na geladeira até o momento de servir.

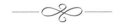

FRUTAS COM GRANOLA DE MILHO

Ingredientes:
Granola
2 xícaras de farinha de milho do tipo biju
1 xícara de amêndoas
½ xícara de castanha-do-pará cortada em pedacinhos
½ xícara de aveia em flocos
1 pitada de sal marinho
½ xícara de uva-passa sem sementes
½ xícara de frutose em pó
½ xícara de açúcar mascavo
Frutas
½ xícara de mamão maduro, picado
1 laranja descascada, sem sementes, picada
2 ou 3 pedaços de abacate
1 banana-nanica

Modo de preparar:

Bater as amêndoas no liquidificador bem seco, até transformarem-se numa espécie de farinha.

Colocar a "farinha de amêndoas" numa panela larga e adicionar a farinha de milho, a castanha-do-pará cortada em pedacinhos, a aveia em flocos e a pitada de sal.

Levar a panela ao fogo alto, mexendo sempre com uma colher de pau.

Quando a granola começar a ficar levemente dourada, retirar a panela do fogo e esperar esfriar completamente, mexendo de vez em quando.

Colocar a frutose, o açúcar mascavo e misturar bem.

Arrumar as frutas picadas num prato e servir com um pouco de granola por cima.

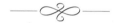

SUCO DE LARANJA, MAÇÃ E SALSA

Ingredientes:
3 laranjas grandes e maduras
½ maçã
4 colheres de sopa de salsa fresca picada
1 colher de sopa de aveia em flocos finos
1 colher de sobremesa de melado de cana

Modo de preparar:
Espremer as laranjas para extrair o suco.
Colocar o suco no liquidificador, adicionar os demais ingredientes.
Bater até obter um suco homogêneo.
Servir em seguida e, se possível, não passar por peneira para aumentar a quantidade de fibras ingerida.

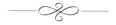

BISCOITO DE NOZES E CHOCOLATE

Ingredientes:
½ copo de nozes já descascadas
2 colheres de sopa de açúcar mascavo
1 colher de sopa de cacau em pó sem açúcar e sem leite
2 colheres de café de fermento químico em pó
3 colheres de sopa de germe de trigo
1 colher de sopa de farinha de trigo
2 colheres de sopa de óleo
3 colheres de sopa de água

Modo de preparar:
Cortar com uma faca, em cima de uma tábua, as nozes para que fiquem pequenas e colocá-las numa tigela.
Adicionar os demais ingredientes e fazer biscoitinhos.
Arrumar numa assadeira untada com óleo e farinha de trigo.
Assar em forno já quente, em temperatura média, por 30 minutos ou até o fundo estar levemente escuro.

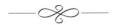

RISOTO DE ARROZ INTEGRAL

Ingredientes:
2 copos de arroz integral, já cozido
3 colheres de sopa de missô
2 copo de tofu cortado em cubos iguais
1 colher de chá de páprica doce
3 colheres de sopa de azeite de oliva
1 colher de sobremesa de sal
1 colher de sobremesa de alcaparras
3 colheres de sopa de nozes picadas
2 copos de melão cortado em cubos iguais
cerejas em calda cortadas pela metade

Modo de preparar:

Passar missô pelos cubos de tofu, polvilhar neles um pouco de páprica e assar em forno alto por 10 minutos.

Aquecer o azeite numa panela larga, colocar os cubos assados de tofu, o sal e as alcaparras. Juntar o arroz cozido e as nozes. Misturar bem e arrumar o risoto numa travessa. Por cima, espalhar os cubos de melão com um pedaço de cereja em cima de cada um.

QUIBE DE SOJA

Ingredientes:
½ copo de PVT do tipo miúda
água fervente
½ copo de trigo para quibe
½ copo de feijão de soja cozido
1 copo de folhas de hortelã picadas
1 copo de cebolinha verde picada
½ copo de coentro fresco picado
4 dentes de alho
½ colher de sobremesa de sal
minicebola para decorar
azeite de oliva
folhas inteiras de hortelã para decorar

Modo de preparar:

Deixar o trigo de molho por uma noite.

Colocar a PVT numa tigela e cobrir com água fervente. Deixar de molho por 15 minutos.

Escorrer muito bem a água da PVT e do trigo, espremendo o máximo possível. Colocar numa tigela e adicionar os demais ingredientes, exceto a minicebola, o azeite de oliva e as folhas inteiras de hortelã.

Passar tudo por um processador de alimentos, formando uma massa homogênea.

Espalhar num pirex untado de azeite de oliva.
Fazer cortes com uma faca, formando retângulos. Sobre cada retângulo colocar uma rodelas de minicebola e uma folhas de hortelã.
Cobrir com azeite de oliva e levar ao forno preaquecido. Assar por 40 minutos, em temperatura média de 180°C.
Servir o quibe com limão a gosto.

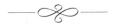

SALADA COM BROTO DE TRIGO

Modo de preparar:
½ maço de folhas de agrião bem lavadas
½ pé de alface roxa bem lavado
2 xícaras de broto de trigo
½ xícara de coco em quadradinhos (dê preferência aos cocos mais verdes)
4 colheres de sopa de folhas frescas de manjerona cortadinhas
½ colher de sobremesa de sal
3 colheres de sopa de azeite de oliva
4 colheres de sopa de damascos secos picados bem pequenos
sal a gosto
limão a gosto

Modo de preparar:
Forrar uma travessa com as folhas de alface e agrião.
Misturar o broto de trigo com o coco em quadradinhos e temperar com os demais ingredientes. Dispor sobre as folhas e manter na geladeira até o momento de servir.

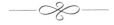

BANANA EM CALDA

Ingredientes:
10 bananas-da-terra

4 copos de açúcar mascavo
1 copo de chá preto
1 colher de chá de casca de limão ralada
1 pitada de noz-moscada ralada
1 cravo

Modo de preparar:
Cozinhar as bananas na água, com casca.
Em outra panela colocar o açúcar mascavo, o chá preto, a casca de limão ralada, a noz-moscada e o cravo. Levar ao fogo alto e quando formar uma calda adicionar as bananas já cozidas, descascadas e cortadas ao meio.
Manter o fogo alto e mexer delicadamente.
Assim que der ponto, cerca de 15 minutos, retirar a panela do fogo e colocar o doce numa compoteira.

BOLO FÁCIL DE FUBÁ

Ingredientes:
1 copo de fubá
1 copo de farinha de trigo branca
1 colher de chá de sal
½ copo de açúcar mascavo
1/3 de copo de óleo
2 colheres de sopa de sementes de erva-doce
4 copos de leite de soja
½ colher de sopa de fermento químico
1 colher de chá de bicarbonato de sódio

Modo de preparar:
Preaquecer o forno a 180ºC.
Colocar no copo do liquidificador o leite de soja, o sal, o açúcar e o óleo e bater.
Adicionar aos poucos o fubá, a farinha de trigo e as sementes de

erva-doce. Assim que obtiver uma massa homogênea adicionar o fermento e o bicarbonato de sódio.

Virar a massa numa assadeira untada e levar ao forno por 45 minutos, aproximadamente, ou até estar dourado.

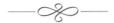

CREME FINO DE FEIJÃO

Ingredientes:
2 copos de feijão cozido e temperado
água na temperatura ambiente para bater o feijão
1 copo de *shimeji* fresco
½ copo de temperos verdes frescos picadinhos
1 copo de pimentão vermelho picado
1 colher de sobremesa de sal
3 colheres de sopa de azeite de oliva

Modo de preparar:
Bater o feijão cozido no liquidificador e depois passar por uma peneira fina.
Refogar os *shimejis* no azeite de oliva e colocar os temperos, o pimentão e o sal. Mexer com colher de pau e manter o fogo alto. Assim que os *shimejis* estiverem macios, adicionar o caldo de feijão. Deixar ferver por 10 minutos.
Servir quente.

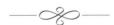

BOLACHA DE ÁGUA E SAL

Ingredientes:
1 copo de farinha de trigo
1 colher de sobremesa de fibra de trigo
½ colher de sobremesa de sal
1 colher de sobremesa de fermento químico em pó

4 colheres de sopa de óleo de milho
1/3 de copo de água

Modo de preparar:
Numa tigela misturar a farinha de trigo com a fibra de trigo, o fermento e o sal. Adicionar o óleo e a água. Mexer com uma colher e trabalhar a massa em uma superfície enfarinhada.
Abrir a massa com um rolo de madeira, deixando-a bem fina. Fazer as bolachas com forminhas e depois furá-las com um palito.
Arrumar numa assadeira untada com óleo e farinha de trigo e levar ao forno preaquecido.
Assar por aproximadamente 30 minutos ou até as bolachas estarem douradas.
Depois de frias, guardar em um pote bem tampado para que permaneçam torradinhas.

PATÊ

Ingredientes:
1 copo de grão-de-bico cozido
2 colheres de sopa de tahine
3 dentes de alho
½ colher de sobremesa de sal
1 colher de sobremesa de alcaparrone
4 colheres de sobremesa de azeite de oliva
1 colher de sopa de limão
1 colher de sopa de folha de hortelã picadinha
1 colher de sobremesa rasa de *zattar*

Modo de preparar:
Bater no liquidificador o grão-de-bico com o tahine, o alho, o sal e água o suficiente para funcionar o aparelho.
Colocar numa tigela e adicionar os demais ingredientes. Mexer delicadamente até tornar-se um patê bem homogêneo.

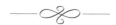

SALADA DE BERINJELA

Ingredientes:
1 berinjela grande cortada em quadradinhos
1 pimentão amarelo em quadrados
½ xícara de azeitonas chilenas em fatias
3 pés de *radicchio*
½ xícara de temperos verdes frescos bem picados
4 colheres de sopa de azeite de oliva
1 colher de sobremesa de sal
1 colher de chá de pimenta-do-reino
1 colher de chá de louro em pó
2 colheres de sopa de vinagre de maçã
½ xícara de quadradinhos de maçã verde descascada e picada

Modo de preparar:
Colocar a berinjela num pirex untado com óleo. Espalhar por cima o pimentão, o sal e o azeite de oliva. Cobrir com papel-alumínio e levar ao forno médio por 25 minutos, ou até a berinjela estar macia. Esperar esfriar.
Numa saladeira colocar as berinjelas, as tiras de *radicchio*, as fatias de azeitonas, os temperos frescos, a pimenta-do-reino, o louro em pó, o vinagre e os quadrados de maçã. Misturar delicadamente Manter a salada na geladeira até o momento de servir.

SUCO DE LARANJA E CAQUI

Ingredientes:
1 copo de suco de laranja-da-bahia
4 caquis maduros cortados em pedaços
1 colher de chá de açúcar mascavo

Modo de preparar:
Bater os caquis no liquidificador com o suco de laranja e o açúcar mascavo. Servir em seguida.

CARDÁPIO 17

Refeição	Quantidade
DESJEJUM:	
Chá verde	1 xícara
Bolo de maçã e nozes	1 fatia média
Melão	1 fatia pequena
Suco de laranja com uva	1 copo de 350 ml
COLAÇÃO:	
Ameixa fresca	1 unidade
Noz macadâmia	4 unidades
ALMOÇO:	
Arroz com beringela	4 colheres de sopa
Feijão	1 concha rasa
Carne de soja graúda	5 colheres de sopa
Tomate recheado	1 unidade
Batata-doce	4 colheres de sopa
Couve-de-bruxelas	3 colheres de sopa
Salada de acelga	1 prato raso
Torta de maçã	1 pedaço pequeno
LANCHE:	
Bolacha salgada de gergelim	3 unidades
Suco de melancia	1 copo de 200 ml
JANTAR:	
Salada de *shiitake*	1 prato raso
Sopa Sujikesh	1 prato fundo
Pão no vapor	1 unidade média
Patê de tofu e temperos verdes	1 colher de sopa
Sushi	4 unidades
CEIA:	
Vitamina com maracujá	1 copo

Refeição	Calorias (cal)	Lipídio (g)	Carboidrato (g)	Proteína (g)
Desjejum	629,49	13,29	114,61	12,75
Colação	117,55	9,95	5,32	2,06
Almoço	1071,68	44,76	144,48	29,90
Lanche	317,84	6,59	59,86	10,34
Jantar	478,49	14,90	74,24	16,80
Ceia	147,71	0,53	37,04	2,12
Total	2762,79	90,05	435,58	74,00

Refeição	Fibra (g)	Cálcio (mg)	Ácido Ascórbico (Vit. C) (mg)	Retinol (Vit. A) (UI)
Desjejum	3,23	49,83	85,98	330,00
Colação	0,91	2,72	2,04	-
Almoço	12,18	335,69	77,45	7182,04
Lanche	0,26	100,04	19,22	732,00
Jantar	3,07	130,07	6,63	35,60
Ceia	0,04	72,85	173,12	906,90
Total	19,70	691,20	364,44	9186,54

Cardápio 17 – Receitas

BOLO DE MAÇÃ E NOZES

Ingredientes:
Doce
6 maçãs vermelhas maduras, descascadas
7 colheres de sopa de açúcar mascavo
5 cerejas em calda cortadas ao meio
½ xícara de nozes descascadas e picadinhas
Massa
1 e ½ xícara de farinha de trigo branca
½ xícara de farinha de trigo integral
1 colher de germe de trigo
1 colher de sopa de fermento químico
½ colher de chá de sal
½ xícara de açúcar
2 xícaras de água
4 colheres de sopa de óleo

Modo de preparar:
Cortar as maçãs em fatias bem finas. Juntar o açúcar e as cerejas e levar ao fogo baixo. Mexer sempre até as maçãs estarem cozidas e o doce cremoso. Adicionar as nozes picadas.
Colocar o doce no fundo de uma assadeira já untada com óleo e farinha de trigo. Reservar.
Bater os ingredientes da massa no liquidificador e despejar sobre o doce na assadeira. Levar o bolo para assar em forno médio por 1 hora aproximadamente.
Desenformar o bolo em um prato, deixando a parte com doce para cima.

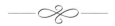

LARANJA COM UVA

Ingredientes:
1 copo de suco de laranja
1 copo de uvas frescas sem sementes
açúcar mascavo a gosto
raspas de casca de laranja

Modo de preparar:
Após espremer as laranjas, colocar o suco no liquidificador e bater com as uvas, adoçando se necessário.
Servir o suco salpicando raspas de casca de laranja em cada copo.

ARROZ COM BERINJELA

Ingredientes:
2 copos de arroz do tipo cateto, cru
4 copos de água fria
3 copos de berinjela bem lavada e bem picadinha
½ copo de coentro picadinho
½ copo de pimentão vermelho picadinho
3 colheres de sopa de óleo
3 colheres de sopa de gersal

Modo de preparar:
Refogar no óleo o pimentão por 7 minutos.
Adicionar o coentro e o sal e deixar em fogo alto por mais 5 minutos.
Colocar a berinjela e o arroz cru e mexer, ainda em fogo alto, por mais 5 minutos. Adicionar a água fria e misturar bem.
Deixar a panela semitampada e o fogo alto. Assim que a água secar e os grão estiverem macios, cerca de 40 minutos, apagar o fogo, tampar a panela e aguardar 15 minutos para servir o arroz.
Arrumar o arroz numa travessa e espalhar o gersal por cima.

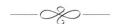

FEIJÃO-PRETO

Ingredientes:
1 copo de feijão-preto
2 colheres de sopa de óleo
3 dentes de alho espremidos
½ cebola roxa picadinha
1 colher de sopa de gengibre bem picadinho
5 raminhos de brócolis
1 colher de sobremesa de sal
1 colher de sopa de shoyo

Modo de preparar:
Lavar bem o feijão e cozinhá-lo na panela de pressão por 35 minutos (após o início da pressão). Retirar bem a pressão da panela antes de abrir. Reservar.
Aquecer o óleo numa panela grossa (experimente usar panelas de pedra), refogar o alho espremido até dourar. Adicionar então a cebola roxa picada, o gengibre picadinho, os raminhos de brócolis, o sal e o shoyo.
Manter em fogo alto por 5 minutos e então adicionar o feijão cozido junto com a água em que o cozinhou.
Amassar com a parte de trás da concha um pouco dos grãos para deixar o feijão mais cremoso.
Mexer e deixar em fogo baixo por 40 minutos. Servir quente.

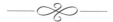

CARNE DE SOJA GRAÚDA

Ingredientes:
1 copo de proteína de soja do tipo graúda e escura
água quente
1 copo de ervilhas frescas
½ copo de cenoura cozida picadinha
3 colheres de sopa de azeite de oliva

3 tomates sem pele
3 colheres de sopa de cebolinha verde picadinha
2 colheres de sopa de shoyo

Modo de preparar:
Colocar a proteína de soja numa tigela e cobrir com água quente. Deixar de molho por 15 minutos. Escorrer toda a água e espremer bem a soja para retirar-lhe ao máximo a água. Reservar.
Numa panela, aquecer o azeite de oliva e colocar a soja. Mexer de vez em quando com colher de pau, em fogo alto, até estarem douradas. Adicionar os demais ingredientes, tampar a panela e deixar abafado por 10 minutos. Servir quente.

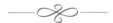

TOMATE RECHEADO

Ingredientes:
4 tomates maduros, firmes e grandes
1 xícara de tofu amassado com um garfo
1 colher de sobremesa de folhas de hortelã picadinha
2 colheres de sopa de temperos frescos picados
2 colheres de sopa de azeite de oliva
½ colher de sopa de sal
1 maço de folhas de mostarda cortadas em tirinhas

Modo de preparar:
Fazer um corte cuidadosamente na tampa de cada tomate. Com uma colher retirar as sementes de cada um.
Amassar o tofu com um garfo e adicionar as folhas de hortelã picadas, os temperos frescos, o azeite e o sal. Colocar numa panela, tampar e levar ao fogo alto por 10 minutos.
Rechear os tomates e arrumá-los numa assadeira. Cobrir com uma folha de papel-alumínio e levar ao forno preaquecido a 200°C por 10 minutos. Retirar quando os tomates estiverem macios, porém sem se desmancharem.

Escaldar as folhas de mostarda com água fervente e deixar de molho por 5 minutos. Escorrer bem.

Arrumar numa travessa a folhas de mostarda escaldadas e por cima os tomates assados.

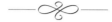

BATATA-DOCE

Ingredientes:
1 batata-doce do tipo roxa, grande
2 colheres de sopa de leite de coco
1 colher de café de sal
1 colher de sobremesa de molho inglês
2 colheres de sopa de pimentão vermelho picado
3 colheres de sopa de salsa fresca picada

Modo de preparar:
Descascar e ralar a batata-doce. Cozinhar com pouca água e assim que estiver macia, e a água tiver secado, adicionar os demais ingredientes. Deixar em fogo alto por 5 minutos e servir quente.

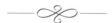

COUVE-DE-BRUXELAS

Ingredientes:
1 copo grande de couve-de-bruxelas fresca
2 colheres de sopa de azeite de oliva
3 colheres de sopa de caldo de laranja
4 colheres de sopa de azeitona chilena cortada em fatias
gomos de laranja descascados, sem sementes (para decorar)

Modo de preparar:
Cozinhar a couve-de-bruxelas no vapor até estar macia, porém sem se desmanchar.

Arrumar numa travessa, temperar com o azeite de oliva, o caldo de laranja, a azeitona. Decorar com os gomos de laranja e servir.

SALADA DE ACELGA

Ingredientes:
1 maço de acelga cortada em tirinhas
2 pimentões vermelhos cortados ao meio e sem as sementes
1 xícara de cogumelos *shimeji*
4 colheres de sopa de azeite de oliva
½ xícara de maçã descascada e picada
½ xícara de salsão picado
½ colher de sobremesa de sal
molho de mostarda
1 colher de chá de orégano
sementes de mostarda
1 colher de sopa de caldo de limão

Modo de preparar:
Colocar o azeite de oliva numa panela larga e refogar os cogumelos por 10 minutos. Acrescentar um pouco de sal e a mostarda. Quando os cogumelos estiverem macios apagar o fogo.
Dar uma ligeira fervura nos pimentões e, aos esfriarem, retirar a película que os envolve.
Misturar os cogumelos, já frios, com a maçã, um pouco de sal e o salsão. Rechear os pimentões e enfeitá-los com as sementes de mostarda, o orégano e um pouco mais de sal e azeite de oliva. Servir sobre a acelga.

TORTA DE MAÇÃ

Ingredientes:
Massa

½ copo de farinha de trigo branca

½ copo de farinha de trigo integral

¼ de copo de amêndoas trituradas (colocar as amêndoas no liquidificador bem seco e bater sem adicionar água até estarem trituradas)

1 colher de chá de sal

3 colheres de sobremesa de açúcar mascavo

¼ de copo de óleo

1º Recheio
1 copo de leite de soja

1 copo de leite de coco

1 colher de sopa de maisena

1 colher de sopa de frutose

2 a 3 gotas de essência de baunilha

2º Recheio
5 maçãs grandes sem o miolo e o cabinho, descascadas e cortadas em fatias finas

6 colheres de sopa cheia de óleo de milho

3 colheres de sopa de açúcar mascavo

canela em pó a gosto

Modo de preparar:
Misturar os ingredientes da massa numa tigela, deixando para o fim o óleo. Trabalhar a massa com as pontas dos dedos e espalhar numa assadeira própria para torta. Apertar bem a massa contra a fôrma.

Levar ao forno médio para assar durante 30 minutos, ou até estar dourada.

Misturar todos os ingredientes do primeiro recheio em uma panela e levar ao fogo baixo até ficar bem cremoso, começando a aparecer o fundo da panela. Retirar do fogo e reservar.

Para o segundo recheio, aquecer o óleo de milho em fogo alto

e colocar as fatias de maçã para cozinhar. Assim que estiverem macias adicionar o açúcar. Manter o fogo alto e mexer até dar ponto.
Sobre a massa fazer uma camada com o primeiro recheio e cobrir com o segundo.
Polvilhar canela em pó a gosto e levar a torta à geladeira até o momento de servir.

BOLACHA SALGADA DE GERGELIM

Ingredientes:
5 colheres de sopa cheias de farinha de trigo
4 colheres de sopa de gergelim integral
2 pitadas de sal
1 pitada de açúcar
2 colheres de sopa de óleo de milho
4 colheres de sopa de água

Modo de preparar:
Misturar os ingredientes secos numa tigela e adicionar a água e o óleo.
Abrir em mesa enfarinhada na grossura de uma moeda e cortar com a boca de um copo.
Arrumar os biscoitos numa assadeira untada com óleo e farinha de trigo e em seguida fazer furinhos na massa com um garfo ou palito.
Assar em forno médio por 25/30 minutos ou até estarem dourados.
Conservar os biscoitos em lata ou pote bem tampado

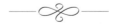

SALADA DE *SHIITAKE*

Ingredientes:
3 xícaras de *shiitakes* frescos cortados em tiras iguais
3 peras maduras, descascadas e cortadas em quadrados pequenos
2 tomates cortados em quadrados
castanhas de caju em pedacinhos
1 colher de chá de sal
2 colheres de sopa de azeite de oliva
½ limão
sal a gosto
azeite de oliva a gosto

Modo de preparar:
Colocar o azeite de oliva numa panela larga e refogar os *shiitakes* com sal, até estarem macios.
Arrumar numa travessa os *shiitakes* já frios, os quadrados de tomate, a pêra e as castanhas de caju ao lado da mostarda em tirinhas, temperada com suco de limão, sal e azeite de oliva a gosto.
Manter na geladeira até o momento de servir.

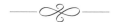

SOPA SUJIKESH

Ingredientes:
3 copos de *radicchio* cortado em tiras finas
1 copo de batata descascada e cortada em tiras finas e compridas
1 copo de chuchu descascado e cortado em tiras finas e compridas
1 copo de nabo descascado e cortado em tiras finas e compridas
1 copo de repolho roxo cortado em tiras finas
½ copo de broto de bambu cortado em quadradinhos
1 pimentão vermelho cortado em tiras finas
2 tomates sem pele e sementes cortados em tiras

1 copo de temperos verdes frescos picadinhos
1 colher de sobremesa de maisena diluída em 1 copo de água
1 colher de sobremesa rasa de sal
¼ de pacote de espaguete grano duro

Modo de preparar:
Refogar no óleo, por 10 minutos, os temperos, o pimentão, o sal e manter o fogo alto.
Colocar todos os legumes e cobrir com água quente. Deixar em fogo baixo por 50 minutos.
Juntar o macarrão e assim que estiver macio adicionar a maisena diluída.
Mexer até engrossar e servir a sopa quente.

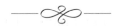

PATÊ DE TOFU E TEMPEROS VERDES

Ingredientes:
1 xícara de tofu picadinho
3 folhas de hortelã picadinhas
1 colher de chá de orégano
½ xícara de temperos verdes frescos picados
1 pitada de louro em pó
1 colher de café de *zattar*
2 colheres de sopa de azeite de oliva
½ colher de sobremesa de sal

Modo de preparar:
Amassar bem o tofu com um garfo e misturar os temperos verdes, a hortelã, o orégano, o louro e o *zattar*. Mexer bem até obter um patê homogêneo.
Adicionar o azeite de oliva e o sal e manter na geladeira até o momento de servir.

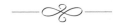

SUSHI

Ingredientes:
folhas de alga própria para sushis
1 copo de arroz branco próprio para sushis
3 colheres de sopa de vinagre de arroz
1 colher de sobremesa de açúcar
1 colher de café de sal
½ manga cortada em tiras
tiras de pepino japonês
tiras de tofu
shoyo

Modo de preparar:
Cozinhar o arroz até estar macio. Desligar o fogo e adicionar o vinagre, o açúcar e o sal. Virar o arroz numa tigela e cobrir com um pano úmido.
Assim que o arroz estiver morno, espalhar uma porção sobre a folha de alga, arrumar as tiras de manga, pepino e tofu e enrolar, utilizando uma esteira de bambu ou pano grosso.
Formar os rolos e cortar as fatias.
Servir com shoyo.

PÃO NO VAPOR

Ingredientes:
Para o fermento
3 colheres de sopa de fermento biológico
1 colher de sopa de farinha de trigo
6 colheres de sopa de água
Massa
2 e ½ copos de farinha de trigo
1 copo de fibra de trigo
1 colher de sobremesa de sal

1 colher de sopa de açúcar mascavo
½ copo de óleo
1 copo de água morna

Modo de preparar:
Misturar os ingredientes do fermento numa tigela e deixar coberto por 15 minutos.
Juntar todos os demais ingredientes ao fermento, mexer com colher de pau e em seguida trabalhar bastante a massa com as mãos até tornar-se bem macia.
Fazer pãezinhos pequenos e arrumar na parte superior de uma panela de vapor, já untada com óleo.
Deixar descansar por 1 hora.
Colocar água na parte de baixo da panela e levar ao fogo alto. Assim que iniciar fervura encaixar a parte de cima, tampar colocando um pano antes da tampa e cozinhar por 1 hora.

VITAMINA COM MARACUJÁ

Ingredientes:
2 maracujás
1 papaia
1 pêra madura, bem lavada e sem as sementes e o cabinho
2 colheres de aveia em flocos finos
3 copos de água filtrada, gelada
2 colheres de sopa de açúcar mascavo ou melado de cana

Modo de preparar:
Bater no liquidificador a polpa dos maracujás com a água e passar o suco por uma peneira.
Voltar o suco ao liquidificador e bater com os outro ingredientes. Servir em seguida.

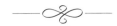

CARDÁPIO 18

REFEIÇÃO	QUANTIDADE
DESJEJUM:	
Chá verde	1 xícara
Waffle	2 quadradinhos
Geléia de mamão	2 colheres de sobremesa
Suco de laranja, cenoura e couve	1 copo de 350 ml
COLAÇÃO:	
Pêssego fresco	1 unidade
Noz pecã	2 unidades
ALMOÇO:	
Arroz integral cateto	4 colheres de sopa
Feijão azuki	1 concha média
Torta folhada de salsicha vegetal	1 fatia média
Chicória	5 colheres de sopa
Salada agridoce	1 prato raso
Maçã assada	1 unidade
LANCHE:	
Bolacha salgada de gergelim	3 unidades
Suco de acerola	1 copo de 250 ml
JANTAR:	
Burrito com feijão-branco	5 unidades
Salada com abóbora japonesa	1 prato
Trufa de batata-doce	2 unidades
CEIA:	
Iogurte com frutas	1 copo de 250 ml

Refeição	Calorias (cal)	Lipídio (g)	Carboidrato (g)	Proteína (g)
Desjejum	502,10	2,86	108,14	13,86
Colação	119,61	10,04	6,05	2,27
Almoço	932,44	31,27	145,67	20,20
Lanche	479,69	10,03	84,82	12,92
Jantar	403,12	17,59	52,73	10,48
Ceia	289,78	16,63	30,72	8,54
Total	**2726,76**	**88,44**	**428,15**	**68,29**

Refeição	Fibra (g)	Cálcio (mg)	Ácido Ascórbico (Vit. C) (mg)	Retinol (Vit. A) (UI)
Desjejum	2,04	155,86	124,15	523,90
Colação	1,81	-	11,79	-
Almoço	9,38	109,26	20,38	668,90
Lanche	7,38	137,97	0,02	0,00
Jantar	9,97	16,26	24,40	-
Ceia	1,28	33,88	4,60	52,80
Total	**31,88**	**453,23**	**185,34**	**1245,60**

Cardápio 18 – Receitas

WAFFLE

Ingredientes:
½ copo de tofu firme
2 e ½ copo de farinha de trigo
½ xícara de fibra de soja
2 xícaras de leite de soja
1 colher de sopa de margarina na temperatura ambiente
1 colher de sobremesa de sal
1 colher de sobremesa cheia de fermento químico em pó
margarina a gosto (opcional)

Modo de preparar:
Ligar e untar o aparelho próprio para fazer *waffles*.
Para a massa, colocar no liquidificador o tofu, o leite de soja, a margarina e o sal. Bater.
Adicionar a farinha de trigo e a fibra e, quando formar uma massa homogênea, adicionar o fermento em pó.
Colocar massa suficiente para cobrir a chapa do aparelho, já quente. Fechar e, ao retirar, espalhar margarina e doce de pêra a gosto. Servir os *waffles* ainda quentes.

DOCE DE PÊRA

Ingredientes:
4 peras grandes, maduras, descascadas e picadas
1 xícara de açúcar mascavo
1 xícara de xarope de *maple*

Modo de preparar:
Para o doce de pêra, colocar a pêra picada e o açúcar numa panela, tampar e levá-la ao fogo alto até estar macia.

Bater tudo no liquidificador e voltar à panela, juntando o xarope de *maple*. Manter o fogo médio e mexer de vez em quando, até estar um doce cremoso. Retirar do fogo e reservar.

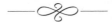

SUCO DE LARANJA, COUVE E CENOURA

Ingredientes:
1 copo médio de suco de laranja
5 a 6 fatias grossas de manga
2 folhinhas de agrião
açúcar mascavo
raminhos de agrião bem lavados, para decorar

Modo de preparar:
Bater a manga e o agrião com o suco de laranja, no liquidificador. Servir em seguida, enfeitando os copos com um raminho de agrião.

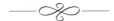

ARROZ INTEGRAL CATETO

Ingredientes:
2 copos de arroz integral do tipo cateto
4 copos de água morna
1 copo de azeitonas chilenas picadas
1 colher de sobremesa de sementes de papoula
sal a gosto
1 colher de sobremesa de azeite de oliva

Modo de preparar:
Após lavar o arroz colocar numa panela com a água, as azeitonas, as sementes de papoula, o sal e o azeite de oliva.
Manter o fogo alto, sem mexer, até secar toda a água. Adicionar um

pouco mais de água morna caso queira uma arroz mais macio. Tampar a panela e deixar em repouso por 20 minutos para então colocar em uma travessa e servir.

FEIJÃO AZUKI

Ingredientes:
1 copo de feijão azuki
2 colheres de sopa de óleo
½ xícara de alho-porro
½ xícara de bardana picada
1 colher de sobremesa de sal
1 colher de sopa de shoyo

Modo de preparar:
Lavar bem o feijão e cozinhá-lo na panela de pressão por 30 minutos (após o início da pressão). Retirar bem a pressão da panela antes de abrir. Reservar.
Aquecer o óleo numa panela grossa (experimente usar panelas de pedra), refogar o alho, a bardana e adicionar o sal e o shoyo.
Manter em fogo alto por 5 minutos e então adicionar o feijão cozido junto com a água em que o cozinhou.
Amassar com a parte de trás da concha um pouco dos grãos para deixar o feijão mais cremoso.
Mexer e deixar em fogo baixo por 40 minutos. Servir quente.

TORTA FOLHADA COM SALSICHA VEGETAL

Ingredientes:
1 pacote de massa folhada congelada
2 copos de salsicha vegetal cortadas em tiras finas
1 copo de batata descascada, crua, ralada

½ copo de purê de tomate
1 pimentão verde cortado em tiras finas
1 cebola roxa cortada em tiras finas
½ copo de salsa fresca picada
2 dentes de alho espremido
3 colheres de sopa de óleo de milho
sal a gosto

Modo de preparar:
Retirar a massa do congelador.
Colocar o óleo em uma frigideira e dourar o alho e a cebola.
Juntar o pimentão, a salsa, as tiras de salsicha, o sal, e manter o fogo alto. Mexer de vez em quando e assim que a salsicha estiver dourada adicionar a batata ralada e o purê de tomate. Manter a panela destampada e, quando a batata estiver cozida, retirar a panela do fogo.
Abrir a massa folhada com um rolo de madeira e cortar em duas partes. Dispor uma das partes sobre uma assadeira ou pirex untado. Espalhar o recheio já morno e cobrir com a outra metade de massa.
Levar a torta, sem assar, à geladeira e deixar por 30 minutos.
Acender o forno e assim que estiver quente colocar a torta para assar. Manter o forno em temperatura média por 30 minutos, ou até a massa estar dourada.

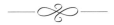

CHICÓRIA

Ingredientes:
10 folhas de chicória
4 colheres de sopa de cebolinha fresca picadinha
1 colher de chá rasa de sal
2 colheres de sopa e azeite de oliva
3 colheres de sopa de azeitonas
1 colher de sopa de castanha-do-pará picada

Modo de preparar:
Cortar as folhas de chicória de forma bem fininha. Espalhar o sal nas tirinhas. Cozinhá-las no vapor até estarem ainda crocantes. Colocar a chicória numa travessa, espalhar os temperos e o azeite de oliva por cima e servir.

SALADA AGRIDOCE

Ingredientes:
2 xícaras de repolho ralado fininho
½ xícara de maçã vermelha, sem sementes, ralada
1 colher de passinhas claras sem sementes
3 colheres de sopa de caldo de limão ou vinagre
1 colher de chá de sal
3 colheres de sopa de azeite de oliva
3 talos de aipo em tiras finas
amêndoas laminadas (na falta use a torrada e salgada, neste caso corte-a em pedaços menores)
1 pé de alface
1 colher de chá de manjericão seco

Modo de preparar:
Misturar o repolho ralado com a maçã ralada, as passinhas e o talo de aipo picado.
Em um pote separado misturar o azeite de oliva com o limão (ou vinagre), o sal e o manjericão. Forrar uma travessa com as folhas de alface e dispor, por cima, a saladinha temperada.
Enfeitar a salada com as amêndoas e servir em seguida.

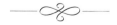

MAÇÃ ASSADA

Ingredientes:
3 maçãs vermelhas, maduras
3 colheres de açúcar mascavo
3 passinhas
3 colheres de café de canela em pó

Modo de preparar:
Lavar as maçãs e retirar o centro delas com uma faca ou com uma ferramenta própria para isso. Tentar não furar o fundo delas.
Rechear cada uma com 1 colher de açúcar mascavo, 1 passinha e ½ colher de café de canela em pó.
Arrumar as maçãs, bem juntinhas uma das outras para não virarem, num pirex pequeno untado com óleo.
Assar em temperatura alta por 35 minutos.

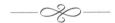

BOLACHA SALGADA DE GERGELIM

Ingredientes:
5 colheres de sopa cheias de farinha de trigo
4 colheres de sopa de gergelim integral
2 pitadas de sal
1 pitada de açúcar
2 colheres de sopa de óleo de milho
4 colheres de sopa de água

Modo de preparar:
Misturar os ingredientes secos e adicionar a água e o óleo.
Abrir em mesa enfarinhada na grossura de uma moeda e cortar com a boca de um copo. Arrumar as bolachas numa assadeira untada com óleo e farinha de trigo e em seguida fazer furinhos na massa com um garfo ou palito. Assar em forno médio por 25/30 minutos ou até estarem douradas.

SUCO DE ACEROLA

Ingredientes:
2 copos de acerola fresca
1 copo de água gelada
3 folhas de alface
2 tomatinhos
1 colher de sopa de salsa
1 colher de sobremesa de açúcar mascavo

Modo de preparar:
Bater as acerolas com a água no liquidificador.
Passar o suco por uma peneira e voltar ao liquidificador.
Adicionar os demais ingredientes e bater novamente.
Servir em seguida.

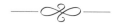

BURRITO COM FEIJÃO-BRANCO

Ingredientes:
8 discos de massa para burritos
1 xícara de feijão-branco
1 xícara de milho verde cozido
2 colheres de sopa de azeite de oliva
2 alho-porros picadinhos
½ xícara de cebola picada
1 colher de sobremesa de sal
1 colher de sobremesa de cominho em pó
½ xícara de pimentão vermelho picado
molho de tomate a gosto
1 colher de sobremesa de suco de limão

Modo de preparar:
Cozinhar o feijão na panela de pressão por aproximadamente 40 minutos, a partir do início da pressão.
Escorrer a água e reservar os feijões.

Numa frigideira grande, aquecer o azeite de oliva, fritar o alho-porro e a cebola, por 5 minutos. Adicionar o sal e o cominho.
Juntar o feijão-branco cozido, o milho cozido e o pimentão picado, misturando delicadamente.
Tampar a frigideira e deixar refogar por 10 minutos.
Montar os burritos, colocando o refogado sobre as massas prontas.
Arrumar numa travessa refratária, regar com molho de tomate e levar ao forno a 180°C, por apenas 5 minutos.
Servir em seguida, ainda bem quente.

SALADA COM ABÓBORA JAPONESA

Ingredientes:
½ maço de rúcula
½ pé de alface americana
½ pé de alface crespa
½ pé de alface roxa
3 xícaras de abóbora kambutiá descascada e cortada em quadradinhos iguais
6 colheres de sopa de temperos verdes frescos cortados bem miúdos
5 colheres de sopa de azeite de oliva
3 colheres de sopa de vinagre de arroz
½ colher de sobremesa de sal
2 colheres de sopa de *pignoles* levemente tostados

Modo de preparar:
Cozinhar os quadradinhos de abóbora em água e sal até estarem macias. Arrumar harmoniosamente todas as folhas, sem deixar uma esconder a outra.
Arrumar a abóbora no centro da travessa.
Colocar todos os temperos em uma tigela, misturar bem e regar toda a salada. Enfeitar com os *pignoles* e servir.

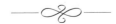

TRUFA DE BATATA-DOCE

Ingredientes:
2 batatas-doces grandes
3 copos de açúcar mascavo
3 colheres de sopa de cacau peneirado
½ copo de nozes pecã picadinhas

Modo de preparar:
Após cozinhar as batatas-doces, retirar a casca e passar por uma peneira.
Misturar a batata-doce peneirada com o açúcar mascavo e levar ao fogo até o açúcar derreter, formar um creme e começar a desprender da panela. Adicionar o cacau e as nozes pecã e misturar bem até estar em ponto de enrolar.
Após o doce esfriar, pegar porções iguais, fazer bolinhas e passar pelo cacau.

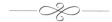

IOGURTE COM FRUTAS

Ingredientes:
1 copo de iogurte de soja gelado
½ copo de leite de coco
2 bananas-nanicas
½ maçã
2 colheres de sopa de mel de uvas
2 colheres de sopa de farinha de aveia
2 colheres de sopa de germe de trigo

Modo de preparar:
Bater todos os ingredientes no liquidificador e servir a vitamina em copos grandes e bonitos.

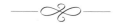

CARDÁPIO 19

REFEIÇÃO	QUANTIDADE
DESJEJUM:	
Chá verde	1 xícara
Pasta cremosa de tofu	3 colheres de sobremesa
Pãozinho com germe de trigo e nozes	3 unidades
Suco de laranja com repolho e morango	1 copo de 350 ml
COLAÇÃO:	
Maçã	1 unidade
Biscoito de castanha-do-pará	2 unidades
ALMOÇO:	
Arroz integral com lentilhas	4 colheres de sopa
Feijão-carioquinha	1 concha rasa
Inhame	
Torta de tofu e cogumelo	1 fatia média
Inhame refogado	4 colheres de sopa
Salada de batata recheada	1 prato raso
Sorvete de mamão e cenoura	1 tacinha
LANCHE:	
Pipoca	2 copos
Suco de laranja	1 copo de 250 ml
Suco de maçã	1 copo de 200 ml
JANTAR:	
Sopa de milho e *shiitake*	1 prato fundo
Salada de beterraba e alcachofra	1 prato raso
Pão com germe de trigo e nozes	1 unidade
Pasta de berinjela e azeitonas	1 colher de sobremesa
Doce de cenoura	1 tacinha
CEIA:	
Papaia	½ unidade

Refeição	Calorias (cal)	Lipídio (g)	Carboidrato (g)	Proteína (g)
Desjejum	429,85	12,08	71,68	11,63
Colação	416,12	6,15	79,30	9,69
Almoço	827,22	34,73	111,45	20,95
Lanche	286,63	2,43	64,32	3,73
Jantar	677,86	17,12	115,12	26,31
Ceia	15,84	0,24	2,88	0,52
Total	2653,55	72,78	444,77	72,85

Refeição	Fibra (g)	Cálcio (mg)	Ácido Ascórbico (Vit. C) (mg)	Retinol (Vit. A) (UI)
Desjejum	3,59	109,10	121,99	496,60
Colação	1,88	24,25	0,60	0,00
Almoço	18,47	195,81	24,29	24,90
Lanche	10,31	30,15	7,90	-
Jantar	18,33	233,25	39,68	626,04
Ceia	0,51	-	-	-
Total	53,12	592,56	194,46	1147,54

Cardápio 19 – Receitas

PASTA CREMOSA DE TOFU

Ingredientes:
1 e ½ xícara de tofu
4 colheres de sopa de azeite de oliva
2 colheres de sopa de molho de tomate
½ colher de chá de sal
1 colher de chá de sementes de mostarda
1 colher de chá de mostarda em pó
1 colher de sobremesa de água
1 pitada de açúcar
½ tomate sem sementes bem picadinho
4 folhas de hortelã bem picadinhas
3 colheres de sopa de talo picadinho de erva-doce fresca

Modo de preparar:
Bater o tofu no liquidificador com o molho de tomate, o azeite de oliva, o sal, a mostarda em grãos, a mostarda em pó, o açúcar e a água.
Virar este creme do liquidificador em uma tigela e adicionar os demais ingredientes, que deverão estar picados.
Manter a pasta na geladeira até o momento de servir.

PÃO COM GERME DE TRIGO E NOZES

Ingredientes:
Para o fermento
3 colheres de sopa de fermento biológico
1 colher de sopa de farinha de trigo
6 colheres de sopa de água

Massa

2 e ½ copos de farinha de trigo
5 colheres de sopa de germe de trigo
5 colheres de sopa de nozes frescas picadas
1 colher de sobremesa de sal
6 colheres de sopa de óleo de milho
1 copo de água morna

Modo de preparar:
Misturar os ingredientes do fermento numa tigela e deixar coberto por 15 minutos.
Juntar os demais ingredientes ao fermento, mexer com colher de pau e em seguida trabalhar bastante a massa com as mãos até torná-la bem macia.
Fazer pãezinhos pequenos e arrumar numa assadeira untada.
Deixar descansar por 1 hora.
Assar em forno preaquecido, em temperatura de 180ºC, por 45 minutos.

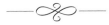

LARANJA COM REPOLHO E MORANGO

Ingredientes:
3 laranjas grandes, maduras e doces
1 folha grande de repolho
5 morangos maduros, sem os cabinhos
1 colher de sobremesa de açúcar mascavo
1 colher de sopa de aveia em flocos
1 colher de chá de fibra solúvel

Modo de preparar:
Espremer as laranjas, colocar o suco extraído no liquidificador e bater com os demais ingredientes. Passar pela peneira se necessário e servir em seguida.

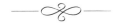

BISCOITO DE CASTANHA-DO-PARÁ

Ingredientes:
1 xícara de castanhas-do-pará inteiras descascadas
2 colheres de sopa de farinha de trigo branca
1 colher de sopa de farinha de trigo integral
2 colheres de sopa de aveia em flocos
1 pitadinha de sal (menos de meia colherinha de café)
10 colheres de sopa de água
2 colheres de sopa de óleo de milho
2 colheres de sopa de açúcar mascavo
uva-passa sem sementes

Modo de preparar:
Colocar as castanhas no liquidificador, sem água, e bater até ficarem moídas. Em seguida virar numa tigela e adicionar as farinhas de trigo, a aveia, o sal e o fermento.
Bater no liquidificador a água com o óleo e o açúcar e misturar com as farinhas da tigela. Mexer com uma colher de pau e depois amassar com as mãos.
Fazer bolinhas do mesmo tamanho com a massa e dentro de cada uma colocar uma uva-passa de modo que não dê para ver. Dar uma ligeira achatada em cada bolinha de massa para ficar com formato de biscoito.
Arrumar em uma assadeira untada com óleo e farinha de trigo e assar em forno médio por aproximadamente 35 minutos, ou até estarem com o fundo levemente dourado.

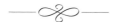

ARROZ INTEGRAL COM LENTILHAS

Ingredientes:
½ copo de lentilhas deixadas de molho por 1 noite
½ copo de arroz integral
4 copos de água fria

½ colher de sobremesa de sal
1 colher de sopa de missô
1 copo de temperos verdes frescos picados

Modo de preparar:
Lavar o arroz, escorrer as lentilhas e misturar numa tigela com os temperos, o sal e o missô.
Colocar o arroz numa panela de barro, ou pedra e juntar a água. Manter o fogo alto e a panela destampada por 40 minutos ou até a água secar e os grãos estarem macios.

FEIJÃO-CARIOQUINHA

Ingredientes:
1 copo de feijão-carioquinha
2 colheres de sopa de óleo
1 colher de sobremesa de alho desidratado
4 colheres de sopa cebolinha verde picada
3 colheres de sopa de salsa fresca picada
4 colheres de sopa de pimentão amarelo picadinho
1 colher de sobremesa de sal

Modo de preparar:
Lavar bem o feijão e cozinhá-lo na panela de pressão por 40 minutos (após o início da pressão). Retirar bem a pressão da panela antes de abrir. Reservar.
Aquecer o óleo numa panela grossa (experimente usar panelas de pedra), refogar o alho, a cebolinha, salsa, o pimentão, o sal e o shoyo. Manter em fogo alto por 15 minutos e então adicionar o feijão cozido junto com a água em que o cozinhou. Amassar com a parte de trás da concha um pouco dos grãos para deixar o feijão mais cremoso. Mexer e deixar em fogo baixo por 15 minutos. Servir quente.

TORTA DE TOFU E COGUMELO

Ingredientes:
3 copos de tofu firme cortado em quadrados
½ maço de salsa fresca
2 copos de cogumelo-paris cortado em fatias
4 colheres de sopa de nabo branco cru ralado bem fino
4 colheres de sopa de cenoura crua ralada bem fina
½ copo de couve-manteiga cortada em tiras bem finas
1 colher de sopa de alho desidratado
1 colher de chá de raiz-forte em pó
3 colheres de sopa de azeite de oliva
1 colher de sobremesa rasa de sal

Modo de preparar:
Colocar o tofu no liquidificador junto com o maço de salsa fresca picado, ½ colher de sal, o azeite de oliva e um pouco de água filtrada. Ligar o liquidificador e se necessário adicionar um pouco mais de água para obter um creme bem espesso. Caso utilize o tofu feito em casa, que nem sempre fica tão firme, não é necessário adicionar água.
Cortar os cogumelos em fatias e colocar numa assadeira untada com azeite de oliva. Assar por 30 minutos em forno com temperatura alta. Retirar do forno e reservar.
Juntar o creme do liquidificador com todos os ingredientes restantes, mexendo delicadamente com uma colher de pau fina.
Untar um pirex com azeite de oliva e despejar toda a massa. Arrumar harmoniosamente as fatias de cogumelo sobre a massa. Salpicar um pouco de sal a gosto.
Assar em forno preaquecido, em temperatura média, por 50 minutos, ou até estar bem seco, com as laterais suavemente douradas.
Esta torta pode ser servida quente ou fria.

INHAME REFOGADO

Ingredientes:
1 copo de inhame descascado e picado
1 copo de água
1 colher de chá de açafrão em pó
1 colher de chá de sal
1 colher de sopa de azeite de oliva

Modo de preparar:
Colocar todos os ingredientes numa panela, tampar e levar ao fogo alto até levantar fervura. Assim que o inhame estiver cozido, e a água tiver secado, retirar do fogo, colocar numa travessa e servir.

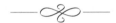

SALADA DE BATATA RECHEADA

Ingredientes:
4 batatas inglesas grandes
½ xícara de azeitonas tipo Azapa em fatias
8 colheres de sopa de pimentão amarelo cortado em quadradinhos
1 colher de sopa de alcaparras
8 colheres de sopa de salsa picada
sal a gosto
azeite de oliva a gosto
1 pé de alface crespa
1 colher de chá de curry
molho de mostarda
limão a gosto

Modo de preparar:
Cozinhar as batatas numa panela grande, com um pouco de sal, sem deixar que cozinhem demais. Retirar da panela e esperar que

fiquem mornas. Cortar cada batata ao meio e fazer uma pequena cavidade em cada uma.

Numa tigela à parte, misturar as azeitonas picadas, o pimentão, as alcaparras, a salsa e o azeite de oliva. Dividir esta mistura igualmente e rechear cada metade de batata.

Rasgar as folhas de alface e arrumá-las numa travessa.

Colocar em seguida as batatas recheadas e temperar com molho de mostarda e limão. Salpicar curry e servir.

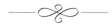

SORVETE DE MAMÃO E CENOURA

Ingredientes:
4 copos de mamão maduro picadinho
2 cenouras grandes
½ copo de açúcar mascavo
1 copo de água
2 colheres de sopa de mel de uva

Modo de preparar:
Levar ao fogo o açúcar mascavo e a água até levantar fervura. Deixar esfriar.

Passar as cenouras pela centrífuga e levar o suco obtido ao liquidificador com mel de uva e o mamão, batendo até tornar-se um creme espesso. Juntar à calda já fria e bater tudo.

Levar à geladeira e quando estiver gelado colocar numa sorveteira. Levar ao freezer até ficar com consistência firme.

Caso não tenha a sorveteira, levar ao freezer e quando endurecer bater com batedeira e voltar ao freezer para endurecer novamente.

SUCO DE MAÇÃ

Ingredientes:
3 maçãs maduras
2 colheres de sopa de salsa
1 cenoura pequena
½ beterraba

Modo de preparar:
Passar os ingredientes numa centrífuga. Servir em seguida.

SOPA DE MILHO E *SHIITAKE*

Ingredientes:
5 espigas de milho
1 copo de *shiitakes* frescos cortados em pedaços
½ copo de feijão-branco cozido em água e sal
½ copo de macarrão miúdo
1 colher de sobremesa de araruta diluída em ½ copo de água
½ colher de sobremesa de sal
5 colheres de sopa de óleo ou azeite de oliva
1 colher de chá de endro

Modo de preparar:
Ralar as espigas de milho e passar os grãos por uma peneira, reservando o caldo. Colocar o óleo em uma panela larga e fritar os *shiitakes* até começarem a dourar.
Adicionar o endro e o sal e mexer por mais 5 minutos, sempre em fogo alto e com colher de pau.
Juntar o creme de milho, os feijões, a araruta e o macarrão.
Manter o fogo brando e mexer até engrossar e o macarrão estar macio. Servir quente.

SALADA DE BETERRABA E ALCACHOFRA

Ingredientes:
1 beterraba grande crua, lavada, descascada e ralada bem fininha
1 pé de alface roxa
1 pé de alface crespa
rodelas de fundos de alcachofra
vinagre de maçã a gosto
azeite de oliva a gosto
sal a gosto
1 colher de sobremesa de tomilho

Modo de preparar:
Arrumar as folhas de alface roxa em uma travessa e em seguida as de alface crespa. Distribuir as rodelas de alcachofra e bem no centro colocar a beterraba ralada.
Temperar a salada com sal, vinagre, azeite de oliva e tomilho. Salpicar pimenta-do-reino a gosto sobre o a salada antes de servir.

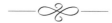

DOCE DE CENOURA

Ingredientes:
4 cenouras grandes raladas bem fininhas
2 copos de açúcar mascavo
casca de 1 laranja
½ copo de suco de laranja

Modo de preparar:
Derreter o açúcar no fogo e quando formar uma calda adicionar a cenoura, a casca e o suco. Mexer bem com colher de pau e esperar dar ponto de doce. Assim que o doce ficar morno levar à geladeira e servir geladinho.

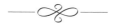

PASTA DE BERINJELA E AZEITONAS

Ingredientes:
1 berinjela média
6 azeitonas chilenas (pretas, bem graúdas)
1 colher de sopa de tahine concentrado
1 colher de café de sumo de limão
1 colher de sopa de molho de tomate
2 colheres de sopa de azeite de oliva
½ colher de sobremesa de sal

Modo de preparar:
Lavar a berinjela por fora, usando água e uma esponja, e colocá-la inteira na chama do fogão, em fogo baixo.
Deixar assar por aproximadamente 15 minutos, ou até estar bem macia.
Retirar a casca e cortar a berinjela em alguns pedaços.
Bater no liquidificador com os demais ingredientes.
Manter a pasta na geladeira até o momento de servir.

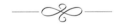

CARDÁPIO 20

REFEIÇÃO	QUANTIDADE
DESJEJUM:	
Chá verde	1 xícara
Bolo de ameixa	1 fatia média
Suco de abacaxi com folhas	
COLAÇÃO:	
Pêra	1 unidade
Biscoito de castanha de caju	3 unidades
ALMOÇO:	
Arroz integral na panela de pedra	3 colheres de sopa
Feijão-carioquinha	1 concha rasa
Batata recheada com *shimeji*	1 unidade
Crepe com abobrinha italiana	2 unidades
Brócolis com majericão	5 colheres de sopa
Salada de 2 brotos	1 prato raso
Bombom crocante	1 unidade
LANCHE:	
Iogurte de morango	1 copo de 250 ml
Bolo de ameixa	1 fatia pequena
JANTAR:	
Creme de milho	1 prato fundo
Pão	2 unidades pequenas
Pasta de grão-de-bico e pimentão	2 colheres de sobremesa
Salada com ervilha fresca	1 prato raso
CEIA:	
Chá	1 xícara
torrada	2 rodelas de pão torradas

Refeição	Calorias (cal)	Lipídio (g)	Carboidrato (g)	Proteína (g)
Desjejum	709,10	3,57	160,71	14,43
Colação	473,54	20,96	59,29	14,20
Almoço	921,37	21,84	140,03	43,85
Lanche	149,74	4,07	24,17	5,67
Jantar	501,31	15,96	71,34	21,18
Ceia	85,80	0,44	22,00	0,88
Total	2840,88	66,85	477,56	100,23

Refeição	Fibra (g)	Cálcio (mg)	Ácido Ascórbico (Vit. C) (mg)	Retinol (Vit. A) (UI)
Desjejum	1,39	6,60	66,05	367,05
Colação	1,42	19,71	0,44	0,20
Almoço	15,92	716,94	14,11	249,68
Lanche	2,18	21,54	1,25	180,24
Jantar	8,91	253,94	21,99	702,72
Ceia	2,09	108,53	12,10	-
Total	31,93	1127,26	115,95	1499,89

Cardápio 20 – Receitas

BOLO DE AMEIXA

Ingredientes:
3 xícaras de farinha de trigo branca
1 xícara de germe de trigo
1 xícara de maisena
2 colheres de sopa de fermento químico
1 colher de chá de sal
3 colheres de sopa de açúcar mascavo
¼ de xícara de óleo
3 xícaras de água

Cobertura
1 pacote de ameixas secas deixadas de molho por uma noite
2 colheres de sopa de maisena
1 xícara de açúcar mascavo
½ xícara de água

Modo de preparar:
Retirar os caroços das ameixas e colocá-las numa panela com a água em que ficaram de molho. Juntar o açúcar mascavo, levar ao fogo alto, sem tampar, e assim que as ameixas estivem cozidas, adicionar a maisena diluída. Mexer delicadamente, com colher de pau, até engrossar.

Dividir esta calda em três partes.

Misturar os ingredientes da massa numa tigela, deixando para o fim a água, e mexer com uma colher de pau até ficarem cremosos.

Colocar metade da massa numa forma redonda, larga, untada com óleo e farinha de trigo. Espalhar uma parte da calda sobre essa massa e em seguida colocar o restante da massa. Cobrir com a outra parte da calda de ameixas.

Levar o bolo para assar em forno preaquecido. Manter em temperatura média e após 45 minutos verificar se já está assado. .

Retirar o bolo do forno, desenformar e espalhar o restante da calda por cima.

Abrir os caroços das ameixas com um quebra-nozes e enfeitar o bolo com as amêndoas de dentro.

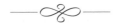

ABACAXI COM FOLHAS

Ingredientes:
6 fatias de abacaxi maduro e doce
300 ml de água
2 folhas de agrião
1 folha de rúcula
1 folha pequena de couve-manteiga, sem o talo
1 folhinha de salsa
1 colher de chá de açúcar mascavo
1 colher de sopa de aveia em flocos

Modo de preparar:
Bater as fatias de abacaxi com a água e ir adicionando as folhas. Quando obter um suco homogêneo, adicionar o açúcar mascavo, a aveia e bater rapidamente para misturar.
Passar pela peneira se necessário e servir em seguida.

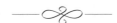

BISCOITO DOCE DE CASTANHA DE CAJU

Ingredientes:
½ xícara de castanha de caju
½ xícara de passinhas
2 colheres de sopa de açúcar
4 colheres de sopa de farinha de trigo integral
2 colheres de sopa de farinha de trigo branca
1 colher de sopa de fermento químico em pó
1 pitada de sal

3 colheres de sopa de óleo
3 colheres de sopa de água

Modo de preparar:
Bater as castanhas no liquidificador até estarem quebradas porém não reduzidas a pó e colocar em seguida numa tigela. Adicionar as farinhas de trigo, o sal, o açúcar, as passinhas, o fermento. Mexer e colocar o óleo e a água.
Fazer biscoitinhos com as mãos e arrumá-los numa assadeira untada de óleo e farinha de trigo.
Assar por 25 minutos em forno médio ou até estarem com o fundo dourado.
Depois de frios, manter num vidro fechado para que permaneçam crocantes.

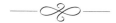

ARROZ INTEGRAL NA PANELA DE PEDRA

Ingredientes:
1 copos de arroz integral cru
2 e ½ copos de água fria
1 copo de pinhão cozido e descascado

Modo de preparar:
Lavar o arroz integral e colocar numa panela de pedra e juntar o pinhão.
Levar a panela ao fogo alto e mantê-la semitampada por 40 minutos aproximadamente, ou até a água secar e os grãos estarem macios.
Manter a panela tampada por 15 minutos, fora do fogo, antes de servir.

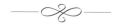

FEIJÃO-CARIOQUINHA

Ingredientes:
1 copo de feijão-carioquinha
2 colheres de sopa de óleo
3 dentes de alho espremidos
½ cebola roxa ralada
½ xícara de cebolinha verde picada
4 colheres de sopa de nabo ralado
1 colher de sobremesa de sal
1 colher de sopa de shoyo

Modo de preparar:
Lavar bem o feijão e cozinhá-lo na panela de pressão por 35 minutos (após o início da pressão). Retirar bem a pressão da panela antes de abrir. Reservar.
Aquecer o óleo numa panela grossa (experimente usar panelas de pedra), refogar o alho, a cebola roxa, a cebolinha e o nabo.
Adicionar o feijão cozido junto com a água em que o cozinhou, o sal e o shoyo. Amassar com a parte de trás da concha um pouco dos grãos para deixar o feijão mais cremoso.
Mexer e deixar em fogo baixo por 30 minutos. Servir quente.

BATATA RECHEADA COM *SHIMEJI*

Ingredientes:
2 batatas grandes e bem lavadas
2 copos de *shimeji* fresco
½ copo de tofu fresco picadinho
3 colheres de sopa de água
½ colher de sobremesa de sal
3 colheres de sopa de azeite de oliva
½ copo de tomate seco picadinho
½ pimentão verde bem picadinho

5 dentes de alho espremidos
shoyo a gosto
7 colheres de sopa de óleo de milho

Modo de preparar:
Numa panela com água cozinhar as batatas inteiras e com a casca, sem deixar que fiquem moles demais.
Cortá-las ao meio, retirando cuidadosamente, parte do miolo de cada uma. Reservar a polpa da batata.
Colocar os cogumelos numa panela, colocar um pouco de shoyo e levar ao fogo alto por 10 minutos. Reservar.
Bater o tofu no liquidificador com a água, o azeite de oliva, o sal, o tomate seco e o miolo retirado da batata. Levar essa mistura ao fogo alto, em uma panela média, e juntar o pimentão. Passados 10 minutos, retirar a panela do fogo.
Arrumar as batatas cozidas em uma travessa refratária, rechear com o cogumelo. Regar com o molho de tofu.
Levar ao forno preaquecido e deixar em fogo alto por 20 minutos.
Esquentar o óleo de milho numa frigideira pequena e dourar o alho espremido. Retirar com uma escumadeira e salpicar sobre as batatas na hora de servir.

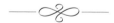

CREPE COM ABOBRINHA ITALIANA

Ingredientes:
Massa
1 copo de farinha de trigo
1 copo de leite de soja
½ copo de tofu amassado
1 colher de sopa de salsa picada
1 colher de sobremesa de sal
2 colheres de sopa de óleo
1 colher de sobremesa rasa de fermento em pó

Recheio
1 colher de sopa de óleo de milho
1 colher de sobremesa de óleo de gergelim
1 cebola roxa picadinha
1 pimentão vermelho picadinho
2 copos de abobrinha italiana ralada
½ copo de água quente
1 colher de chá de sal

Molho
1 xícara de PVT do tipo miúda
3 e ½ xícaras de água quente
3 colheres de sopa de óleo
3 dentes de alho espremidos
1 cebola grande cortada em tiras finas
3 tomates maduros picados
1 colher de sobremesa de sal
½ xícara de extrato de tomate

Modo de preparar:
Bater os ingredientes da massa no liquidificador e deixar para o fim o fermento químico. Virar a massa numa tigela ou um jarro de plástico para facilitar o manuseio.

Aquecer uma frigideira e untar somente na primeira panqueca, com pouco óleo. Colocar ½ concha de massa na frigideira e espalhar uniformemente.

Após 5 minutos, em fogo alto, virar a panqueca utilizando uma espátula. Ao retirar as panquecas empilhá-las em um prato para que o calor entre elas deixe-as mais macias devido à umidade. Reservar.

Para o recheio, aquecer o óleo de milho junto com o óleo de gergelim e refogar a cebola até estar macia. Juntar o pimentão e quando estiver macio acrescentar a abobrinha, a água e o sal. Misturar bem, tampar a panela e manter em fogo brando por 25 minutos. Retirar a panela do fogo e reservar.

Para o molho, deixar a PVT de molho em 1 e ½ xícara de água quente por 10 minutos.

Aquecer o óleo, dourar o alho, adicionar a cebola e deixar até amaciar. Colocar a PVT, sem escorrer a água, o tomate, o sal, o extrato de tomate e o restante da água quente.
Manter o molho em fogo brando, mexendo de vez em quando, por 35 minutos.
Rechear os crepes, dobrá-los em quatro e dispor harmoniosamente numa travessa refratária. Regar com o molho e aquecer em forno quente por 20 minutos. Servir quente.

BRÓCOLIS COM MANJERICÃO

Ingredientes:
1 pé de brócolis japonês
3 colheres de sopa de folhas frescas de manjericão
2 colheres de sopa de azeite de oliva
1 colher de sopa de amêndoas

Modo de preparar:
Lavar o brócolis e separar os raminhos. Colocá-los numa tigela e cobrir com água fervente. Deixar de molho por 10 minutos. Escorrer toda a água.
Arrumar os raminhos numa fôrma refratária e espalhar por cima as folhas de manjericão, o azeite de oliva e a amêndoa. Cobrir com papel-alumínio e levar ao forno quente por 10 minutos.
Servir quente.

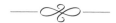

SALADA DE 2 BROTOS

Ingredientes:
1 xícara de broto de alfafa cru
1 xícara de broto de moyashi cru
½ xícara de azeitonas chilenas picadas

3 colheres de sopa de caldo de limão
2 colheres de sopa de azeite de oliva
1 xícara de ameixa fresca cortada em quadradinhos
1 vidro de palmito
1 colher de sopa de coentro fresco bem picadinho
2 colheres de chá de sal
3 colheres de sobremesa de azeite de oliva

Modo de preparar:
Misturar os brotos com os pedaços de azeitonas. Temperar a salada com sal, azeite de oliva, limão e arrumar numa travessa, decorando-a com os pedaços de ameixa.
Ao lado dispor as rodelas de palmito temperado com coentro, sal e azeite de oliva.

BOMBOM CROCANTE

Ingredientes:
1 copo de cereais de arroz
cerejas em calda
1 e ½ barra de chocolate amargo, sem leite

Modo de preparar:
Cortar a barra de chocolate em pedaços e colocá-los num pirex. Levar ao fogo, em banho-maria, e mexer, delicadamente, até começar a derreter e ficar cremoso.
Escorrer a calda das cerejas e mergulhá-las no chocolate derretido. Retirá-las usando dois palitos, ou garfos, e passar em seguida pelo prato de flocos de arroz, de modo que fiquem inteiramente cobertas. Forrar uma assadeira com papel-manteiga e colocar os bombons para esfriar. Levar a assadeira à geladeira por 1 hora.

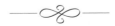

IOGURTE COM MORANGO

Ingredientes:
1 copo de iogurte de soja
1 xícara de morangos frescos, sem os cabinhos
1 colher de chá de fibra insolúvel
1 colher de sopa de açúcar mascavo
2 folhas de menta

Modo de preparar:
Bater todos os ingredientes no liquidificador e servir em seguida.

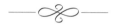

CREME DE MILHO

Ingredientes:
8 espigas de milho
3 copos de água filtrada
1 tomate maduro, sem pele e sem sementes, picado
3 colheres de sopa de óleo de milho ou azeite de oliva
1 colher de chá de tomilho seco
1 colher de sobremesa rasa de sal
azeite de oliva a gosto.
1 colher de sopa de cebolinha verde picada

Modo de preparar:
Ralar as espigas de milho e deixar os sabugos de molho em água filtrada. Passar a massa retirada do milho por uma peneira e em seguida a água em que os sabugos ficaram de molho.
Refogar no óleo ou azeite o tomate picado e adicionar o tomilho e o sal. Virar o caldo do milho e mexer sem parar até ficar cremoso. Colocar a sopa numa sopeira, adicionar a cebolinha verde picada e servir.

PÃO

Ingredientes:
1 envelope de fermento biológico seco
2 colheres de sopa de farinha de trigo para a fermentação
água para a fermentação
1 colher de sopa de melado de cana
3 e ½ copos de farinha de trigo
1 colher de sobremesa de sal
4 colheres de sopa de óleo
1 copo de água morna

Modo de preparar:
Misturar o fermento com as 2 colheres de sopa de farinha de trigo e água suficiente para formar um mingau. Cobrir e deixar descansar por 20 minutos.
Adicionar os demais ingredientes da massa e trabalhar com as mãos em superfície enfarinhada até obter uma massa macia e elástica. Separar a massa em porções pequenas iguais e formar os pãezinhos.
Arrumar numa assadeira, deixando um espaço entre eles. Cobrir e deixar crescer por 2 horas.
Levar ao forno já bem quente e assar por 40 minutos a 180°C.

PASTA DE GRÃO-DE-BICO E PIMENTÃO

Ingredientes:
½ xícara de grão-de-bico
2 colheres de sopa de azeite de oliva
1 colher de sobremesa rasa de sal
1 xícara de tofu mole
1 colher de sopa cheia de tahine
½ xícara da água em que cozinhou o grão-de-bico
1 colher de sopa de pimentão vermelho bem picado
1 colher de sopa de pimentão verde bem picado

1 colher de sopa de pimentão amarelo bem picado
1 colher de sopa de cebola ralada
Modo de preparar:
Deixar o grão-de-bico de molho por uma noite.
No dia seguinte, escorrer a água e colocar os grãos numa panela de pressão, cobrir com água e cozinhar em fogo médio por 30 minutos.
Bater no liquidificador o grão-de-bico já cozido, o sal e o azeite de oliva. Adicionar o tofu, o tahine e bater até obter uma pasta homogênea. Virar a pasta numa tigela e adicionar os demais ingredientes. Manter na geladeira até o momento de servir.

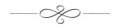

SALADA COM ERVILHA FRESCA

Ingredientes:
3 xícaras de ervilhas frescas
1 colher de chá de estragão seco
1 colher de sobremesa de sal
1 colher de sopa de alcaparras
1 maço de folhas de azedinhas lavadas (ou agrião)
½ xícara de pepino-japonês bem picado
4 colheres de sopa de azeite de oliva
4 colheres de sopa de caldo de limão
3 colheres de sopa de carambolas picadinhas
2 colheres de sopa de nozes picadinhas

Modo de preparar:
Colocar o azeite de oliva numa panela e refogar as ervilhas frescas com o estragão, o sal e as alcaparras.
Quando as ervilhas estiverem macias apagar o fogo e esperar que esfriem para então misturá-las com os demais ingredientes, exceto as azedinhas e as nozes. Arrumar as folhas de azedinha numa travessa e no centro colocar as ervilhas misturadas aos demais ingredientes. Temperar a salada com o limão, enfeitar com as nozes e servir.

CARDÁPIO 21

REFEIÇÃO	QUANTIDADE
DESJEJUM:	
Chá verde	1 xícara
Panqueca	1 unidade média
Doce de banana	3 colheres de sopa
Suco especial	1 copo de 350 ml
COLAÇÃO:	
Morango	5 unidades
Nozes trituradas	2 colheres de sopa rasas
Passas	1 colher de sopa
ALMOÇO:	
Canelloni com molho	1 prato raso
Salada enroladinha em folhas de almeirão	3 enroladinhos
Arroz doce	1 tacinha
LANCHE:	
Suco de laranja com pêra	1 copo de 250 ml
Biscoito doce	4 unidades pequenas
JANTAR:	
Hambúrguer	1 unidade
Salada leve com pleurotus	1 prato raso
Pasta de cenoura	1 colher de sopa
Arroz doce	½ tacinha
CEIA:	
Banana-prata	1 unidade

Refeição	Calorias (cal)	Lipídio (g)	Carboidrato (g)	Proteína (g)
Desjejum	814,31	5,58	180,58	12,76
Colação	108,96	6,66	11,88	1,53
Almoço	625,52	21,14	98,21	15,65
Lanche	261,06	2,05	61,24	3,04
Jantar	402,81	15,88	55,54	16,75
Ceia	120,90	0,43	30,41	1,89
Total	2333,58	51,76	437,88	51,64

Refeição	Fibra (g)	Cálcio (mg)	Ácido Ascórbico (Vit. C) (mg)	Retinol (Vit. A) (UI)
Desjejum	9,24	116,95	109,45	414,96
Colação	0,51	4,80	0,00	7,50
Almoço	6,24	439,52	9,63	122,45
Lanche	0,12	47,83	90,34	368,00
Jantar	5,12	118,01	13,82	16,60
Ceia	-	74,40	191,58	880,40
Total	21,26	601,51	414,83	1809,91

Cardápio 21 – Receitas

PANQUECA

Ingredientes:
1 copo de farinha de trigo branca
½ colher de sopa de fermento químico em pó
½ colher de sobremesa de sal
5 colheres de sopa de óleo
1 copo de água

Modo de preparar:
Bater no liquidificador todos os ingredientes da massa, sem deixar ficar rala.
Esquentar uma frigideira pequena, untada, e colocar nela um pouco de massa por vez (aproximadamente a quantidade de ½ xícara).
Com uma espátula, virar quando a parte de baixo estiver dourada.
Proceder assim sucessivamente.
Servir com doce de banana.

DOCE DE BANANA

Ingredientes:
10 bananas-nanicas maduras
½ copo de açúcar mascavo
4 colheres de sopa de caldo de limão
1 colher de café de bicarbonato de sódio

Modo de preparar:
Descascar as bananas, cortá-las em pedaços e colocar numa panela, de preferência de fundo grosso (como cobre por exemplo).

Levar ao fogo alto, junto com o açúcar.
Deixar a panela semitampada.
Quando as bananas se desmancharem, mexer com colher de pau para desfazer os pedaços.
Adicionar o limão e depois o bicarbonato, sempre mexendo.
Manter o fogo alto até o doce estar bem apurado e vermelho.
Servir o doce quente ou frio.

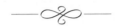

SUCO ESPECIAL

Ingredientes:
3 laranjas grandes e maduras
2 maçãs grandes e maduras
1 folha de couve-manteiga
6 folhas grandes de hortelã fresca
1 colher de sobremesa de melado de cana

Modo de preparar:
Lavar as laranjas e as maçãs, as folhas de couve e a hortelã.
Espremer as laranjas, recolhendo o suco e reservando-o.
Passar as maçãs e a folha de couve por uma centrífuga.
Bater no liquidificador o suco de maçã e couve com o melado e as folhas de hortelã. Juntar o suco de maçã com o de laranja e mexer para obter um suco homogêneo. Servir em seguida.

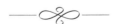

CANELLONI COM MOLHO

Ingredientes:
½ pacote de massa para canelloni, sem ovos
Recheio
2 copos de tofu amassado
1 copo de palmito bem picadinho

½ copo de temperos verdes frescos picadinhos
1 colher de ervas finas secas
½ copo de tomate sem sementes, bem picadinhos
½ pimentão vermelho bem picadinho
½ colher de sobremesa de sal
3 colheres de sopa de azeite de oliva
Molho
1 copo de proteína de soja miúda deixada de molho por 15 minutos em água filtrada
½ copo de temperos verdes frescos picados
1 cebola roxa ralada
1 colher de sobremesa de alcaparras
6 tomates grandes e maduros sem a pele
6 colheres de sopa de extrato de tomate
1 copo de água quente
1 colher rasa de sobremesa de sal
4 colheres de sopa de azeite de oliva

Modo de preparar:
Cozinhar os canellonis em água fervendo com um pouco de óleo e sal até estarem cozidos. Escorrer a água e passar em água fria. Misturar os ingredientes do recheio, e cozinhar em fogo alto e panela tampada, por 10 minutos. Rechear os canellonis e arrumá-los num pirex.
Colocar o azeite de oliva numa panela e refogar a proteína de soja com o sal e os temperos. Adicionar as alcaparras, o tomate picado, o extrato e a água.
Mexer bem e deixar em fogo alto por 15 minutos aproximadamente. Regar os canellonis com o molho de tomate, cobrir o pirex com papel-alumínio e levar ao forno quente, deixando por 20 minutos aproximadamente.

SALADA ENROLADINHA EM FOLHAS DE ALMEIRÃO

Ingredientes:
1 maço de folhas de almeirão bem lavadas
3 tomates maduros porém firmes, bem lavados, sem as sementes e cortados em palitos finos
5 figos maduros cortados em palitos finos
1 xícara de pepino desfiado com descascador manual
1 xícara de cenoura desfiada com descascador manual
3 colheres de sopa de azeite de oliva
½ colher de sobremesa de sal
1 colher de sopa de tahine diluído em água
5 colheres de sopa de caldo de limão
5 folhas de manjericão roxo picadinhas
cerejas em calda

Modo de preparar:
Misturar o pepino desfiado com a cenoura, os palitos de tomate e de figo e temperar com o azeite, o sal, o caldo de limão e o manjericão picadinho.
Abrir cada folha de almeirão, rechear com a salada temperada, fechar com o auxílio de palitos e espetar uma cereja em cada enroladinho.
Manter a salada na geladeira até o momento de servir.

ARROZ-DOCE

Ingredientes:
2 copos de arroz branco
2 cocos
6 copos de água quente
½ copo de açúcar mascavo
2 colheres de sopa de glicose de milho

1 colher de chá de sal
4 cravos (opcional)
canela em pó

Modo de preparar:
Retirar a polpa do coco queimando-o na boca do fogão e batendo com um martelinho de cozinha (segurar o coco quente com um pano grosso).
Bater a polpa do coco com a água quente e retirar o leite, passando por uma peneira e em seguida por um saco de pano. Usar o bagaço para biscoitos.
Derreter o açúcar e deixá-lo em ponto de calda.
Levar o arroz ao fogo junto com o leite de coco, o sal, os cravos. Mexer com colher de pau em fogo alto e assim que o arroz estiver desmanchando adicionar a calda. Manter o fogo alto e assim que der ponto colocar o doce em tacinhas ou em uma travessa. Polvilhar canela em pó.

LARANJA COM PÊRA

Ingredientes:
3 laranjas grandes, maduras e doces
1 pêra grande, madura
1 colher de sopa de aveia em flocos
1 colher de sopa de melado de cana
1 colher de sopa de fibra solúvel

Modo de preparar:
Espremer as laranjas, colocar o suco extraído no liquidificador e bater com os demais ingredientes. Servir em seguida.

BOLACHAS SIMPLES

Ingredientes:
5 colheres de sopa de farinha de trigo
3 colheres de sopa de maisena
2 pitadas de sal
2 pitadas de açúcar mascavo
1 colher de sopa de cheia de leite de soja em pó
3 colheres de sopa de óleo de milho
7 colheres de sopa de água

Modo de preparar:
Misturar numa tigela a farinha de trigo com a maisena, o sal e o açúcar. Bater no liquidificador o leite de soja com o óleo e a água e em seguida virar na tigela das farinhas.
Amassar com as mãos numa mesa enfarinhada e abrir a massa com um rolo de madeira, deixando-a bem fina. Fazer as bolachas com a boca de um copo e depois furinhos, usando um palito.
Arrumar as bolachas numa assadeira untada com óleo e farinha de trigo e levar ao forno.
Assar por aproximadamente 40 minutos ou até as bolachas estarem douradas e, depois de frias, guardar em pote com tampa.

SALADA LEVE COM PLEUROTUS

Ingredientes:
1 bandeja de cogumelo tipo pleurotus
1 maço de chicória cortado em tiras médias
2 tomates firmes
1 colher de sobremesa de folhas de orégano frescas
1 colher de sobremesa de sementes de mostarda
4 colheres de sopa de azeite de oliva
½ colher de sobremesa de sal
temperos verdes, bem picadinhos, a gosto

Modo de preparar:
Cozinhar os cogumelos até estarem macios.
Escorrer a água e esperar que esfriem.
Arrumar a chicória em tiras numa travessa.
Espalhar os tomates em rodelas finas por cima, os cogumelos já frios e temperar com azeite de oliva, sal e orégano.
Enfeitar a salada com temperos verdes e sementes de mostarda e servir.

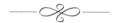

HAMBÚRGUER

Ingredientes:
1 copo de PVT
2 e ½ copos de água quente
½ copo de salsão picado
1 colher de sopa de alho desidratado
½ copo de temperos verdes frescos, picados
2 colheres de sopa de shoyo
1 colher de chá de sal
1 colher de sopa de azeite de oliva
3 colheres de sopa de farinha de glúten

Modo de preparar:
Deixar a PVT de molho na água quente por 15 minutos.
Escorrer a água, espremendo bem com as mãos.
Adicionar os demais ingredientes, misturando com uma colher de pau até obter uma massa.
Formar os hambúrgueres, e arrumá-los numa assadeira untada.
Levar ao freezer por 2 horas.
Aquecer o forno por 20 minutos e assar os hambúrgueres por 25 minutos em forno a 180ºC.
Ao retirar do forno, regar com um pouco mais de azeite de oliva.

PASTA DE CENOURA

Ingredientes:
2 cenouras cozidas
2 ou 3 tomates secos em conserva, bem picadinhos
½ xícara de coentro fresco picado
1 dente de alho
4 colheres de sopa de azeite de oliva
1 pitada de sal

Modo de preparar:
Após cozinhar as cenouras, batê-las no liquidificador com o azeite de oliva, o coentro, o dente de alho, os tomates, o sal e um pouquinho de água.
Manter na geladeira até o momento de servir.

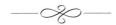

PÃO PARA SANDUÍCHE

Ingredientes:
Para o fermento
3 colheres de sopa de fermento biológico
1 colher de sopa de farinha de trigo
6 colheres de sopa de água
Massa
2 e ½ copos de farinha de trigo
1 copo de fibra de trigo
1 colher de sobremesa de sal
1 colher de sopa de açúcar mascavo
½ copo de óleo
1 copo de água morna

Modo de preparar:
Misturar os ingredientes do fermento numa tigela e deixar coberto por 15 minutos.

Juntar todos os demais ingredientes ao fermento, mexer com colher de pau e em seguida trabalhar bastante a massa com as mãos até ficar bem macia.
Fazer pãezinhos pequenos e arrumar na parte superior de uma panela de vapor, já untada com óleo.
Deixar descansar por 1 hora.
Colocar água na parte de baixo da panela e levar ao fogo alto. Assim que iniciar fervura encaixar a parte de cima, tampar colocando um pano antes da tampa e cozinhar por 1 hora.

SANDUÍCHE

Ingredientes:
1 pão para sanduíche
1 hambúrguer
2 rodelas de tomate
2 rodelas grandes e finas de cebola
1 fatia fina de tofu
pasta de cenoura

Modo de preparar:
Abrir o pão ao meio. Passar pasta de cenoura na parte interna do pão. Arrumar o hambúrguer, as rodelas de tomate, cebola e tofu. Servir em seguida.

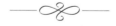

CARDÁPIO 22

REFEIÇÃO	Quantidade
DESJEJUM:	
Chá verde	1 xícara
Bolo de milho verde	1 fatia média
Suco de laranja, couve, cenoura e tomate	1 copo de 350 ml
COLAÇÃO:	
Biscoito de maisena	4 unidades
Suco de abacaxi	1 copo de 250 ml
ALMOÇO:	
Arroz colorido	5 colheres de sopa
Feijão-preto	1 concha rasa
Torta crocante de salsicha	1 fatia média
Milho verde com *shimeji*	5 colheres de sopa
Salada de rúcula com molho de abacate	1 prato raso
Charlote de morango e chocolate	1 fatia pequena
LANCHE:	
Iogurte com abacaxi	1 copo de 200 ml
Bolo de milho verde	1 fatia pequena
JANTAR:	
Creme leve de cenoura	1 prato fundo
Salada de couve-flor e palmito	1 prato raso
Taco rajado	4 unidades
Charlote	1 pedaço pequeno
CEIA:	
Vitamina de frutas	1 copo

Refeição	Calorias (cal)	Lipídio (g)	Carboidrato (g)	Proteína (g)
Desjejum	633,38	2,17	138,67	15,18
Colação	67,12	1,24	12,45	1,44
Almoço	967,21	21,37	165,25	31,58
Lanche	167,89	3,53	31,67	5,01
Jantar	240,17	9,76	30,67	9,88
Ceia	214,96	5,24	35,58	8,33
Total	2290,73	43,33	414,31	71,43

Refeição	Fibra (g)	Cálcio (mg)	Ácido Ascórbico (Vit. C) (mg)	Retinol (Vit. A) (UI)
Desjejum	3,85	98,22	103,70	330,00
Colação	0,08	3,52	0,00	0,00
Almoço	17,33	102,25	24,91	692,18
Lanche	-	34,49	9,77	276,70
Jantar	11,23	41,35	25,81	29,24
Ceia	1,19	28,92	3,36	122,80
Total	33,69	308,75	167,56	1450,92

Cardápio 22 – Receitas

BOLO DE MILHO VERDE

Ingredientes:
1 xícara de milho cozido (na falta de grãos frescos, utilizar milho em conserva)
½ xícara de açúcar mascavo
½ xícara de óleo
1 xícara de água (ou leite de soja)
1 e ½ xícara de farinha de trigo
1 xícara de maisena
2 colheres de sobremesa de fermento químico
açúcar de confeiteiro a gosto

Modo de preparar:
Misturar a farinha de trigo com a maisena e o fermento em pó.
Bater no liquidificador o milho, o açúcar, o óleo e a água. Adicionar às farinhas.
Mexer com um batedor manual para não formar grumos de farinha.
Colocar a massa numa assadeira untada com óleo e farinha de trigo.
Assar em forno preaquecido por aproximadamente 1 hora, em forno médio (180ºC).
Ao retirar o bolo do forno, espalhar açúcar de confeiteiro e cortar em quadrados iguais.

SUCO DE LARANJA COM COUVE, CENOURA E TOMATE

Ingredientes:
1 copo de suco de laranja
1 folha de couve-manteiga

½ cenoura
2 tomates-rubi (minitomate)
1 colher de sopa de açúcar mascavo

Modo de preparar:
Após espremer as laranjas, colocar o suco no liquidificador e bater com os demais ingredientes, servindo em seguida.

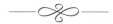

BISCOITO DE MAISENA

Ingredientes:
5 colheres de sopa de farinha de trigo
3 colheres de sopa de maisena
2 pitadas de sal
2 pitadas de açúcar
1 colher de sopa de cheia de leite de soja em pó
3 colheres de sopa de óleo de milho
7 colheres de sopa de água

Modo de preparar:
Misturar numa tigela a farinha de trigo com a maisena, o sal e o açúcar.
Bater no liquidificador o leite de soja com o óleo e a água e em seguida virar na tigela das farinhas.
Amassar com as mãos em uma mesa enfarinhada e abrir a massa com um rolo de madeira, deixando-a bem fina. Fazer bolachas com a boca de um copo e depois furinhos, usando um palito.
Arrumar as bolachas numa assadeira untada com óleo e farinha de trigo e levar ao forno.
Assar por aproximadamente 30 minutos ou até as bolachas estarem douradas.

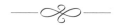

ARROZ COLORIDO

Ingredientes:
1 copo de arroz do tipo agulhinha
1 e ½ copo de água
½ xícara de grãos crus de milho verde
½ xícara de grãos crus de ervilha fresca
½ xícara de cenoura picada em pedaços bem pequenos
1 pimentão amarelo cortado em quadradinhos
1 cebola roxa pequena, picadinha
sal a gosto
1 colher de sopa de manjerona fresca

Modo de preparar:
Lavar o arroz, colocar na panela de barro, juntamente com os demais ingredientes.
Mexer bem com uma colher de pau e manter a panela em fogo alto.
Assim que a água secar mantenha a panela tampada por 15 minutos antes de servir.

FEIJÃO-PRETO

Ingredientes:
1 copo de feijão-preto
2 colheres de sopa de óleo
½ xícara de alho-porro
4 colheres de sopa de cebolinha verde picada
1 colher de sopa de shoyo

Modo de preparar:
Lavar bem o feijão e cozinhá-lo na panela de pressão por 35 minutos (após o início da pressão). Retirar bem a pressão da panela antes de abrir. Reservar.

Aquecer o óleo numa panela grossa (experimente usar panelas de pedra), refogar rapidamente o alho-porro e adicionar os demais ingredientes.

Amassar com a parte de trás da concha um pouco dos grãos para deixar o feijão mais cremoso.

Mexer e deixar em fogo baixo por 30 minutos. Servir quente.

TORTA CROCANTE DE SALSICHA

Ingredientes:
Massa
2 copos de farinha de trigo
½ colher de sobremesa de sal
1 colher de sobremesa de fermento químico
8 colheres de sopa de óleo de milho, girassol ou canola
12 colheres de sopa de água

Recheio
1 e ½ xícara de salsicha vegetal picada
½ copo de grãos de milho verde cozido
½ copo de repolho cru cortado em tiras finas
½ copo de berinjela picadinha
2 dentes de alho espremido
1 cebola picada em tiras finas
1 colher de sopa de manjericão fresco picado
½ colher de sobremesa de sal
1 colher de sopa de shoyo
1 colher de sopa de farinha de trigo diluída em ½ copo de leite de soja ou água
5 colheres de sopa de azeite de oliva

Modo de preparar:
Misturar os ingredientes da massa numa tigela, abrir com um rolo de madeira e forrar com ela um pirex untado.

Levar ao forno médio por 30 minutos, ou até estar levemente

dourada. Colocar o azeite de oliva numa panela larga, refogar o alho e a cebola até dourarem.

Juntar o manjericão, a salsicha, o milho, a berinjela, o repolho, o sal e o shoyo. Manter o fogo alto, tampar a panela e aguardar 10 minutos. Mexer de vez em quando e assim que os legumes estiverem cozidos colocar a farinha diluída.

Mexer sem parar até tomar consistência e retirar a panela do fogo. Virar todo o recheio na massa já assada.

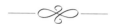

MILHO VERDE COM *SHIMEJI*

Ingredientes:
6 espigas de milho verde bem amarelos
3 copos cheios de *shimeji* fresco picado
1 cebola roxa cortada em pedaços bem fininhos
½ copo de pimentão vermelho cortado em quadradinhos bem pequenos
½ copo de pimentão verde cortado em quadradinhos bem pequenos
2 dentes de alho
½ colher de sobremesa de sal
3 colheres de sopa de castanha-do-pará picada
6 azeitonas chilenas picadas
2 colheres de sopa de azeite de oliva

Modo de preparar:
Cortar com uma faca os grãos de milho a fim de retirá-los da espiga. Batê-los no liquidificador com os dentes de alho e água suficiente para o aparelho funcionar, com cuidado para não deixar muito aguado.

Passar tudo por uma peneira e amassar com uma concha ou colher de pau, para retirar todo o líquido possível. Levar ao fogo com uma pitada de sal. Manter o fogo baixo, mexer sempre, e quando começar a engrossar aumentar o fogo. Assim que estiver bem consistente retirar do fogo e deixar reservado.

Colocar o azeite numa panela larga e fritar a cebola com a azeitona. Adicionar os cogumelos crus e o sal. Mexer com colher de pau, manter o fogo alto e assim que os cogumelos estiverem macios adicionar o pimentão picado, a castanha-do-pará e o creme de milho verde. Misturar bem e então retirar do fogo.

SALADA DE RÚCULA COM MOLHO DE ABACATE

Ingredientes:
1 maço de folhas de rúcula, bem lavadas
½ xícara de azeitonas pretas do tipo chilena em fatias
3 tomates grandes, maduros porém firmes, cortados em rodelas
1 pepino caipira descascado e cortado em rodelas finas
2 colheres de sopa de castanhas-do-pará trituradas
½ xícara de polpa de abacate
1 colher de chá de sal ou missô
5 colheres de sopa de caldo de limão
3 fatias de pão de forma cortado em quadradinhos iguais
4 colheres de sopa de azeite de oliva

Modo de preparar:
Arrumar as folhas de rúcula numa travessa, e arrumar as rodelas de tomate e pepino. No liquidificador bater a polpa do abacate com o sal ou o missô, o limão e um pouquinho d'água.

Torrar os quadradinhos de pão no azeite com um pouco de sal, até ambos os lados estarem dourados.

Temperar a salada com o creme de abacate e, por cima, espalhar as azeitonas e a castanha-do-pará e servir com os quadradinhos torrados de pão.

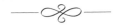

CHARLOTE DE MORANGO E CHOCOLATE

Ingredientes:
4 copos de morangos frescos sem os cabinhos e picadinhos
1 colher de sopa de xarope de romã
1 copo de açúcar mascavo
4 colheres de óleo de canola
1 barra de chocolate amargo
1 colher de café de baunilha natural
fatias finas de pão

Modo de preparar:
Levar os morangos ao fogo com o açúcar, uma colher de óleo e o xarope de romã. Tampar e mexer com colher de pau de vez em quando, até obter um doce cremoso.
Colocar óleo numa frigideira larga e passar as fatias de pão de modo a quase dourá-las dos dois lados. Ao retirá-las, polvilhar açúcar.
Derreter o chocolate em banho-maria e adicionar a baunilha.
Forrar uma forma com metade dos pães. Intercalar metade do doce de morango, metade do chocolate, o restante do morango e o chocolate.
Cobrir com os pães e deixar 20 minutos em forno médio.

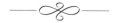

IOGURTE COM ABACAXI

Ingredientes:
3 copos de iogurte de soja
4 rodelas finas de abacaxi (descascadas)
3 colheres de sopa de açúcar mascavo
4 folhas de menta

Modo de preparar:
Bater todos os ingredientes no liquidificador e servir em seguida.

CREME LEVE DE CENOURA

Ingredientes:
3 copos de cenoura picada
1 copo de batata descascada e picada
1 colher de sobremesa de maisena diluída em 1 copo de água ou leite de soja, ou leite de coco
½ copo de salsa fresca picada
1 copo de *champignon* em fatias
½ copo de pimentão amarelo bem picado
½ copo de pimentão verde bem picado
1 tomate grande maduro picado
1 colher de sobremesa de sal
4 colheres de sopa de óleo ou azeite de oliva

Modo de preparar:
Cozinhar os pedaços de cenoura com os de batata. Bater no liquidificador e passar o caldo obtido por uma peneira fina.
Colocar o óleo, ou azeite, numa panela e fritar os *champignons* por 6 minutos. Adicionar o sal, a salsa, os pimentões e o tomate. Mexer bem com colher de pau e após 10 minutos acrescentar o caldo peneirado.
Assim que levantar fervura, engrossar com a maisena, mexendo sempre para não formar grumos.
Servir quente.

SALADA DE COUVE-FLOR E PALMITO

Ingredientes:
½ couve-flor cortada em raminhos iguais
1 vidro de palmitos pré-cozidos
1 xícara de tomatinhos-rubi
2 xícaras de cenoura crua ralada
limão a gosto

sal a gosto
azeite de oliva a gosto
1 colher de chá de sementes de cardamomo

Modo de preparar:
Cozinhar os raminhos de couve-flor em água e sal até estarem macios.
Decorar uma travessa com a cenoura ralada, os raminhos de couve-flor e as rodelas de palmito.
Temperar a salada com bastante azeite de oliva, sal e limão a gosto. Colocar os tomatinhos e decorar com as sementes de cardamomo.

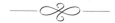

TACO RAJADO

Ingredientes:
8 suportes de taco assados
1 copo de feijão rajado
1 copo de PVT miúda
3 dentes de alho picadinho
1 colher de café de alecrim desidratado
2 colheres de sopa de extrato de tomate
½ colher de sobremesa de sal
4 colheres de sopa de azeite de oliva
1 pimentão verde médio picadinho
1 colher de chá de cominho em pó
1 colher de chá de sal
8 folhas de alface
2 tomates sem sementes, picadinho
½ xícara de cebola picadinha

Modo de preparar:
Cozinhar o feijão na panela de pressão por aproximadamente 35 minutos, a partir do início da pressão.

Escorrer a água e reservar os feijões.
Colocar a PVT de molho em água fervente por 15 minutos.
Escorrer a água, espremendo bem a PVT para retirar o máximo possível da água.
Numa panela larga, aquecer 2 colheres de azeite de oliva, dourar o alho, adicionar o alecrim, fritar por 1 minuto e adicionar a PVT, o extrato de tomate e o sal.
Mexer com colher de pau, tampar e deixar em fogo baixo por 10 a 15 minutos.
Retirar a panela do fogo e reservar.
Numa frigideira grande, aquecer 2 colheres de azeite, fritar o pimentão picadinho por 10 minutos.
Adicionar o cominho, o sal e o feijão cozido. Ferver por 10 minutos, adicionar a PVT e misturar delicadamente.
Deixar em fogo alto por mais 5 minutos.
Em cada massa de taco colocar uma folha de alface, dispor o recheio e por cima cebola e tomate picadinhos.
Servir em seguida.

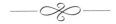

VITAMINA DE FRUTAS

Ingredientes:
2 copos de leite de soja gelado
3 colheres de sopa de polpa de maracujá
½ maçã
½ pêra
1 colher de sopa de melado de cana
3 colheres de sopa de farinha de aveia

Modo de preparar:
Bater todos os ingredientes no liquidificador e servir a vitamina em seguida em copos grandes.

CARDÁPIO 23

REFEIÇÃO	QUANTIDADE
DESJEJUM:	
Chá verde	1 xícara
Crepe de maçã e uva	2 unidades
Suco de laranja, pêra e pêssego	1 copo de 350 ml
COLAÇÃO:	
Biscoito de amêndoa achilena	4 unidades
Suco de uva	1 copo de 250 ml
ALMOÇO:	
Arroz branco com funghi	4 colheres de sopa
Feijão-carioquinha	1 concha média
Torta de cenoura, tofu e cominho	1 fatia grande
Beterraba	3 colheres de sopa
Salada de grão-de-bico	5 colheres de sopa
Creme de abacate	1 tacinha
LANCHE:	
Panquecão	1 unidade
Chá	1 xícara
JANTAR:	
Pão recheado	3 unidades
Salada de macarrão gravatinha	1 prato raso
CEIA:	
Suco de laranja com folhas	1 copo de 250 ml

Refeição	Calorias (cal)	Lipídio (g)	Carboidrato (g)	Proteína (g)
Desjejum	713,88	11,66	138,79	15,75
Colação	63,05	1,17	11,71	1,35
Almoço	1254,23	32,01	188,95	61,45
Lanche	539,35	6,09	109,56	11,83
Jantar	402,22	12,25	59,80	13,06
Ceia	54,33	0,30	11,83	1,05
Total	3027,07	63,50	520,66	104,52

Refeição	Fibra (g)	Cálcio (mg)	Ácido Ascórbico (Vit. C) (mg)	Retinol (Vit. A) (UI)
Desjejum	5,40	163,90	45,41	184,00
Colação	0,07	3,30	0,00	0,00
Almoço	22,56	1153,35	28,82	272,00
Lanche	1,42	43,90	7,44	0,00
Jantar	4,58	22,72	2,20	0,00
Ceia	1,73	-	-	-
Total	35,77	1387,17	83,87	456,001

Cardápio 23 – Receitas

CREPE DE MAÇÃ E UVA

Ingredientes:
Massa
1 xícara de farinha de trigo
1 colher de sopa de fibra de trigo
1 xícara de água
1 colher de sopa de óleo
1 colher de chá de sal
1 colher de sopa de gergelim
1 colher de sobremesa de fermento químico em pó
Recheio
3 maçãs grandes e maduras, descascadas e picadas
1 copo de água
1 copo de açúcar mascavo
1 copo de uvas cortadas ao meio, sem as sementes
½ xícara de nozes descascadas e picadas
mel de uva para servir

Modo de preparar:
Para o recheio, picar as maçãs e colocar numa panela com a água. Levar ao fogo alto até estarem macias.
Retirar as maçãs com escumadeira, passar por espremedor e reservar.
Voltar a água em que cozinhou a maçã ao fogo, adicionando o açúcar. Mexer com colher de pau e, quando estiver uma calda, adicionar a maçã cozida e espremida. Mexer bem e manter em fogo alto, até o recheio obter consistência cremosa.
Retirar a panela, colocar o doce numa vasilha e reservar.
Bater os ingredientes da massa no liquidificador e deixar para adicionar por último o fermento químico.
Virar a massa numa tigela ou num jarro de plástico para facilitar o manuseio.

Aquecer uma frigideira e untar somente para a primeira panqueca, com pouco óleo.
Colocar meia concha de massa na frigideira e espalhar uniformemente.
Após 5 minutos, em fogo alto, virar a panqueca utilizando uma espátula. Ao retirar as panquecas, empilhá-las num prato para que o calor entre elas deixe-as mais macias devido à umidade. Reservar.
Para montar os crepes, colocar um pouco de recheio na metade de cada crepe, dispor fatias de uva e nozes. Dobrá-los ao meio e servi-los com mel de uva a gosto.

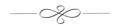

SUCO DE LARANJA, PÊRA E PÊSSEGO

Ingredientes:
½ copo de suco de laranja
1 pêra madura
1 pêssego maduro
1 colher de sopa de salsa fresca
½ folha de repolho
1 colher de sobremesa de açúcar mascavo

Modo de preparar:
Após espremer as laranjas, colocar o suco no liquidificador e bater com os demais ingredientes.
Servir o suco em seguida.

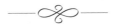

BISCOITO DE AMÊNDOA CHILENA

Ingredientes:
½ xícara de amêndoa chilena
1 colher de sopa de açúcar mascavo

1 colher de café de fermento químico em pó
1 colher de sobremesa de sementes de papoula
1 colher de sobremesa de óleo
2 colheres de sopa de água

Modo de preparar:
Triturar as amêndoas no liquidificador seco e, assim que estiverem trituradas, virar numa tigela. Adicionar os demais ingredientes e misturar bem.
Formar biscoitinhos finos com as mãos e arrumá-los numa assadeira untada com óleo e farinha de trigo.
Levar ao forno já quente e assar por aproximadamente 25 minutos, ou até o fundo estar levemente dourado. Manter depois de frios em um recipiente bem tampado para que permaneçam crocantes.

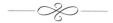

ARROZ BRANCO COM FUNGHI

Ingredientes:
1 copo de arroz branco cru
1 copo de cogumelo seco (funghi) deixado de molho em 2 copos de água filtrada
1 colher de sopa de alho espremido
1 pimentão verde picado
2 colheres de sopa de óleo de milho
2 colheres de chá de sal
1 colher de sopa de shoyo

Modo de preparar:
Lavar bem os cogumelos e deixar de molho por 25 minutos aproximadamente, ou até estarem macios. Cortá-los em quadradinhos pequenos.
Aquecer o óleo, refogar o alho, o pimentão e o cogumelo. Adicionar sal e mexer com colher de pau, sempre em fogo alto. Após 10 minutos adicionar o arroz e deixar refogar por mais 5 minutos.
Numa panelinha separada aquecer a água que os cogumelos

ficaram de molho e colocar sobre o arroz, juntamente com o shoyo.
Manter em fogo alto e a panela semitampada, até a água secar e os grãos de arroz estarem macios.

FEIJÃO-CARIOQUINHA

Ingredientes:
1 copo de feijão-carioquinha
2 colheres de sopa de óleo
2 dentes de alho espremidos
½ xícara de cebolinha verde picada
2 colheres de sopa de coentro fresco picado
2 colheres de sopa de salsa fresca picada
1 colher de sobremesa de sal
1 colher de sopa de shoyo

Modo de preparar:
Lavar bem o feijão e cozinhá-lo na panela de pressão por 35 minutos (após o início da pressão). Retirar bem a pressão da panela antes de abrir. Reservar.
Aquecer o óleo numa panela grossa (experimente usar panelas de pedra), refogar o alho espremido até dourar. Adicionar a cebolinha, o coentro, a salsa, o sal, o shoyo e o feijão cozido junto com a água em que o cozinhou.
Amassar com a parte de trás da concha um pouco dos grãos para deixar o feijão mais cremoso.
Mexer e deixar em fogo baixo por 35 minutos. Servir quente.

TORTA DE CENOURA, TOFU E COMINHO

Ingredientes:
Massa
1 copo de farinha de trigo
½ copo de farinha de trigo integral
½ copo de farinha de glúten
1 colher de sobremesa de linhaça
½ colher de sobremesa de sal
1 colher de sobremesa de fermento químico
8 colheres de sopa de óleo
12 colheres de sopa de leite de soja ou água

Recheio
3 copos de cenoura desfiada ou ralada bem fina
1 colher de sobremesa rasa de cominho
½ copo de salsa fresca picada
½ copo de cebolinha verde picada
2 colheres de sopa de óleo
1 colher de sobremesa de sal
1 copo de tofu
1 colher de sopa de óleo de milho
1/3 de copo de água ou leite de soja

Modo de preparar:
Aquecer o óleo numa panela, adicionar a salsa, a cebolinha, o cominho, a cenoura e o sal. Mexer com colher de pau, tampar a panela e aguardar a cenoura ficar macia.
Bater o tofu no liquidificador com o óleo, o leite de soja ou a água, adicionando um pouco mais se necessário para o funcionamento do aparelho.
Juntar o tofu batido à panela e misturar bem. Manter o fogo apagado. Misturar os ingredientes da massa numa tigela, abrir com um rolo de madeira e colocar num pirex untado. Despejar o recheio sobre a massa e levar a torta ao forno preaquecido. Manter o forno em temperatura média e deixar a torta assar por 30 minutos, ou até estar com as laterais levemente douradas.

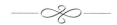

BETERRABA

Ingredientes:
4 beterrabas médias descascadas e picadas em quadradinhos
½ copo salsa fresca picada
½ copo de alho-porro picado
½ copo de cebolinha verde picada
1 colher de sobremesa de sal
4 colheres de sopa de azeite de oliva
½ copo de azeitona preta picada (de preferência tipo "Azapa")
7 colheres de sopa de água

Modo de preparar:
Colocar o azeite de oliva numa panela e refogar os temperos verdes por 6 minutos. Adicionar ½ colher de sobremesa de sal, mais tempero se desejar, as beterrabas, as azeitonas e tampar. Após 5 minutos em fogo alto adicionar 2 colheres de sopa de água. Tampar novamente e após mais 5 minutos as 2 colheres restantes.
Colocar a beterraba numa travessa e servir quente.

SALADA DE GRÃO-DE-BICO

Ingredientes:
2 xícaras de grão-de-bico cozido na panela de pressão
½ xícara de *champignon* em fatias
1 xícara de tofu em quadradinhos
½ xícara de pimentão verde sem as sementes, cortado em quadradinhos
½ xícara de laranja descascada, sem sementes e picada em quadradinhos
3 colheres de sopa de vinagre de maçã
½ colher de sobremesa de sal
1 colher de sobremesa de óleo de gergelim

1 colher de sopa de azeite de oliva
1 colher de sobremesa de gergelim torrado

Modo de preparar:
Misturar o grão-de-bico com os *champignon*s, os quadradinhos de tofu e os pimentões.
Arrumar a salada numa travessa, temperar com o vinagre, sal, óleo de gergelim e azeite de oliva e enfeitá-la com os quadrados de laranja.
Salpicar o gergelim torrado sobre a salada e servir.

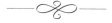

CREME DE ABACATE

Ingrediente:
3 copos de polpa de abacate maduro
4 colheres de sopa de limão
1 copo de leite de coco (ou soja)
2 colheres de sopa de açúcar mascavo ou melado de cana
5 folhinhas de hortelã
2 figos em calda

Modo de preparar:
Colocar o leite de coco no liquidificador e bater com os demais ingredientes. Bater até ficar bem cremoso, adicionando mais abacate se quiser mais grosso, ou mais leite, se preferir mais fino.
Servir o doce em tacinhas, com uma folhinha de hortelã em cada uma e uma fatia de figo em calda.

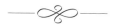

PANQUECÃO

Ingrediente:
5 ou mais bananas grandes
1 maçã ralada sem a casca e sem as sementes
½ copo de farinha de trigo
½ copo de farinha de glúten
½ colher de sopa de fermento químico em pó
1 copo de água
1 colher de chá de sal
4 colheres de sopa de óleo para a massa
óleo para untar a frigideira
½ copo de amêndoas
1 pitadinha de sal
melado de cana a gosto
canela em pó a gosto

Modo de preparar:
Colocar no liquidificador a água, a farinha de trigo e bater bem. Adicionar o óleo, o sal e por último o fermento em pó.
Levar uma frigideira pequena untada ao fogão e manter o fogo alto. Virar na frigideira já quente uma quantidade de massa suficiente para cobrir todo o fundo da frigideira, com 1 dedo de espessura. Colocar a maçã ralada sobre a massa e em seguida cobrir totalmente com rodelas de banana. Manter o fogo baixo.
Com uma espátula de plástico para auxiliar, verificar a massa por baixo, e se estiver dourada, virar. Manter o fogo baixo.
Se as bananas grudarem no fundo, adicionar um pouquinho mais de óleo. Deixar a panqueca em fogo baixo até estar totalmente cozida.
Cortar as amêndoas em pedaços e torrar numa frigideira seca. Polvilhar um pouco de sal. Assim que estiverem dourando, retirar do fogo.
Servir a panqueca ainda quente, com melado de cana, canela em pó a gosto e as amêndoas por cima.

PÃO RECHEADO

Ingredientes:
Para o fermento
3 colheres de sopa de fermento biológico
1 colher de sopa de farinha de trigo
6 colheres de sopa de água
Massa
2 e ½ copos de farinha de trigo
1 copo de fibra de trigo
1 colher de sobremesa de sal
1 colher de sopa de açúcar mascavo
½ copo de óleo
1 copo de água morna
Recheio
1 cenoura ralada
1 cebola ralada
1 batata ralada
1 xícara de água quente
1 colher de chá de sal
1 colher de sopa de castanha-do-pará picada

Modo de preparar:
Para o recheio, colocar todos os ingredientes numa panela, tampar e levar ao fogo alto até a água secar e os legumes estarem cozidos, porém sem se desmanchar. Para a massa, misturar os ingredientes do fermento numa tigela e deixar coberto por 15 minutos.
Juntar todos os demais ingredientes ao fermento, mexer com colher de pau e em seguida trabalhar bastante a massa com as mãos até torná-la bem macia.
Abrir a massa e cortá-la em tamanhos iguais. Rechear os pãezinhos e arrumá-las numa assadeira untada. Deixar descansar por 2 horas. Assar os pãezinhos em forno preaquecido, em temperatura de 180°C, por 40 minutos.

SALADA DE MACARRÃO GRAVATINHA

Ingredientes:
2 xícaras de macarrão modelo "gravatinha"
1 vidro de palmito em conserva
3 xícaras de endívia cortada em tirinhas
1 xícara rasa de azeitonas verdes em fatias
2 colheres de sopa de alcaparras
3 colheres de sopa de azeite de oliva
½ colher de sobremesa de sal
1 colher de chá de manjericão seco
maionese sem ovos
alguns tomatinho para decorar

Modo de preparar:
Cozinhar o macarrão em água fervente e sal e escorrer a água assim que estiver macio, sem se desmanchar.
Quando o macarrão estiver frio, misturar o palmito cortado em rodelas, as azeitonas, a endívia e as alcaparras.
Temperar a salada com azeite de oliva, sal, vinagre de maçã, o manjericão seco e colocar algumas colheradas de maionese sem ovos. Enfeitar com tomatinhos e servir.

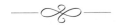

CARDÁPIO 24

REFEIÇÃO	QUANTIDADE
DESJEJUM:	
Chá verde	1 xícara
Bolo de fubá	1 fatia grande
Suco acerola com maçã	1 copo grande
COLAÇÃO:	
Laranja	1 unidade grande
Castanha-do-pará	4 unidades
ALMOÇO:	
Arroz integral	4 colheres de sopa
Lentilha	1 concha média
Glúten refogado	4 colheres de sopa
Couve-flor e abobrinha	1 escumadeira média
Creme de palmito	3 colheres de sopa
Salada de pimentão recheado	1 unidade
Damasco seco com chocolate	2 unidades
LANCHE:	
Chá	1 xícara de chá
Biscoito de gergelim	4 unidades
JANTAR:	
Salada de abobrinha italiana	1 prato raso
Sopa de legumes	1 prato fundo
Torta de alcachofra	1 fatia média
Iogurte com figo	2 unidades
CEIA:	
Tangerina	1 unidade

Refeição	Calorias (cal)	Lipídio (g)	Carboidrato (g)	Proteína (g)
Desjejum	467,20	4,37	150,20	8,50
Colação	48,99	6,90	11,20	2,50
Almoço	929,74	5,74	132,50	27,52
Lanche	87,20	4,59	35,75	4,20
Jantar	634,48	26,10	64,30	50,74
Ceia	48,50	0,10	12,50	0,40
Total	2216,11	47,80	406,45	93,86

Refeição	Fibra (g)	Cálcio (mg)	Ácido Ascórbico (Vit. C) (mg)	Retinol (Vit. A) (UI)
Desjejum	3,60	74,30	223,20	364,30
Colação	2,74	51,20	48,20	13,70
Almoço	14,20	26,15	30,72	410,32
Lanche	2,15	3,24	-	0,00
Jantar	7,30	13,20	13,74	24,30
Ceia	0,00	80,50	24,30	6,00
Total	29,99	248,59	339,24	818,62

Cardápio 24 – Receitas

BOLO SUPERFOFO DE FUBÁ E COCO

Ingredientes:
1 vidro de leite de coco
a mesma medida do vidro com água
½ xícara de óleo
1 pacote de coco adocicado
1 xícara de fubá tipo creme de milho
2 colheres de sopa de farinha de trigo
4 colheres de sopa de açúcar demerara
2 colheres de sopa de fermento químico em pó

Modo de preparar:
Bater no liquidificador os ingredientes na ordem indicada, deixando o fermento para o final, até obter uma massa cremosa.
Colocar numa fôrma redonda com furo central.
Levar ao forno preaquecido e deixar assar por 1 hora e 20 minutos ou até estar levemente dourado.
Esperar o bolo esfriar para desenformá-lo.
Espalhar coco ralado adocicado sobre o bolo e servir.

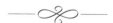

SUCO DE ACEROLA COM MAÇÃ

Ingredientes:
1 copo de acerolas frescas
1 maçã média
1 colher de sobremesa de açúcar mascavo
1 copo de água filtrada gelada
1 colher de sopa de aveia em flocos

Modo de preparar:
Bater a acerola com a água no liquidificador e passar por uma peneira.

Voltar o suco para o liquidificador, acrescentar os demais ingredientes e bater novamente. Servir em seguida.

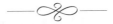

ARROZ INTEGRAL COM TRIGO

Ingredientes:
1 copo de arroz integral do tipo cateto
½ copo de trigo em grão
sal a gosto
1 colher de sobremesa de azeite de oliva

Modo de preparar:
Após lavar o arroz colocar numa panela com a água, o trigo e o azeite de oliva.
Manter o fogo alto, sem mexer, até secar toda a água. Adicionar um pouco mais de água morna quando secar, caso queira uma arroz mais macio.
Tampar a panela e deixar em repouso por 20 minutos para então colocar em uma travessa e servi-lo.

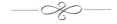

LENTILHA

Ingredientes:
1 copo de lentilha deixada de molho por uma noite
2 colheres de sopa de óleo
1 colher de sobremesa de alho desidratado
½ xícara de cebolinha verde picada
1 colher de sopa de gengibre bem picadinho
1 colher de sobremesa de sal
1 colher de sopa de shoyo

Modo de preparar:
Deixar a lentilha de molho por uma noite. Escorrer a água.

Numa panela de ferro, aquecer o óleo, refogar o alho, a cebolinha e o gengibre e adicionar a lentilha, o sal e o shoyo. Deixar em fogo alto por 10 minutos e adicionar a água fervente.
Manter em fogo baixo por 40 minutos.
Servir quente.

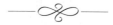

GLÚTEN REFOGADO

Ingredientes:
1 copo de glúten picadinho
1 copo de tomate sem pele picado
1 cebola média ralada
3 dentes de alho espreidos
1 colher de sopa de molho inglês
1 colher de chá de sal
1 colher de sopa de azeite de oliva

Modo de preparar:
Colocar todos os ingredientes numa panela de ferro. Tampar e manter em fogo alto por 30 minutos.
Servir quente.

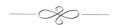

COUVE-FLOR E ABOBRINHA

Ingredientes:
3 copos de raminhos de couve-flor picados
2 copos de abobrinha ralada em rodelas
1 colher de sopa de alho espremido
1 cebola roxa grande cortada em rodelas finas
1 pimentão vermelho cortado em tiras finas
1 colher de café de curry
6 azeitonas chilenas (pretas bem graúdas)

1 colher de sobremesa de sal
2 colheres de sopa azeite de oliva
1 colher de maisena diluída em ½ copo de leite de soja ou água

Modo de preparar:
Aquecer o azeite de oliva numa panela larga, dourar o alho e as rodelas de cebola e em seguida adicionar o pimentão, o curry, as fatias de azeitona e o sal.
Juntar a couve-flor e a abobrinha. Mexer com colher de pau e tampar a panela até estar tudo macio, porém sem estar se desmanchando.
Juntar a maisena diluída e mexer até dar ponto e retirar a panela do fogo.

CREME DE PALMITO

Ingredientes:
2 copos de palmito picado
½ copo de tomate picado
1 colher de café de alho desidratado e moído
4 colheres de sopa de cebola picadinha
4 colheres de sopa de molho de tomate
1 colher de sobremesa rasa de sal
½ copo de fatias de azeitonas chilenas (pretas, graúdas)
1 colher de sobremesa de farinha de trigo diluída em ½ copo de água ou leite de soja
3 colheres de sopa de azeite de oliva
2 colheres de sopa de sementes de papoula

Modo de preparar:
Colocar o azeite de oliva numa panela, levar ao fogo alto e dourar o alho e a cebola picadinhos.
Adicionar o palmito picado, o tomate, o molho de tomate, o sal, a azeitona picada.

Após 5 minutos em fogo alto colocar a farinha de trigo diluída e mexer sem parar até dar ponto.
Polvilhar sementes de papoula para enfeitar.

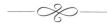

SALADA DE PIMENTÃO RECHEADO

Ingredientes:
2 pimentões vermelhos escaldados, sem a pele e sementes, abertos ao meio
2 abobrinhas verdes raladas
2 xícaras de *champignon* picado
1 xícara de azeitonas pretas picadas
1 colher de café de alecrim
½ colher de chá de açafrão em pó
1 xícara de repolho ralado
1 maço de rúcula cortado em tiras finas
2 colheres de sopa de azeite de oliva
sal a gosto
1 limão

Modo de preparar:
Aquecer numa panela 2 colheres de azeite e refogar ligeiramente a abobrinha ralada.
Adicionar o sal a gosto, o alecrim e o açafrão.
Deixar esfriar e misturar as azeitonas.
Rechear com esta mistura as 4 metades dos pimentões. Deixar 30 minutos na geladeira.
Colocar a rúcula e o repolho bem misturados sobre uma travessa. Sobre eles dispor os pimentões recheados. Temperar toda a salada com bastante suco de limão, azeite de oliva e sal.

DAMASCO SECO COM CHOCOLATE

Ingredientes:
1 copo de damascos secos cortados ao meio
1 barra de chocolate amargo, sem leite

Modo de preparar:
Cortar a barra de chocolate em pedaços e colocar num pirex.
Levar o pirex ao fogo, em banho-maria, e mexer delicadamente até começar a derreter e ficar cremoso.
Cortar os damascos secos ao meio, de forma que fiquem todos de tamanhos semelhantes.
Mergulhar os pedaços de damascos no pirex do chocolate em banho-maria e retirar os pedaços encobertos pelo chocolate com o auxílio de dois palitos, ou garfos.
Forrar uma assadeira com papel-manteiga e colocar os bombons para esfriar.
Levar a assadeira à geladeira por 1 hora.

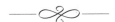

BISCOITO PALITO DE GERGELIM

Ingredientes:
½ copo de gergelim torrado
½ copo de farinha de trigo branca
3 colheres de sopa de margarina
2 colheres de café de sal

Modo de preparar:
Peneirar a farinha de trigo e colocar numa tigela. Juntar o gergelim e o sal e misturar bem.
Colocar a margarina e misturar bem.
Amassar com as mãos dentro da bacia e então virar a massa em uma mesa enfarinhada. Trabalhar a massa por 5 minutos, até estar bem macia.
Fazer bolinhas do mesmo tamanho com a massa e rolar

delicadamente pela mesa, formando "rolinho", sem deixar ficar muito fino.

Arrumar os rolinhos numa assadeira untada com óleo e farinha de trigo.

Com a lateral de um garfo fazer delicadamente pequenos vincos nos biscoitos.

Assar em temperatura média, por 30 minutos.

Ao retirar, esperar que esfrie e guardar em um pote bem tampado para permanecerem torradinhos.

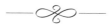

SALADA DE ABOBRINHA ITALIANA E AGRIÃO

Ingredientes:
4 xícaras de abobrinha italiana cortada em rodelinha
2 colheres de sopa de vinagre
3 colheres de sopa de azeite de oliva
1 colher de chá de sal
3 colheres de sopa de salsa fresca picadinha
1 colher de chá de mostarda em pó
alguns rabanetes cortados em flor
minitomates cortados em flor

Modo de preparar:
Cozinhar as rodelas de abobrinha com um pouco de sal, sem deixar amolecer demais. Escorrer a água e esperar que esfriem.

Lavar e escorrer as folhas de agrião e retirar os talos mais duros. Arrumar numa saladeira.

Misturar num pote à parte o vinagre, o azeite de oliva, o sal, a salsa e a mostarda em pó.

Arrumar as rodelas de abobrinhas sobre as folhas de agrião e enfeitar a salada com os rabanetes e os tomatinhos cortados em flores.

Regar a salada com o molho preparado e servir.

SOPA DE LEGUMES E AVEIA

Ingredientes:
½ copo batata-doce descascada e picada
½ copo de cenoura picada
½ copo de abóbora picada
1 maço de vagens sem as pontas e laterais fibrosas
3 talos de aipo picadinhos
½ copo de salsa bem picadinha
1 colher de chá de tomilho
1 colher de café de alecrim seco
2 folhas de louro
casca inteira de 1 limão
2 colheres de sopa de óleo de milho
1 colher de sobremesa rasa de sal
4 colheres de sopa de aveia em flocos grandes
2 colheres de sopa de leite de coco

Modo de preparar:
Colocar o óleo numa panela grande e refogar os temperos por 10 minutos em fogo alto. Adicionar as vagens, o aipo e os legumes picadinhos. Manter o fogo alto e mexer sempre com colher de pau, por 15 minutos.
Cobrir com água quente, adicionar a casca de limão e deixar em fogo baixo e a panela semitampada. Após 40 minutos adicionar a aveia e o leite de coco. Ferver a sopa por mais 10 minutos e servir

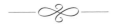

TORTA ABERTA DE ALCACHOFRA

Ingredientes:
Massa
1 copo de farinha de trigo
3 colheres de germe de trigo
1 colher de café de sal
1 colher de sobremesa de fermento químico em pó
4 colheres de sopa de margarina vegetal
6 colheres de sopa de água

Recheio
3 copos de fundos de alcachofra cortados em quadrados pequenos
1 copo de espinafre escaldado e escorrido
1 e ½ copo de tomate sem a pele e sem sementes bem picado
½ colher chá de alho desidratado moído
1 cebola média cortada em rodelas muito finas
2 colheres de sopa de castanha-do-pará picada
1 colher de sobremesa rasa de sal
1 colher de sopa de caldo de limão
3 colheres de sopa de margarina vegetal

Modo de preparar:
Misturar os ingredientes da massa em uma tigela e abrir com um rolo de madeira deixando-a bem fina, forrar a massa num pirex redondo e raso.
Levar ao forno em temperatura média e deixar por 25 minutos, ou até estar começando a dourar.
Derreter a margarina em uma panela larga e refogar as rodelas finas de cebola por 5 minutos. Adicionar a alcachofra picada, o tomate e o alho. Deixar cozinhar por 5 minutos. Adicionar o sal, o caldo de limão, o espinafre escaldado e a castanha-do-pará. Mexer por 3 minutos, adicionar o tomate grelhado e apagar o fogo.
Virar o recheio sobre a massa já assada e servir em seguida.

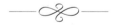

IOGURTE COM FIGO

Ingredientes:
1 copo de iogurte de soja gelado
2 figos em calda
2 colheres de sopa de sumo de limão
1 colher de açúcar mascavo

Modo de preparar:
Bater no liquidificador todos os ingredientes.
Passar o iogurte por uma peneira e servir.

CARDÁPIO 25

REFEIÇÃO	QUANTIDADE
DESJEJUM:	
Chá de ervas	1 xícara
Suco de laranja com folhas	1 copo de 350 ml
Panqueca de abacaxi	1 unidade
COLAÇÃO:	
Barrinha de cereais	1 unidade
ALMOÇO:	
Arroz com abóbora	4 colheres de sopa
Feijão vermelho	1 concha média
Torta de batata e *champignon*	1 fatia média
Ervilha torta	5 colheres de sopa
Salada de pepino japonês	1 prato raso
Crumble de pêra	1 prato de sobremesa pequeno
LANCHE:	
Chá de ervas	1 xícara
Biscoito doce	4 unidades
JANTAR:	
Calzone de legumes	2 pedaços
Salada com arroz selvagem	1 prato raso
Suco de ameixa preta	1 copo 250 ml
CEIA:	
Mexerica	1 unidade média

Refeição	Calorias (cal)	Lipídio (g)	Carboidrato (g)	Proteína (g)
Desjejum	476,72	7,51	9,22	13,15
Colação	147,84	5,81	21,91	2,50
Almoço	949,93	27,62	152,91	29,56
Lanche	82,60	2,76	14,24	1,68
Jantar	532,35	11,90	92,07	14,15
Ceia	334,30	0,89	83,50	3,10
Total	**2523,75**	**56,56**	**455,86**	**64,16**

Refeição	Fibra (g)	Cálcio (mg)	Ácido Ascórbico (Vit. C) (mg)	Retinol (Vit. A) (UI)
Desjejum	1,34	159,54	147,87	730,30
Colação	-	33,33	0,00	0,00
Almoço	13,37	130,20	95,41	644,18
Lanche	0,48	4,60	0,00	0,00
Jantar	6,20	159,96	2,86	9,86
Ceia	-	67,20	122,25	1473,50
Total	**21,40**	**554,83**	**368,40**	**2857,84**

Cardápio 25 – Receitas

PANQUECA DE ABACAXI

Ingredientes:
Massa
1 xícara de leite
2 colheres de sopa de óleo
1 xícara de farinha de trigo
1 colher de sopa de maisena
1 pitada de sal
1 colher de sopa de açúcar
1 colher de sopa de gergelim descascado
1 colher de sopa rasa de fermento químico em pó
2 copos de abacaxi doce, bem picadinho
1 colher de sopa de margarina

Modo de preparar:
Para a massa, bater no liquidificador o leite com o óleo. Adicionar a farinha de trigo, a maisena, o sal, o açúcar e o gergelim. Por último adicionar o fermento químico. Colocar a massa numa vasilha e adicionar delicadamente os pedaços de abacaxi.
Derreter a margarina numa frigideira, colocar 2 conchas de massa e manter em fogo baixo por 15 minutos aproximadamente, ou até estar dourada.
Virar a panqueca e deixar por mais uns 10 minutos em fogo baixo ou até dourar. Retirar a panqueca do fogo e servi-la ainda quente, com o doce acompanhando.

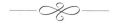

SUCO DE LARANJA COM FOLHAS

Ingredientes:
1 copo de suco de laranja
1 folha pequena de couve-manteiga, sem os talos
2 folhas pequenas de agrião
1 folha de rúcula
3 folhas de menta
1 folha de alface
1 colher de sobremesa de açúcar mascavo

Modo de preparar:
Após espremer as laranjas, colocar o suco no liquidificador e bater com os demais ingredientes. Servir em seguida.

BARRINHA COM CASTANHA-DO-PARÁ

Ingredientes:
3 colheres de sopa de aveia em flocos grandes
3 colheres de sopa de germe de trigo
12 castanhas-do-pará descascadas
1 colher de sopa de óleo ou margarina vegetal
4 colheres de sopa de glicose de milho
½ xícara de flocos de arroz e chocolate

Modo de preparar:
Derreter a glicose de milho junto com o óleo ou margarina vegetal e assim que estiverem bem quentes adicionar os demais ingredientes.
Mexer com uma colher de pau e espalhar a mistura num pirex pequeno.
Enquanto estiver morno cortar com uma faca afiada e depois que esfriar retirar as barrinhas com o auxílio de uma espátula.

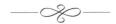

ARROZ COM ABÓBORA

Ingredientes:
2 copos de arroz integral
1 xícara de abóbora kambutiá ralada
1 cebola roxa ralada
4 copos de água
1 colher de chá de sal
1 pitada de estragão seco
1 colher de sobremesa de azeite (opcional)

Modo de preparar:
Lavar o arroz e colocar na panela de pressão com os demais ingredientes.
Manter o fogo alto até atingir pressão e então manter o fogo médio por 40 minutos aproximadamente. Apagar o fogo e esperar a pressão da panela sair naturalmente antes de abri-la.
Verificar o ponto do arroz, colocar numa travessa e servir.

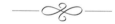

FEIJÃO VERMELHO

Ingredientes:
1 copo de feijão do tipo vermelho
2 colheres de sopa de óleo
1 xícara de alho-porro cortado em fatias finas
½ xícara de cebolinha verde picada
½ xícara de tomate sem pele picado
1 colher de sobremesa de sal
1 colher de sopa de shoyo

Modo de preparar:
Lavar bem o feijão e cozinhá-lo na panela de pressão por 35 minutos (após o início da pressão). Retirar bem a pressão da panela antes de abrir. Reservar.

Aquecer o óleo numa panela grossa (experimente usar panelas de pedra), refogar o alho, adicionar a cebolinha, o tomate, o sal e o shoyo.

Manter em fogo alto por 5 minutos e adicionar o feijão cozido junto com a água em que o cozinhou.

Amassar com a parte de trás da concha um pouco dos grãos para deixar o feijão mais cremoso.

Mexer e deixar em fogo baixo por 40 minutos. Servir quente

TORTA DE BATATA E *CHAMPIGNON*

Ingredientes:
Massa
2 e ½ copos de farinha de trigo branca
2 colheres de sopa de fibra de soja
½ copo de óleo de milho
½ colher de café de sal

Recheio
1 copo de cogumelo-paris fresco cortado em fatias finas
½ copo de batata inglesa ralada em fatias finas (utilize uma máquina própria ou um ralador)
1 copo de ervilha congelada
1 copo de raminhos de brócolis congelado
½ copo de molho de tomate temperado
4 minicebolas cortadas em quadradinhos
2 colheres de sopa de alho desidratado
½ copo de salsa fresca picada
1 colher de sobremesa de gengibre fresco ralado
½ colher de sobremesa de sal
3 colheres de sopa de óleo
1 e ½ colher de sobremesa de maisena diluída em 1 copo de leite de soja ou água
1 colher de sobremesa de semente de papoula
1 colher de sopa de salsa fresca picada

Modo de preparar:

Misturar os ingredientes secos da massa em uma tigela e em seguida colocar o óleo. Mexer com uma colher e em seguida colocar numa fôrma com fundo removível.

Apertar a massa com as mãos por toda a lateral e o fundo para fixar firme e com uma textura homogênea.

Levar a fôrma ao forno preaquecido e assar em temperatura média por aproximadamente 25 minutos, quando então a massa deverá estar dourada.

Retirar a massa assada do forno e reservar.

Aquecer o óleo numa panela larga e refogar a minicebola, o alho desidratado, a salsa, o gengibre e o sal.

Após 7 minutos adicionar as fatias de cogumelo. Quando dourarem, juntar a batata ralada, as ervilhas e brócolis congelados e o molho de tomate.

Misturar bem com uma colher de pau e tampar a panela. Manter em fogo alto por 5 minutos e então abaixar o fogo. Passados 15 minutos mexer novamente e verificar o cozimento dos legumes.

Aumentar o fogo e colocar a maisena diluída no leite de soja ou na água. Mexer sem parar até o recheio ficar encorpado. Virar o recheio dentro da forma com a massa e nivelar com uma espátula. Enfeitar a torta com sementes de papoula e salsa fresca e servir.

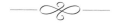

ERVILHA-TORTA

Ingredientes:
Recheio
4 copos de ervilha-torta picada
2 alhos-porros picadinhos
1 aipo cortado em rodelas finas
2 pitadas de noz-moscada ralada
1 colher de café de açafrão
2 colheres de sopa de azeite de oliva
½ colher de sobremesa de sal

Modo de preparar:
Retirar as laterais fibrosas das ervilhas e colocá-las numa tigela. Jogar água fervente e deixar de molho por 10 minutos. Escorrer a água e reservar as ervilhas.
Colocar o azeite de oliva numa panela larga e refogar o alho-porro, o aipo, a noz-moscada, o açafrão.
Juntar a ervilha-torta e o sal e mexer com colher de pau.
Servir quente.

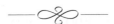

SALADA DE PEPINO JAPONÊS COM BROTO

Ingredientes:
1 pepino japonês (ou mais)
1 pé de escarola cortada em tiras
1 xícara de broto de alfafa ou moyashi
2 colheres de sopa de passinhas sem sementes
1 colher de café de sal ou mais
1 colher de sopa de azeite de oliva ou mais
1 colher de sobremesa de folhinhas secas de manjerona
5 a 7 tomatinhos-cereja (também conhecidos como rubi)

Modo de preparar:
Descascar o pepino e cortar as duas pontinhas.
Cortar em rodelas finas, temperar com sal e deixar numa peneira para escorrer a água.
Numa travessa colocar a escarola e sobre ela o broto misturado com as passinhas. Por último acrescentar as rodelinhas de pepino.
Enfeitar a salada com os tomatinhos-rubis e temperar antes de servir com mais sal, azeite de oliva e manjerona.

CRUMBLE DE PÊRA

Ingredientes:
4 peras maduras cortadas em fatias médias
3 colheres de sopa de açúcar
1 colher de café de canela em pó
1 colher de chá de sumo de limão
Farofa para cobrir
½ copo de farinha de trigo
1 pitada de canela em pó
1 colher de café de noz-moscada ralada
½ copo de castanha-do-pará
½ copo de aveia em flocos grandes
4 colheres de sopa de óleo de milho
5 colheres de sopa de açúcar mascavo

Modo de preparar:
Misturar as fatias de pêra com o açúcar, a canela, o limão e arrumar em um pirex. Deixar reservado.
Misturar numa tigela todos os ingredientes da farofa, deixando para o fim o óleo.
Mexer com colher de pau até ficar semelhante a uma farofa.
Cobrir as fatias de pêra com a farofa e levar ao forno já quente.
Assar em forno médio por 40 minutos e servir quente.

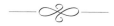

BISCOITO DOCE

Ingredientes:
½ xícara de castanha de caju
½ xícara de passinhas
2 colheres de sopa de açúcar mascavo
4 colheres de sopa de farinha de trigo integral
2 colheres de sopa de farinha de trigo branca
1 colher de sopa de fermento químico em pó
1 pitada de sal

3 colheres de sopa de óleo
3 colheres de sopa de água

Modo de preparar:
Bater a castanhas de caju no liquidificador o suficiente somente para quebrar. Colocar numa tigela e adicionar os demais ingredientes. Fazer biscoitinhos com as mãos e arrumá-los numa assadeira untada.
Assar em forno em temperatura média por 25 minutos ou até eles estarem com o fundo dourado.
Após esfriar, conservar os biscoitos em pote bem vedado para que permaneçam crocantes.

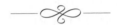

CALZONE DE LEGUMES

Ingredientes:
Massa
1 e ½ xícara de farinha de trigo branca
2 colheres de chá de fermento biológico
½ colher de sobremesa de sal
1 colher de chá de açúcar
6 colheres de sopa de óleo
¼ de xícara de água morna
Recheio
1 xícara de bardanas picadinhas
1 xícara de aspargos picados
½ xícara de cenoura picadinha
½ xícara de talo de aipo picadinho
2 xícaras de raminhos de couve-flor
1 xícara de tomate picado
2 colheres de sopa de maisena
1 xícara de temperos verdes picados
1 colher de chá de curry
1 colher de sopa de gergelim torrado

Modo de preparar:

Misturar numa tigela a farinha de trigo com o fermento biológico e o açúcar. Adicionar o óleo, o sal e a água e mexer. Virar a massa em uma superfície lisa e enfarinhada e trabalhá-la com as mãos até que se torne macia.

Deixar crescer por 4 horas.

Colocar o azeite de oliva numa panela, acrescentar todos os legumes crus picados, sal e temperos. Manter a panela tampada em fogo alto, até os legumes cozinharem.

Diluir a maisena em ½ xícara de água e despejar na panela. Mexer bem com colher de pau até engrossar.

Cortar a massa em duas partes e abrir com rolo de madeira.

Com uma parte delas forrar uma assadeira ou um pirex untado com óleo e farinha de trigo.

Colocar os legume por cima, espalhar gergelim, um pouco de azeite de oliva e tampar o calzone com a outra metade de massa aberta.

Verificar se as laterais ficaram bem fechadas e levar o calzone ao forno preaquecido.

Assar em forno médio por aproximadamente 1 hora e 15 minutos, ou até estar ligeiramente dourado.

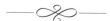

SALADA COM ARROZ SELVAGEM

Ingredientes:
1 xícara de arroz selvagem
3 colheres de sopa de cebolinha verde picada
½ xícara de tomate seco picado
1 colher de sopa de tiras de manga
3 folhas de rúcula cortadas em tiras finas
1 colher de chá de alho crocante
3 colheres de sopa de azeite de oliva
3 colheres de sopa de sumo de limão
1 colher de café de sal

Modo de preparar:
Cozinhar o arroz selvagem até estar macio.
Escorrer e passar na água fria.
Colocar o arroz cozido numa tigela e adicionar os demais ingredientes.
Manter na geladeira até o momento de servir.

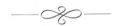

SUCO DE AMEIXA-PRETA

Ingredientes:
1 copo grande de suco de laranja
10 ameixas pretas secas
2 colheres de sopa de açúcar mascavo
1 copo de água

Modo de preparar:
Cozinhar em fogo baixo as ameixas secas com o açúcar e a água, por 15 minutos após a fervura. Assim que esfriar, retirar os caroços e colocar as ameixas no liquidificador, juntamente com a água do cozimento, gelo e o suco de laranja.
Servir gelado.

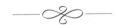

CARDÁPIO 26

REFEIÇÃO	QUANTIDADE
DESJEJUM:	
Chá	1 xícara
Suco forte	1 copo de 350 ml
Waffle com calda de chocolate quente	2 quadradinhos
COLAÇÃO:	
Bolo fácil	1 fatia pequena
Suco de laranja	1 copo de 250 ml
ALMOÇO:	
Arroz	4 colheres de sopa
Feijão-preto	1 concha média
Salsicha refogada	5 colheres de sopa
Milho e PVT	4 colheres de sopa
Crepe de palmito e cenoura	2 unidades
Salada de legumes	1 prato raso
Doce de figo	2 figos
LANCHE:	
Biscoito doce	3 unidades
Suco de tangerina	1 copo de 250 ml
JANTAR:	
Sopa cremosa de mandioca	1 prato fundo
Assado de grão-de-bico	1 pedaço pequeno
Salada de escarola	1 prato raso
Doce de figo	1 figo
CEIA:	
Maçã	1 unidade

Refeição	Calorias (cal)	Lipídio (g)	Carboidrato (g)	Proteína (g)
Desjejum	522,34	3,50	105,95	17,88
Colação	367,50	2,69	62,80	7,13
Almoço	1157,48	22,34	208,17	32,94
Lanche	104,60	2,76	27,04	5,08
Jantar	699,39	28,16	98,80	15,10
Ceia	121,03	1,51	23,83	3,02
Total	**2912,32**	**60,98**	**526,61**	**81,12**

Refeição	Fibra (g)	Cálcio (mg)	Ácido Ascórbico (Vit. C) (mg)	Retinol (Vit. A) (UI)
Desjejum	4,83	154,50	142,26	505,88
Colação	1,56	16,05	0,30	0,00
Almoço	28,63	44,44	7,48	0,00
Lanche	0,48	172,60	-	-
Jantar	22,52	8,70	12,25	636,90
Ceia	7,9	-	-	-
Total	**65,96**	**396,29**	**162,29**	**1142,78**

Cardápio 26 – Receitas

SUCO FORTE

Ingredientes:
6 folhas de agrião
1 folha de couve sem o talo
1 colher de sopa de cenoura ralada
1 colher de sopa de nabo ralado
1 colher de sopa de beterraba ralada
1 tomate lavado e cortado em quadrados
2 copos de suco de laranja gelado
½ maçã descascada e cortada em quadrados

Modo de preparar:
Bater os ingredientes no liquidificador. Coar o suco e servir em seguida.

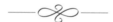

WAFFLE

Ingredientes:
Massa
1 copo de tofu amassado
3 xícaras de farinha de trigo
2 xícaras de leite
1 colher de sopa de margarina na temperatura ambiente
1 colher de sobremesa de sal
1 colher de sobremesa de fermento químico em pó

Modo de preparar:
Ligar e untar o aparelho próprio para fazer *waffles*.
Para a massa, colocar no liquidificador o tofu, o leite de soja, a margarina e o sal e bater.

Adicionar a farinha de trigo branca e, quando formar uma massa homogênea, adicionar o fermento em pó.

Colocar massa suficiente para cobrir a chapa do aparelho, já quente. Fechar e ao retirar o *waffle* espalhar margarina e a calda de chocolate ainda quente.

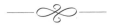

CALDA DE CHOCOLATE

Ingredientes:
1 barra de chocolate amargo
1 xícara de leite de soja
margarina a gosto

Modo de preparar:
Para a calda, derreter o chocolate picadinho em banho-maria, adicionando o leite aos poucos e mexendo continuamente, até obter um creme homogêneo. Colocar a calda numa tigela. Reservar.

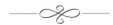

BOLO FÁCIL

Ingredientes:
1 xícara de farinha de trigo
1 xícara de maisena
1 colher de sopa de fibra de trigo
1 colher de sopa de casca de laranja ralada
3 colheres de sopa de óleo
4 colheres de sopa de açúcar mascavo
1 xícara de água
1 colher de sobremesa, rasa, de bicarbonato de sódio peneirado

Modo de preparar:
Colocar todos os ingredientes no liquidificador e bater até obter uma massa cremosa.

Colocar a massa numa assadeira untada com óleo e farinha de trigo. Levar ao forno por 1 hora aproximadamente ou até ficar levemente dourado.

Ao retirar o bolo, espalhar um pouco de açúcar de confeiteiro peneirado por cima e cortar em quadrados iguais.

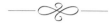

ARROZ

Ingredientes:
1 copo de arroz integral
5 copos de água
1 colher de chá de sal
1 pitada de estragão seco
1 colher de sobremesa de orégano seco
1 colher de sobremesa de azeite (opcional)

Modo de preparar:
Lavar o arroz e colocar numa panela de pedra, junto com os demais ingredientes.
Levar ao fogo alto e deixar a panela semitampada por 35 minutos, ou até a água ter secado e os grão estiverem macios.

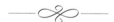

FEIJÃO-PRETO

Ingredientes:
1 copo de feijão-preto
2 colheres de sopa de óleo
4 dentes de alho espremidos
½ xícara de cebolinha verde picada
1 colher de sopa de gengibre bem picadinho
½ xícara de tomate sem pele picado
½ xícara de bardana picada

1 colher de sopa de folhas frescas de manjericão
1 colher de sobremesa de sal
1 colher de sopa de shoyo

Modo de preparar:
Lavar bem o feijão e cozinhá-lo na panela de pressão por 35 minutos (após o início da pressão). Retirar bem a pressão da panela antes de abrir. Reservar.
Aquecer o óleo numa panela e refogar o alho espremido até dourar. Adicionar então a cebolinha, o gengibre picadinho, o tomate, a bardana, as folhas de manjericão, o sal e o shoyo.
Manter em fogo alto por 5 minutos e então adicionar o feijão cozido junto com a água em que o cozinhou.
Amassar com a parte de trás da concha um pouco dos grãos para deixar o feijão mais cremoso.
Mexer e deixar em fogo baixo por 40 minutos. Servir quente.

SALSICHA REFOGADA

Ingredientes:
2 colheres de sopa de óleo
1 colher de sopa de azeite de oliva
1 pimentão amarelo cortado em tiras
1 pimentão vermelho cortado em tiras
1 cebola roxa cortada em tiras finas
4 salsichas vegetais
½ copo de cebolinha verde picada
1 colher de sopa de molho de mostarda
1 colher de sopa de catchup
1 colher de sobremesa rasa de sal

Modo de preparar:
Aquecer o óleo e o azeite e refogar as tiras dos pimentões e da cebola.

Adicionar a salsicha e refogar por mais 5 minutos. Colocar os demais ingredientes, tampar a panela e deixar em fogo baixo por 15 minutos. Servir quente.

MILHO E PVT

Ingredientes:
2 xícaras de milho verde cozido no vapor
½ copo de leite de soja
1 colher de sobremesa de maisena
1 copo de proteína texturizada miúda
1 cebola roxa picadinha
1 dente de alho esmagado
½ copo de pimentão vermelho picado
½ copo de salsa fresca picada
½ copo de azeitonas pretas picadas
1 colher de sobremesa rasa de sal
2 colheres de sopa de margarina vegetal
sementes de papoula

Modo de preparar:
Deixar a proteína de soja de molho em água na temperatura ambiente, por 20 minutos. Escorrer e espremer bem até retirar todo excesso de água. Derreter a margarina numa panela larga. Dourar o alho e a cebola e em seguida adicionar a salsa, a proteína de soja, as azeitonas e o sal.
Mexer com colher de pau e manter o fogo alto até a soja começar a dourar. Colocar 1 xícara e ½ do milho cozido no vapor e misturar bem. O ½ copo restante de milho bater no liquidificador com o leite de soja e a colher de maisena. Juntar à panela e mexer com colher de pau até tomar consistência. Retirar a panela do fogo. Servir quente.

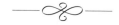

CREPE DE PALMITO E CENOURA

Ingredientes:
Massa

1 xícara de farinha de trigo branca

1 colher de sopa de farinha de trigo integral

1 xícara de leite

1 colher de sopa de margarina na temperatura ambiente

1 colher de chá de sal

1 colher de café de urucum em pó

1 colher de sobremesa de orégano desidratado

1 colher de sopa de tahine

1 colher de sobremesa de fermento químico em pó

Recheio

3 colheres de sopa de azeite de oliva

3 dentes de alho picados

1 cebola grande picada

2 cenouras grandes picadas

2 tomates grandes e maduros, picados

1 colher de sobremesa de caldo de vegetais

1 colher de sobremesa rasa de sal

2 xícaras de palmito picadinho

1 pimentão vermelho picadinho

1 pimentão verde picadinho

1 xícara mal cheia de azeitona verde picada

1 colher de sopa rasa de farinha de trigo

1 copo de leite

Modo de preparar:

Para o recheio, aquecer o azeite numa panela larga. Dourar o alho e em seguida adicionar a cebola, deixando em fogo alto até estar macia. Colocar os tomates picados, o caldo de vegetais e o sal.

Mexer com colher de pau, tampar a panela e deixar 15 minutos. Adicionar a cenoura picada e manter a panela tampada até começar a amaciar.

Colocar na panela o palmito, os pimentões picados e a azeitona.

Misturar delicadamente e em seguida colocar a farinha diluída no leite. Mexer com colher de pau até obter um recheio cremoso.
Retirar a panela do fogo e reservar.
Bater os ingredientes da massa no liquidificador e deixar para adicionar por último o fermento químico.
Virar a massa numa tigela ou num jarro de plástico para facilitar o manuseio.
Aquecer uma frigideira e untar somente para a primeira panqueca, com pouco óleo.
Colocar meia concha de massa na frigideira e espalhar uniformemente.
Após 5 minutos, em fogo alto, virar a panqueca utilizando uma espátula. Ao retirar as panquecas, empilhá-las num prato para que o calor entre elas deixe-as mais macias devido à umidade.
Reservar. Rechear os crepes e servi-los em seguida, bem quentes.

SALADA DE LEGUMES

Ingrediente:
2 xícaras de batata cortada em quadrados pequenos
½ xícara de cenoura em quadrados iguais aos das batatas
½ xícara de chuchu em quadrados iguais aos das batatas
1 cebola roxa picadinha
½ xícara de pimentão verde picadinho
1 xícara de maçã descascada e cortada em quadradinhos
½ xícara de erva-doce fresca, cortada em pedacinhos
6 colheres de sopa de azeite de oliva
4 colheres de sopa de molho de mostarda
1 colher de sobremesa de sal
4 colheres de sopa de caldo de limão
½ xícara de água da água em que cozinhou as batatas
3 colheres de sopa de uva-passa escura sem sementes

Modo de preparar:

Cozinhar as batatas numa panela e a cenoura e o chuchu em outra. Quando estiverem macios, mas sem se desmancharem, escorrer a água e colocar no liquidificador 1 xícara de batata cozida e ½ xícara da água. Acrescentar o molho de mostarda, sal, limão e azeite e bater. Provar o tempero e corrigi-lo se necessário.

Em uma tigela misturar delicadamente a cenoura, o chuchu, a maçã, a cebola, o pimentão, a erva-doce e a uva-passa. Juntar o creme e mexer delicadamente.

DOCE DE FIGO

Ingredientes:
4 figos grandes frescos
1 e ½ copo de suco de laranja
1 pedaço pequeno de canela em pau
8 colheres de sopa de açúcar mascavo

Modo de preparar:
Colocar numa panela o suco de laranja junto com a canela e o açúcar e levar ao fogo baixo até o açúcar derreter.

Arrumar os figos cortados ao meio em um pirex, cobri-los com essa calda e deixar descansar por 2 horas e meia.

Assar em forno forte por 20 minutos aproximadamente.

BISCOITO DOCE

Ingredientes:
½ xícara de castanha de caju
½ xícara de passinhas
2 colheres de sopa de açúcar mascavo
4 colheres de sopa de farinha de trigo integral

2 colheres de sopa de farinha de trigo branca
1 colher de sopa de fermento químico em pó
1 pitada de sal
3 colheres de sopa de óleo
3 colheres de sopa de água

Modo de preparar:
Bater a castanha de caju no liquidificador o suficiente somente para quebrar. Colocar numa tigela e adicionar os demais ingredientes. Fazer biscoitinhos com as mãos e arrumá-los numa assadeira untada.
Assar em forno em temperatura média por 25 minutos ou até estarem com o fundo dourado.
Após esfriar, conservar os biscoitos em pote bem vedado para que permaneçam crocantes.

SOPA CREMOSA DE MANDIOCA

Ingredientes:
1 raiz grande de mandioca
água quente
1 copo de pleurotus cru
1 copo de leite de soja
½ copo de temperos verdes picados
3 colheres de sopa de óleo de milho ou azeite de oliva
1 colher de chá de mostarda em pó
1 pitada de sal

Modo de preparar:
Descascar a mandioca, cortá-la em pedaços e cozinhá-los em fogo alto, numa panela grande, com bastante água.
Assim que estiverem macios, retirar o "cordão" do centro e bater os pedaços cozidos no liquidificador, com a própria água do cozimento.

Refogar os pleurotus no óleo até dourarem.
Adicionar a mostarda, o sal e os temperos verdes.
Manter o fogo alto e passados 10 minutos adicionar o caldo batido de mandioca e o leite de soja.
Deixar ferver por 25 minutos e servir.

ASSADO DE GRÃO-DE-BICO

Ingredientes:
1 copo de grão-de-bico bem cozido na panela de pressão com água
½ copo da água em que cozinhou o grão-de-bico
4 colheres de sopa de farinha de rosca
3 colheres de sopa de fibra de trigo
½ colher de sobremesa de fermento químico
½ copo de alho-porro picadinho
3 colheres de sopa de aipo picadinho
1 pitada de páprica doce
1 cebola picadinha
1 colher de sobremesa de sal
3 colheres de sopa de óleo
1 prato comum de brotos de alfafa (aproximadamente 3 copos)
4 tomates cortados em rodelas
½ copo de azeitonas chilenas picadas

Modo de preparar:
Amassar o grão-de-bico cozido com um garfo, acrescentar a água e adicionar os demais ingredientes, misturando bem, exceto os brotos de alfafa, os tomates e as azeitonas.
Arrumar a massa num pirex untado.
Espalhar por cima as rodelas de tomate, em seguida os brotos de alfafa e terminar colocando as azeitonas.
Assar em temperatura média por 40 minutos.

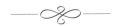

SALADA DE ESCAROLA

Ingredientes:
½ pé de escarola bem lavado e cortado em tiras finas
4 folhas de rúcula cortadas em tiras finas
½ xícara de tomate seco picado
1 manga descascada e cortada em tiras finas
½ xícara de noz pecã picada
2 colheres de sopa de cebolinha verde picada
2 colheres de sopa de vinagre de maçã
2 colheres de sopa de azeite de oliva
1 colher de chá de sal

Modo de preparar:
Misturar a escarola com a rúcula e arrumar numa travessa.
Colocar por cima o tomate seco, as tiras de manga e a noz pecã.
Temperar com a cebolinha, o vinagre, o azeite e o sal e servir em seguida.

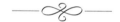

CARDÁPIO 27

REFEIÇÃO	QUANTIDADE
DESJEJUM:	
Chá	1 xícara
Pão integral no vapor	2 unidades
Vitamina de abacaxi, laranja, cenoura, beterraba, hortelã e banana	1 copo de 350 ml
COLAÇÃO:	
Barrinha de cereais com coco	1 unidade
Suco de laranja	1 copo de 250 ml
ALMOÇO:	
Arroz com beterraba	4 colheres de sopa
Crepe com brócolis	2 unidades
Berinjela com alcachofra	5 colheres de sopa
Salada de espinafre com morango e cenoura	1 prato raso
Cogumelo refogado	4 colheres de sopa
Banana-nanica na frigideira	2 unidades
LANCHE:	
Bolacha de limão	3 unidades
Suco de acerola	1 copo de 250 ml
JANTAR:	
Tabule	5 colheres de sopa
Sanduíche de cogumelo salmão	1 unidade
Vitamina de papaia	1 copo de 200 ml
CEIA:	
Caqui	1 unidade

DIETAS E RECEITAS

Refeição	Calorias (cal)	Lipídio (g)	Carboidrato (g)	Proteína (g)
Desjejum	501,86	2,59	94,78	14,06
Colação	139,78	4,82	15,74	4,32
Almoço	984,20	34,50	231,07	19,72
Lanche	46,84	4,70	21,90	0,84
Jantar	524,30	20,42	52,74	34,92
Ceia	35,00	0,06	8,86	0,73
Total	2231,98	67,09	425,09	74,59

Refeição	Fibra (g)	Cálcio (mg)	Ácido Ascórbico (Vit. C) (mg)	Retinol (Vit. A) (UI)
Desjejum	6,70	61,20	274,80	724,30
Colação	2,10	7,21	2,45	8,20
Almoço	5,74	79,26	37,14	474,32
Lanche	2,45	4,00	5,70	15,74
Jantar	20,74	153,20	42,70	374,98
Ceia	-	8,33	5,06	-
Total	37,73	313,20	367,85	1597,54

Cardápio 27 – Receitas

SUCO DE ABACAXI, LARANJA, CENOURA, BETERRABA, HORTELÃ E BANANA

Ingredientes:
1 copo de suco de laranja
1 fatia de abacaxi doce
2 colheres de sopa de cenoura ralada
2 colheres de sopa de beterraba ralada
4 folhas grandes de hortelã
1 banana-nanica
1 colher de sobremesa de açúcar mascavo

Modo de preparar:
Após espremer as laranjas, colocar o suco no liquidificador e bater com os demais ingredientes.
Servir em seguida.

PÃO INTEGRAL NO VAPOR

Ingredientes:
Fermento
3 colheres de sopa de fermento biológico
1 colher de sopa de farinha de trigo
6 colheres de sopa de água
Massa
2 copos de farinha de trigo integral
½ copo de farinha de glúten
1 colher de sobremesa de sal
1 colher de sopa de açúcar mascavo
4 colheres de sopa de óleo de milho
1 copo de água morna

Modo de preparar:
Misturar os ingredientes do fermento numa tigela e deixar coberto por 15 minutos.
Juntar todos os demais ingredientes ao fermento, mexer com colher de pau e em seguida trabalhar bastante a massa com as mãos até tornar-se bem macia.
Fazer pãezinhos pequenos e arrumar na parte superior de uma panela de vapor, já untada com óleo.
Deixar descansar por 1 hora.
Colocar água na parte de baixo da panela e levar ao fogo alto. Assim que iniciar fervura encaixar a parte de cima, tampar colocando um pano antes da tampa e cozinhar por 1 hora.

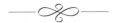

BARRINHA DE CEREAIS COM COCO

Ingredientes:
½ xícara de castanha-do-pará
1 xícara de coco ralado
½ xícara de flocos grandes de aveia
2 colheres de sopa de uva-passa escura sem sementes
½ xícara de glicose de milho
1 pitada de sal marinho
1 colher de chá de óleo

Modo de preparar:
Cortar as castanhas-do-pará com uma faca grande em pedaços pequenos. Colocar numa panela larga, e adicionar a aveia em flocos, o coco ralado e a pitada de sal. Levar ao fogo alto, mexendo sempre com colher de pau.
Assim que começar a ficar ligeiramente dourado, retirar a panela do fogo e permanecer mexendo até a panela esfriar.
Em outra panela, colocar o óleo junto com a glicose de milho e levar ao fogo para derreter. Mexer com colher de pau até estar bem líquido.

Transferir a glicose derretida à outra panela, juntar as passinhas e mexer até ficar homogêneo.
Espalhar tudo sobre uma assadeira forrada com papel-manteiga. Quando estiver morno, cortar com faca afiada dando formato às barrinhas.

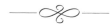

ARROZ COM BETERRABA

Ingredientes:
1 copo de arroz integral cru
½ copo de beterraba descascada e cortada em quadradinhos
1 copo de tofu cortado em quadradinhos
3 colheres de sopa de shoyo
1 colher de chá de sal

Modo de preparar:
Lavar o arroz e colocar numa panela de pedra. Adicionar os demais ingredientes e levar ao fogo alto. Manter a panela semitampada.
Após 30 minutos verificar o ponto do arroz. Adicionar mais água fria se desejar uma arroz mais macio.
Após 15 minutos apagar o fogo, tampar a panela e dar 20 minutos de repouso.
Arrumar o arroz numa travessa, ou servir na própria panela de pedra.

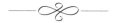

CREPE COM BRÓCOLIS

Ingredientes:
Massa
2 xícaras de leite de soja
2 xícaras de farinha de trigo branca
2 colheres de sopa de fibra de soja

6 colheres de sopa de castanha-do-pará triturada

3 colheres de sopa de farinha de centeio

1 colher de chá de sal

4 colheres de sopa de óleo de milho

1 colher de sobremesa de fermento químico em pó

Recheio

5 copos de brócolis triturado

2 copos de cará ou inhame ralado

½ copo de temperos verdes picados

4 colheres de sopa de óleo

1 colher de chá de sal

2 xícara de leite de soja

1 colher de sopa rasa de maisena

Molho com Alcaparras

3 colheres de sopa de óleo

4 colheres de sopa de farinha de trigo

3 copos de leite de soja quente

2 copos de água quente

1 colher de sopa cheia de alcaparras picadas

Modo de preparar:

Bater os ingredientes da massa no liquidificador, deixando para o fim o fermento químico.

Aquecer uma frigideira e untar somente para a primeira panqueca, com pouco óleo.

Colocar 1 concha rasa de massa na frigideira e espalhar uniformemente.

Após 5 minutos, em fogo alto, virar a panqueca utilizando uma espátula.

Ao retirar as panquecas, empilhá-las em um prato para que o calor entre elas deixe-as mais macias devido à umidade. Reservar.

Para o recheio, aquecer o óleo numa panela larga e refogar os temperos verdes por 10 minutos. Colocar o brócolis picado, o cará ou inhame ralado e mexer por 5 minutos. Adicionar 1 xícara de leite de soja e o sal, misturar bem e manter em fogo baixo, com a panela tampada, por 10 minutos.

Diluir a maisena na outra xícara de leite de soja e juntar à panela. Mexer bem até estar encorpado.
Retirar a panela do fogo e reservar.
Para o molho, aquecer o óleo e em seguida adicionar a farinha de trigo e a alcaparra. Mexer sempre com colher de pau até dourar. Adicionar a água quente e bater no liquidificador junto com o leite de soja. Voltar ao fogo e deixar em fogo baixo por 25 minutos.
Rechear os crepes, dobrá-los e arrumar em uma travessa refratária. Regar com o molho e deixar em forno quente por 15 minutos antes de servir.

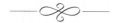

BERINJELA COM ALCACHOFRA

Ingredientes:
2 copos de berinjela picada
1 copo de fundo de alcachofra cortado em quadrados
½ copo de aipo cortado em pedaços semelhantes aos da alcachofra
1 cebola roxa cortada em pedaços com tamanho semelhante aos da alcachofra
1 dente de alho esmagado
2 copos de tomate sem pele e sem sementes, picados
4 colheres de sopa de azeite de oliva
sementes de mostarda

Modo de preparar:
Colocar o azeite numa panela e dourar o alho.
Juntar a berinjela, tampar a panela e aguardar 7 minutos, ou até que a berinjela esteja macia.
Adicionar a alcachofra, o aipo, a cebola, o tomate picado e misturar com uma colher de pau. Manter a panela semitampada, em fogo alto.
Espalhar uma fina camada de sementes de mostarda para decorar e servir.

SALADA DE ESPINAFRE COM MORANGO E CENOURA

Ingredientes:
2 xícaras de espinafre escaldado e picado
2 xícaras de morangos sem as folhinhas e cortados em quadrados
2 xícaras de cenoura ralada
3 colheres de azeite de oliva
5 colheres de sopa de caldo de limão
1 colher de chá de sal ou mais se necessário
½ xícara de tofu batido no liquidificador com 1 colher de sopa de molho de mostarda, 1 colher de chá de sal, 4 colheres de sopa de azeite de oliva e 4 colheres de sopa de água
azeitonas a gosto

Modo de preparar:
Forrar uma travessa com a cenoura ralada e dispor o espinafre harmoniosamente.
Temperar a salada com azeite, sal e limão, regar com o creme de tofu e enfeitar com as azeitonas e os quadrados de morangos.

COGUMELO REFOGADO

Ingredientes:
2 copos de cogumelos frescos cortados em fatias
2 copos de tomate maduro picado
½ copo de cebolinha fresca picada
½ copo de talo de aipo picadinho
½ colher de café de noz-moscada ralada
4 colheres de sopa de óleo

Modo de preparar:
Aquecer o óleo e refogar rapidamente a cebolinha, o aipo e o sal.
Adicionar os cogumelos em fatias.

Tampar a panela e deixar mais 5 minutos.
Juntar o tomate picado e a noz-moscada ralada. Manter em fogo alto, com a panela semitampada, por 15 minutos.
Servir quente.

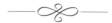

BANANA-NANICA NA FRIGIDEIRA

Ingredientes:
8 bananas-nanicas (banana d'água) maduras
4 colheres de sopa de açúcar mascavo
1 colher de sopa de margarina vegetal (opcional)
½ copo de suco de laranja
½ colher de café de noz-moscada ralada
canela em pó a gosto

Modo de preparar:
Untar uma frigideira grande com margarina ou óleo e arrumar as bananas descascadas e inteiras. Levar a frigideira ao fogo alto, tampada, e deixar por 15 minutos. Sem tirar do fogo, espalhar o açúcar por cima e deixe destampada por 5 minutos.
Regar as bananas com o suco de laranja e a noz-moscada e deixar por mais 10 minutos em fogo alto, ainda destampada.
Virar de vez em quando as bananas para cozinhar por igual dos dois lados.
Servir com a calda formada e polvilhar canela em pó a gosto.

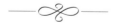

BOLACHA DE LIMÃO

Ingredientes:
5 colheres de sopa de farinha de trigo
3 colheres de sopa de maisena
1 pitada de sal

1 colher de sobremesa de raspas de limão
1 colher de sobremesa de açúcar mascavo
1 colher de sopa cheia de leite de soja em pó
3 colheres de sopa de óleo de milho
7 colheres de sopa de água

Modo de preparar:
Numa tigela misturar a farinha de trigo com a maisena, o sal, as raspas de limão e o açúcar.
Bater no liquidificador o leite de soja com o óleo e a água e em seguida virar na tigela das farinhas.
Amassar com as mãos numa mesa enfarinhada e abrir a massa com um rolo de madeira, deixando-a bem fina.
Fazer as bolachas com a boca de um copo e depois furinhos, usando um palito.
Arrumar as bolachas numa assadeira untada com óleo e farinha de trigo e levar ao forno.
Assar por aproximadamente 40 minutos ou até as bolachas estarem douradas e, depois de frias, guardar em um pote com tampa.

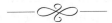

TABULE

Ingredientes:
1 xícara mal cheia de triguilho deixado de molho por uma noite, bem escorrido e espremido, para retirar o máximo da água
1 xícara de pepino descascado e cortado em quadradinhos
½ pé de alface americana lavado e cortado bem fininho
1 cebola grande, bem picadinha
6 colheres de sopa de azeite de oliva
½ colher de sobremesa de sal
1 xícara de folhas de hortelã lavadas e cortadas bem miudinho
2 colheres de sopa de cebolinha verde picada
5 colheres de sopa de caldo de limão verde

Modo de preparar:
Misturar o triguilho (após deixá-lo de molho) com os demais ingredientes.
Arrumar o tabule numa travessa e manter na geladeira até o momento de servir.

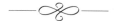

PÃO PARA SANDUÍCHE

Ingredientes:
Fermento
3 colheres de sopa de fermento biológico
1 colher de sopa de farinha de trigo
6 colheres de sopa de água
Massa
2 copos de farinha de trigo
½ copo de farinha de trigo integral
1 colher de sobremesa de sal
2 colheres de sopa de leite de soja em pó
½ copo de óleo
1 copo de água morna

Modo de preparar:
Misturar os ingredientes do fermento numa tigela e deixar coberto por 15 minutos.
Juntar todos os demais ingredientes ao fermento, mexer com colher de pau e em seguida trabalhar bastante a massa com as mãos até torná-la bem macia. Deixar a massa descansar por 1 hora.
Abrir a massa com um rolo de madeira, sem deixar muito fina, e cortar com a boca de um copo grande.
Arrumar numa assadeira untada e deixar crescer por mais 30 minutos.
Levar a massa para assar no forno preaquecido. Manter em temperatura média de 180°C e assar por 45 minutos.

SANDUÍCHE DE COGUMELO SALMÃO

Ingredientes:
4 fatias de pão de forma integral
4 cogumelos frescos do tipo salmão
4 rodelas de tomates
½ cebola cortada em rodelas finas
6 folhas de agrião (retire as partes mais duras)
4 folhas grandes de alface crespa
4 rodelas finas de cebola
molho de mostarda a gosto
catchup a gosto

Molho
1 colher de sobremesa de ervas finas desidratadas
4 colheres de sobremesa de azeite de oliva
2 colheres de sopa de molho de soja shoyo

Modo de preparar:
Misturar todos os ingredientes do molho numa tigela grande. Passar os cogumelos, as rodelas de tomate e cebola pelo molho. Assar no forno quente, virando para que cozinhem dos dois lados.
Montar os sanduíches, colocando dois cogumelos em cada um, 2 rodelas de tomate, 3 folhas de agrião, 2 de alface, 2 rodelas finas de cebola e molho de mostarda de catchup a gosto.

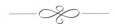

VITAMINA DE PAPAIA

Ingredientes:
1 copo de leite de soja geladinho
½ copo de água gelada
1 papaia descascado e sem as sementes
1 colher de sobremesa de germe de trigo
2 colheres de sopa de açúcar mascavo

Modo de preparar:
Bater tudo no liquidificador e servir em seguida.

CARDÁPIO 28

REFEIÇÃO	QUANTIDADE
DESJEJUM:	
Chá de ervas	1 xícara
Bolo de laranja	1 fatia média
Suco com beterraba	1 copo de 350 ml
COLAÇÃO:	
Abacate	½ unidade
Melado de cana	1 colher de sopa
ALMOÇO:	
Arroz com berinjela	4 colheres de sopa
Feijão-preto	1 concha média
Abóbora kambutiá assada com misso e tahine	4 unidades
Torta com broto de bambu com *shimeji*	1 fatia média
Tomate recheado com milho verde	2 unidades
Sagu com abacaxi	1 tacinha
LANCHE:	
Bolo laranja	1 fatia média
Chá gelado de ervas	1 copo de 250 ml
JANTAR:	
Risoto com legumes	5 colheres de sopa
Salada de endívia e pimentão recheado	1 prato raso
Suco de limão	1 copo de 250 ml
Sagu com abacaxi	½ tacinha
CEIA:	
Leite de soja e frutas	1 copo de 250 ml

Refeição	Calorias (cal)	Lipídio (g)	Carboidrato (g)	Proteína (g)
Desjejum	531,76	2,09	115,34	13,39
Colação	150,71	9,50	14,36	2,23
Almoço	994,51	13,32	186,77	35,10
Lanche	342,75	2,11	73,98	12,35
Jantar	440,14	25,74	46,00	8,29
Ceia	493,58	16,64	68,16	24,70
Total	2953,47	69,42	504,63	96,09

Refeição	Fibra (g)	Cálcio (mg)	Ácido Ascórbico (Vit. C) (mg)	Retinol (Vit. A) (UI)
Desjejum	2,10	100,20	107,12	360,40
Colação	3,80	8,40	0,36	
Almoço	16,74	243,87	49,58	8,40
Lanche	0,12	38,45	0,30	0,00
Jantar	6,75	105,59	8,79	161,19
Ceia	1,81	60,52	4,10	256,60
Total	31,34	557,03	170,25	786,59

Cardápio 28 – Receitas

BOLO DE LARANJA

Ingredientes:
3 xícaras de farinha de trigo branca
1 xícara de germe de trigo
1 xícara de maisena
2 colheres de sopa de fermento químico
1 colher de chá de sal
3 colheres de sopa de açúcar mascavo
¼ de xícara de óleo
3 xícaras de suco de laranja
1 colher de sopa de casca de laranja ralada

Modo de preparar:
Misturar os ingredientes numa tigela, deixando para o fim o suco de laranja, e mexer com uma colher de pau até obter uma massa cremosa. Colocar numa assadeira untada com óleo e farinha de trigo e levar para assar em forno preaquecido. Manter temperatura média e após 45 minutos verificar se já está assado.

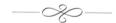

SUCO COM BETERRABA

Ingredientes:
1 beterraba
1 maçã
1 folha pequena de couve-manteiga
2 folhas de salsão
½ copo de suco de laranja

Modo de preparar:
Passar na centrífuga a beterraba, a maçã, a folha de couve e o salsão.

Espremer as laranjas e misturar com o suco obtido na centrífuga. Servir em seguida.

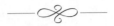

ARROZ COM BERINJELA

Ingredientes:
2 copos de arroz do tipo cateto, cru
4 copos de água fria
3 copos de berinjela bem lavada e bem picadinha
½ copo de coentro picadinho
½ copo de pimentão vermelho picadinho
3 colheres de sopa de óleo
3 colheres de sopa de gersal

Modo de preparar:
Refogar no óleo o pimentão por 7 minutos. Adicionar o coentro e o sal e deixar em fogo alto por mais 5 minutos.
Mexer sempre com colher de pau.
Colocar a berinjela e o arroz cru e mexer, ainda em fogo alto, por mais 5 minutos. Adicionar a água fria e misturar bem.
Deixar a panela semitampada e o fogo alto.
Assim que a água secar e os grão estiverem macios, cerca de 40 minutos, apagar o fogo, tampar a panela e aguardar 15 minutos para servir o arroz.
Arrumar o arroz numa travessa e espalhar o gersal por cima.

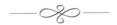

FEIJÃO-PRETO

Ingredientes:
1 copo de feijão-preto
2 colheres de sopa de óleo
4 dentes de alho espremidos

½ xícara de cebolinha verde picada
3 colheres de sopa de salsa fresca
½ xícara de tomate sem pele picado
3 folhas de couve-manteiga cortada em tamanho pequeno
1 colher de sobremesa de sal
1 colher de sopa de shoyo

Modo de preparar:
Lavar bem o feijão e cozinhá-lo na panela de pressão por 35 minutos (após o início da pressão). Retirar bem a pressão da panela antes de abrir. Reservar.
Aquecer o óleo numa panela, refogar o alho, a cebolinha, a salsa, o tomate, as folhas de couve, o sal e o shoyo.
Manter em fogo alto por 5 minutos e então adicionar o feijão cozido junto com a água em que o cozinhou.
Amassar com a parte de trás da concha um pouco dos grãos para deixar o feijão mais cremoso.
Mexer e deixar em fogo baixo por 40 minutos. Servir quente.

ABÓBORA KAMBUTIÁ ASSADA COM MISSÔ E TAHINE

Ingredientes:
4 pedaços de abóbora japonesa (kambutiá)
1 colher de sopa de tahine
½ xícara de água filtrada
1 colher de sobremesa de missô
1 colher de sopa de salsa fresca picada

Modo de preparar:
Lavar a abóbora, cortar 4 pedaços e colocá-los numa fôrma refratária.
Diluir o tahine na água filtrada e adicionar o missô, mexendo até obter um creme homogêneo.

Espalhar sobre os pedaços de abóbora, cobrir com papel-alumínio e levar ao forno preaquecido. Manter em temperatura média e assar por 35 minutos, ou até a abóbora estar macia. Polvilhar a salsa.
Servir quente.

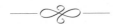

TORTA DE BROTO DE BAMBU E *SHIMEJI*

Ingredientes:
Massa
1 e ½ copo de farinha de trigo integral
1 colher de chá de sal
4 a 5 colheres de óleo
3 colheres de sopa de água gelada
Recheio
1 copo de broto de bambu em fatias finas
½ copo de beterraba ralada bem fina
½ copo de *shimeji* fresco
1 cebola roxa cortada em tiras finas e pequenas
½ pimentão verde picadinho
½ colher de sobremesa de sal
4 colheres de sopa de salsa fresca picada
3 colheres de sopa de azeite de oliva
2 colheres de sopa de farinha de trigo
½ copo de água ou leite soja fervendo
rodelas de tomate

Modo de preparar:
Misturar os ingredientes da massa numa tigela e abrir com um rolo de madeira. Colocar num pirex untado.
Pincelar azeite de oliva, um pouco de sal e umas gotas de limão no broto de bambu, na beterraba, no pimentão e no *shimeji* e assar em forno quente Assim que estiverem dourados, retirar.

Dourar a cebola, adicionar a farinha de trigo e o sal, manter o fogo alto e não parar de mexer. Quando a farinha começar a dourar, adicionar aos poucos e sempre mexendo a água ou o leite de soja fervendo.

Não parar de mexer até obter um creme (caso empelotar, bater com um mix ou no liquidificador). Colocar dentro do creme todos os ingredientes, inclusive os legumes assados.

Misturar bem e colocar dentro da fôrma com a massa.

Fazer uma leve camada com rodelas finas de tomate.

Assar em temperatura média, por cerca de 30 minutos, ou até a massa estar levemente dourada.

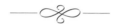

TOMATE RECHEADO COM MILHO VERDE

Ingredientes:
2 tomates maduros porém firmes, bem lavados
4 espigas de milho verde
1 colher de chá de sal
½ xícara de salsão picado
1 colher de sobremesa de alcaparras
azeite de oliva a gosto
½ pé de alface do tipo americana

Modo de preparar:
Retirar os grãos de 2 espigas e ralar as outras 2.
Passar o milho ralado numa peneira.
Levar o caldo do milho, e os grãos retirados das espigas, ao fogo, com o sal. Mexer bem até engrossar.
Assim que o milho estiver frio adicionar o salsão e as alcaparras.
Cortar a parte de cima dos tomates e retirar com cuidado as sementes, sem machucar o fundo do tomate.
Rechear com o milho refogado e temperar com sal e azeite de oliva a gosto. Servir a salada sobre as folhas de alface.

SAGU COM ABACAXI

Ingredientes:
6 rodelas grossas de abacaxi (use a casca para sucos) bem picadinhas
12 colheres de sopa de açúcar mascavo
6 copos de água (não usar água quente)
½ copo de sagu

Modo de preparar:
Colocar os ingredientes numa panela e levar ao fogo alto.
Mexer sempre e assim que estiver fervendo manter em fogo baixo. Assim que o sagu estiver transparente, desligar o fogo, colocar num pirex e servir depois de frio.

RISOTO COM LEGUMES

Ingredientes:
2 colheres de sopa de azeite de oliva
5 dentes de alho
2 cebolas raladas
3 colheres de sopa de cenoura picada
3 colheres de sopa de ervilha fresca
1 pimentão vermelho picado
1 copo de arroz próprio para risoto
1 colher de sobremesa rasa de sal
2 copos de água fervendo para o arroz
1 xícara de raminhos de brócolis
2 colheres de sopa de uva-passa sem sementes
2 colheres de sopa de nozes frescas picadas

Modo de preparar:
Aquecer o azeite de oliva, refogar o alho, a cebola ralada, a cenoura, a ervilha e o pimentão vermelho. Após 5 minutos, colocar o arroz,

misturar bem e adicionar a água fervente. Tampar a panela e assim que a água secar e o arroz estiver macio, retirar do fogo. Deixar descansar 20 minutos. Cobrir os raminhos de brócolis com água fervente e deixar de molho 15 minutos, até estarem macios.
Colocar o risoto numa travessa, espalhar os raminhos de brócolis por cima, as passas e as nozes. Servir quente.

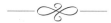

SALADA DE ENDÍVIA E PIMENTÃO RECHEADO

Ingredientes:
4 endívias
1 pimentão vermelho sem os cabinhos e sementes
1 pimentão amarelo sem os cabinhos e sementes
1 pimentão verde sem os cabinhos e sementes
½ xícara de cenoura ralada bem fininha
½ xícara de repolho ralado bem fininho
½ xícara de maçã descascada e ralada sem as sementes
1 colher de chá de sal ou mais se necessário
4 colheres de sopa de azeite de oliva
1 colher de tahine
1 pitada de zimbro
1 xícara de quadrados de laranja-lima
½ xícara de pistaches descascados

Modo de preparar:
Misturar a cenoura com o repolho e a maçã e temperar com o azeite de oliva, o sal, o zimbro e a colher de tahine. Pela abertura dos pimentões rechear com cuidado e em seguida cortar em fatias iguais.
Forrar uma travessa com endívias e dispor as rodelas de pimentão. Temperar a salada com sal, azeite e limão a gosto e espalhar os quadrados de laranja-lima e os pistaches, antes de servir.

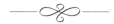

LEITE DE SOJA E FRUTAS

Ingredientes:
1 e ½ copo de leite de soja gelado
½ pêra madura, bem lavada
½ xícara de mamão bem picado
1 colher de sopa de açúcar mascavo
3 colheres de sopa de farinha de aveia
pedaços de pêra para enfeitar

Modo de preparar:
Bater todos os ingredientes no liquidificador e servir em seguida.

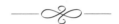

BIBLIOGRAFIA

1. Bergerot, Caroline. A SOJA NO SEU DIA-A-DIA, 3a Edição, Editora Cultrix – São Paulo, 2003
2. Wynder, El. PRIMARY PREVENTION OF CANCER: PLANNING AND POLICY CONSIDERATION, J. Natl Cancer Intitute 83 (7): 475, 1991
3. Aaronson, AS. GROWTH FACTORS AND CANCERS, Science 254:1146, 1991
4. Ross, C. VITAMIN A AND PROTECTIVE IMMUNITY 27 (4):18, 1992
5. Henson, DE and others ASCORBIC ACID: BIOLOGIC FUNCTIONS AND RELATION TO CANCER, J. Natl Cancer Intitute 83 (8): 547, 1991
6. Prasad RN, Edward – Prasad, J.: EXPRESSION OF SOME MOLECULAR CANCER DISK FACTORS AND THEIR MODIFICATION BY VITAMINS, J, Am Coll Nutr 9 (1):28,1990
7. Erikson KL. Hubbard NE: DIETARY FAT AND TUMOR METASTASIS, NUTR REV 48(1):6, 1990
8. Melina, Vesanto. Becoming Vegetarian, Book Publishing Company, Summer-town, Tennessee; 1995
9. Holford, P. DIGA NÃO AO CÂNCER, Editora Cultrix – São Paulo, 1990
10. Head, KA. ASCORBIC ACID IN THE PREVENTION AND TREATAMENT OF CANCER, Altern Med Rev, vol 3 (3), pp.174-86, 1998
11. FOOD AND NUTRITION BOARD, National Academy of Sience – National Researey Council: Recommended Dietary Allowance ED.10, Washington, DC, 1989, National Academy Press
12. Patterson, R.E et al., VITAMIN SUPPLEMENTS AND CANCER RISK: THE EPIDEMIOLOGICAL EVIDENCE, Cancer causes and control, vol. 8, pp. 7866-802, 1997
13. Wald, N. et al., PLASMA RETINOL, BETA-CAROTENE AND VITAMIN E LEVELS IN RELATION TO FUTURE RISK OF BREAST CANCER, Brit J. Cancer, vol. 49, pp. 321-24, 1984
14. Nesaretnem, K. et al. TOCOTRIENOL INHIBIT THE GROWTH OF HUMAN BREAST CANCER CELLS IRRESPECTIVE OF ESTROGEN RECEPTOR STATUS, Lipids, vol. 33 (5), pp. 461-9, 1998
15. De Angelis, Rebeca Carlota. IMPORTÂNCIA DE ALIMENTOS VEGETAIS NA PROTEÇÃO DA SAÚDE, Editora Atheneu, São Paulo, 2001
16. Steinmetz, K.A. Potter, J.D., VEGETABLES, FRUITS AND CANCER PREVENTION A REVIEW, J. Am Diet Assoc., 96:1027-39, 1996
17. Kidd, P.M., GLUTATHIONE: SYSTEMIC PROTECTANT AGAINST OXIDATIVE AND FREE RADICAL DAMAGE, Alt Med Rev, vol. 2 (3), PP. 155-75, 1992
18. Donnerstag, B et al., REDUCED GLUTATHIONE AS SELECTIVE APOPTOSIS-INDUCING AGENTS IN CANCER THERAPY, Cancer letters, vol. 110, pp. 53-70, 1996
19. Ohlenechlager, G. Treusch, G., REDUCED GLUTATHIONE AND

ANTHOCIANS REDOX RECYCLING AND REDOX RECYCLING BIOLOGICAL SYSTEMS, Praxis-Telegramm

20. Ip, C. & Lisk, D.J., MODULATION OF PHASE I AND PHASE II XENOBIOTIC METABOLIZING ENZYMES BY SELENIUM, Nutr Cancer vol. 28 (2), pp. 184-8, 1997

21. Negri, E. Et al., INTAKE OF SELECTED MICRONUTRIENTS AND THE RISK OF BREAST CANCER, Int. J. Cancer, VOL.65 (2), PP. 140-44, 1996

22. Kemeny, M., PSYCHOLOGICAL AND IMMUNOLOGICAL PREDICTION OF RECUR-RENCE HERPES SIMPLEX II; PSYCHOSOMATIC Med, vol. 51, pp. 195-208, 1989

23. Simonton, M.D., Matheus, S., Creighton, L, GETTING WELL AGAIN, Bantam Books, 1978

24. Chang et al., FERTILITY AND STERILITY, 63 (4), 1995

25. Scribner, J.D., Mottet, N.D., DDT ACCELERATION OF MAMMARY CLAND TUMORS INDUCED IN THE MALE SPRAGE-DALEY RAT BY 2 ACETAMIDOPHENANTHRENE, Carcinogenesis, vol. 2 pp. 1235-39, 1981

26. Wasserman, M. et al., ORGANOCHLORINE COMPOUNDS IN NEOPLASTIC AND ADVANCENT APPARENTLY NORMAL BREAST TISSUE, vol. 15, pp. 478-84, 1976

27. Wynder, E.L. PRIMARY PREVENTION OF CANCER:PLANNING AND POLICY CONSIDERATION, J. Natl Cancer Inst 83 (7): 475, 1991

28. NORMAS DIETÉTICAS PARA PREVENÇÃO DO CÂNCER. Emitido pelo comitê da dieta, nutrição do câncer do instituto nacional da saúde.

29. Hausen, H., VIRUSIS IN HUMAN CANCER, Science 254:1167, 1991

30. Weinberg, R.A., TUMOR SUPPRESSOR GENES, Science 254 :1138, 1991

31. Block, G. et al., FRUIT, VEGETABLES AND CANCER PREVENTION: A review of the epidemiologic evidence; Nutr. Cancer 18:1, 1992

32. Mahan, L., Kathleen, Escott. S., Sylvia. Krause's ALIMENTO, NUTRIÇÃO E DIETOTERAPIA. Editora Roca, 2002

33. Messina, M.J. et al. SOY INTAKE AND CANCER RISK: A review of the in vitro and in vivo data. Nutr. Cancer 21:13, 1994

34. Potter, J.D., Steinmetz, K., VEGETABLES, FRUITS AND PHYTOESTROGENS AS PREVENTIVE AGENTS. IARC. Sci Publ 139:61, 1996

35. YU G. P., et al GREEN TEA CONSUMPTION AND RISK OF STOMACH CANCER: A POPULATION – BASED CASE-CONTROL STUDY IN SHANGAI, China, Cancer Causes Control 6:532, 1995

36. Renwick, A.G. ACCEPTABLE DAILY INTAKE AND THE REGULATION OF INTENSE SWEETENERS, FOOD ADD CONTAMIN 7:463, 1990

37. Kono S. Hirohata T. NUTRITION AND STOMACH CANCER. Cancer Causes Control 7:41, 1996

38. Lenhard, R., AMERICAN CANCER SOCIETY NUTRITION GUIDE LINES. CA 46:323, 1996

39. Willet, W.C. VITAMIN A AND LUNG CANCER, Nutr. rev 48 (5):201, 1990

40. Hirayama, T. DIET AND CANCER, Nutr. Cancer, vol. 1, pp. 67-8, 1979

41. Block, G. EPIDEMIOLOGIC EVIDENCE REGARDING VIT C AND CANCER, J. Am. Clin. Nutr, vol. 54, pp. 1310s-1314s,1991
42. Horwitt, M.K. DATA SUPPORTING SUPPLEMENTATION OF HUMANS WITH VITAMIN E, J. Nutr. 121:424, 1991
43. Baron, I.A. et al., FOLATE INTAKE, ALCOHOL CONSUMPTION, CIGARETTE SMOKING AND RISK OF COLORECTAL ADENOMAS, J. Natl Cancer Inst, vol. 90 (1), PP. 57-62 1998
44. Nelson, D.L., Cox, M.M., - LEHNINGER PRINCIPIOS DA BIOQUÍMICA, 3a Ed. Editora Sarvier, São Paulo, 2002
45. Folkers, K. et al, RELEVANCE OF THE BIOSYNTHESIS OF COENZYME Q 10 AS A RATIONALE FOR THE MOLECULAR CAUSES OF CANCER AND A THERAPY. Biochem Biophys Res Commun, vol. 224 (2), pp. 358-61,1996
46. Clark, L.C. et al. EFFECTS OF SELENIUM SUPPLEMENTATION FOR CANCER PREVENTION IN PATIENTS WITH CARCINOMA OF THE SKIN. J. Am., vol. 276, pp. 1957-63, 1996
47. Kune, G.A., Vitetta, L. ALCOHOL CONSUMPTION AND THE ETIOLOGY OF COLORECTAL CANCER. Nutr. Cancer 18:97, 1992
48. Knekt, P. et al., SERUM VITAMIN E AND RISK OF CANCER AMONG FINNISH MEN DURING A TEN-YEAR FOLLOW-UP. Am J. Epidemiology, vol. 127, pp. 28-41, 1988
49. JOURNAL OF THE NATIONAL CANCER INSTITUTE, vol.90, pp. 440-46, 1998
50. Franco, Guilherme. Tabela de ComposiÇÃO QuÍMIca dos Alimentos. Editora Atheneu, São Paulo (2001);
51. Williams, Sue Rodwell. Fundamentos de NutriÇÃO e Dietoterapia. Porto Alegre: Art Med Editora, 6a Edição (1997);
52. Hendler, Sheldon Saul. A ENCICLOPÉDIA DAS VITAMINAS E MINERAIS, Editora Campus LTDA. (Elsevier – Science), 1994
53. Season Latitude and ability of sunlight to promote synthesis of vitamin D 3 in skin. Nutr. Rev 47:252, 1989
54. Garland, C.F., Garland, F.C. DO SUNLIGHT AND VITAMIN D REDUCE THE LIKELIHOOD OF Cólon CANCER? International Journal of Epidemiology 9:227-231, 1980
55. Kerstetter, J. E., Allen, L.H. DIETARY PROTEIN INCREASES URINARY CALCIUM. J. Nutr 120:154, 1990
56. Ames BN. DIETARY CARCINOGENS AND ANTICARCINOGENS. Science 221:1542-3, 1997
57. World Heath Organization (WHO) TECHNICAL REPORT 797
58. Whelen, P.D. et al./ ZINC, VITAMIN A AND PROSTATIC CANCER, Brit J. Urology, vol. 55 (5), pp. 525-8, 1983
59. Wood R.J., Zengh J.J., HIGH DIETARY CALCIUM INTAKES REDUCE ZINC ABSORPTION AND BALANCE IN HUMANS. J. Am V. Clin.Nutr. 65 : 1803,1997
60. Costa, A. Eronita, MANUAL DE NUTRIENTES. Editora Vozes, 2a edição, 2002.

61. Crofton R.W. et al. INORGANIC ZINC AND INTESTINAL ABSORPTION OF FERRONS IRON. Am J. Clin. Nutr. 50:141, 1989
62. Shils M.E. et al (EDS). MODERN NUTRITION IN HEALTH AND DISEASE, 8th Ed. Philadelphia Lea & Febiger, pp.89-100, 1994
63. Messina, M., SOY BEANS AND THE PREVENTION AND TREATMENT OF CHRONIC DISEASE. J. Nutr. 125:567, 1995
64. Molteni, A. et al, IN VITRO HORMONAL EFFECTS OF SOYBEAN ISOFLAVONES. J. Nutr. 125:7515, 1995
65. Clark, L. THE EPIDEMIOLOGY OF SELENIUM AND CANCER. Fec.Proc. 44:2584-2589, 1985
66. Balch J. F., Balch Phyllis, A., PRESCRIPTION FOR NUTRITIONAL HEALTHING. Avery Publishing Group Inc., 1990
67. Champe, Pamela. BIOQUÍMICA ILUSTRADA, Porto Alegre: Art Med editora, 1996
68. Wisker, E. And others, CALCIUM, MAGNESIUM, ZINC AND IRON BALANCES: EFFECTS OF LOW – PHYTATE BARLEY-FIBER CONCENTRATE, Am J. Nutr 54:553, 1991
69. Frankman, B. Carol, MS, RD, LD, CNSD
70. Heber, D. WHAT COLOR IS YOUR DIET? THE SEVEN COLORS OF HEALTH. Harper – Collins Publishing, Inc, 2001
71. Epstein, S. Steinman, D., Le Vert, S. THE BREAST CANCER PREVENTION PROGRAMME, Macmillan, New York, 1997
72. Kuttan, R. et al., POTENTIAL ANTICANCER ACTIVITY OF TURMERIC CURCUMA LONGA. Cancer Lett, vol.29, pp. 197-202, 1985
73. Krishnaswamy, K. et al., RETARDATION OF EXPERIMENTAL TUMORIGENESIS AND REDUCTION IN DNA ADDULTS BY TURMERIC AND CURCUMIN, NUTRITION AND CANCER, vol. 30(2), p.163, 1998
74. Guyton, A.C., Hall, J.E., TRATADO DE FISIOLOGIA MÉDICA – 10ª Edição. Ed. Guanabara Koogan S.A., Rio de Janeiro, 2002
75. Riso P. Santangelo A, Porrini M. Does tomato consumption effectively increase the resistance of limphocyte DNA damage? Am. J. Clin. Nutr. 69 (4): 712-8, 1999
76. Borges, J., MELANOMA A FORMA MAIS LETAL DA DOENÇA. Scientific American Brasil, pg 49, 2003
77. Carper, J., FOOD MIRACLE MEDICINE, Harper Collins Publishing, 1993
78. Fagundes, L.A. et colls. A ESCOLHA DOS ALIMENTOS PARA PROTEÇÃO CONTRA O CÂNCER. Ed. AGE LTDA, RS, 2001
79. Olzewer, TRATADO DE MEDICINA ORTOMOLECULAR E BIOQUÍMICA MÉDICA.Ed. Ícone, 3a Edição, 2002
80. Poo Zobel B.L., Bub, L.. Muller, H., Wolloski, I., Reckemer, G. COMSUMPTION OF VEGETABLES REDUCE GENETIC DAMAGE IN HUMANS CARCINOGENESIS
81. Craig, W., PHYTOCHEMICALS; GUARDIAN OF OUR HEALTH. J. Am Diet Assoc 97 (suppl 2) : 5199, 1997
82. Lampe J. Funtional FOODS AND HEALTH CLAIMS. SEPARATING THE WHEAT FROM THE CHAFF. Presentation at the Annual Meeting, Washington State Dietetic Association, 1997
83. Wattenberg, L. INHIBITION OF CARCINOGENESIS BY MINOR DIETARY

CONSTITUENTS, Cancer Res 52 (suppl), 1992

84. Hu, J. Et al. DIET AND CANCER OF THE Cólon AND RECTUM: A CASE CONTROL IN CHINA. International Journal of epidemiology 20 (1991): 362-67

85. Vam de Graaf, Kent, M. Anatomia Humana, 6a Edição, Editora Manole, São Paulo, 2003

86. Prentice, A.M., ALL CALORIES ARE NOT EQUAL. International Dialogue on Carbohydrates 5 (4):1, 1992

87. Lenhard, R., AMERICAN CANCER SOCIETY NUTRITION GUIDELINES. CA 46:323, 1996

88. Wynder, E.L. et al.: BREAST CANCER WEIGHING THE EVIDENCE FOR A PROMOTING ROLE OF DIETARY FAT. J. Natl Cancer Inst., vol. 89 (11), pp.766-75, 1997

89. Health and Welfare Canada. NUTRITION RECOMMENDATIONS. THE REPORT OF THE SCIENTIFIC REVIEW COMMITTEE DEPARTMENT OF SUPPLY AND SERVICES. CAT. No 449-42. CANADA, 1990

90. Simopoulos, A.P. OMEGA 3 FATTY ACIDS IN HEALTH AND DISEASE AND IN GROWTH AND DEVELOPMENT. Am J. Clin Nutr 54:438, 1991

91. Sorensen, Karen, S.R.D. Guy's and St. Thomas Hospital in Tyrer, Polly. LEITH'S VEGETARIAN BIBLE. BLOONSBURY PUBLISHING PLC, LONDON, 2002

92. Bendich, A. CAROTENOIDS AND THE IMMUNE RESPONSE J. Nutr, 119:112-15, 1989

93. Caribé, J., Campos, J. M. PLANTAS QUE AJUDAM O HOMEM. 4a Edição. Editora Cultrix. São Paulo, 1994

94. Willet, W.C. EAT, DRINK AND BE HEALTHY – Simon and Schuster Source, 2001

95. Kumar, V., Abbas, A, Fausto, N., Robbins, S.L., Contram, R.S. – BASES PATOLÓGICAS DAS DOENÇAS (ROBBINS & CONTRAM – PATOLOGIA) 7a Edição. Editora Elsevier, Rio de Janeiro, 2005

96. SS TECHNOLOGY OF PRODUCTION OF EDIBLE FLOURS AND PROTEIN PRODUCTS FROM SOY BEAN. Agric Serv Bull, V12, pp 1-158, 1978

97. Dillman, E., THE LITTLE SOY BOOK. A Time Warner company, 2001

98. knight, D.C., and J. A. Eden, A REVIEW OF THE CLINIC EFFECTS OF PHYTOESTROGENS, American Journal Obstetrics and Gynecology 87, no 5, pp. 897-904, 1995

99. De Lanza, E., Butrum, R.R., A CRITICAL REVIEW OF FOOD FIBER ANALYSIS AND DATA. J. Am. Diet Assoc. 861-732, 1986.

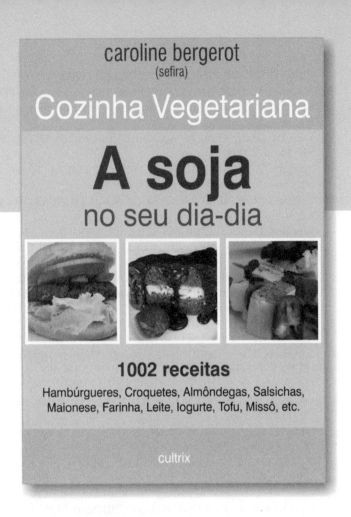

"A soja apresenta em sua composição componentes com efeito benéfico sobre a saúde, incluindo isoflavonas, óleos insaturados, proteínas, vitaminas do complexo B, fibras e minerais como ferro, cálcio, fósforo e potássio. Muitos estudos têm demonstrado que o consumo de produtos derivados da soja reduz o risco de doenças como câncer de esôfago, pulmão, próstata, mama e cólon, doenças cardiovasculares, osteoporose, diabetes, ateroesclerose, mal de Alzheimer e sintomas da menopausa.

Com receitas inovadoras e atrativas, Caroline Bergerot surpreende e, com certeza, contribuirá para elevar a qualidade da cozinha brasileira e melhorar a saúde da população."

Luis Madi
Engenheiro de Alimentos
Diretor Geral do ITAL
Campinas

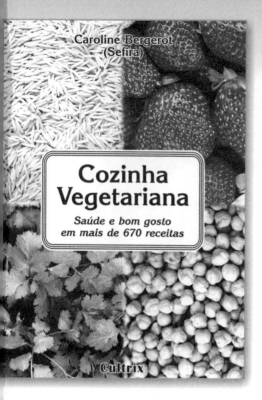

"Uma dieta vegetariana pura, rica e variada, baseada em cerais integrais, leguminosas, hortaliças, frutas frescas e secas, nozes e castanhas como nos indica este livro é capaz de fornecer todos os elementos importantes, tais como proteínas e aminoácidos essenciais, carboidratos, óleos, vitaminas e sais minerais.

Assim, este belo livro de Caroline Bergerot (Sefira), bastante atual e sintonizado com necessidades bem amplas, vem oferecer a quem busca mudar seus hábitos alimentares novas e ricas opções, bem diversificadas e totalmente baseada em vegetais."

Dr. José Maria Campos (Clemente)
Médico

As receitas deste livro são preparadas com ingredientes saudáveis, absolutamente sem colesterol e uma baixíssima utilização de gorduras saturadas. Isso faz com que os pratos aqui sugeridos sirvam para a preparação de uma atraente e saborosa refeição, sem deixar de serem saudáveis. Além disso, certamente você encontrará neste livro receitas que se adequarão a seu regime alimentar.

"Com satisfação, indicamos este livro, com receitas divinamente temperadas com ingredientes muito especiais, que são a habilidade, a experiência e a sensibilidade da autora."

Dr. Marcio Bontempo
Médico

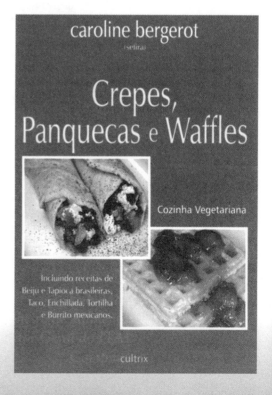

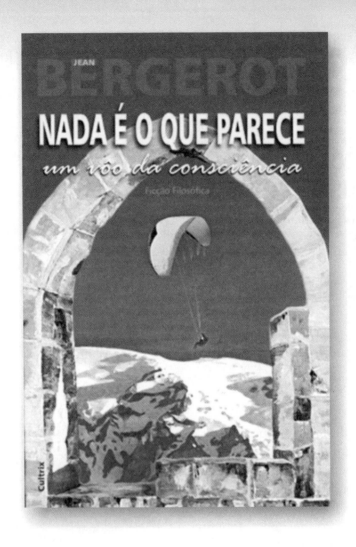

Fruto de alguns anos de estudo e de uma experiência um tanto incomum, o autor nos traz uma histórias com pontos sutis difíceis de perceber que separam a ficção da realidade.
Convida a um vôo da consciência, que plana sobre o que é e também sobre o que parece ser.